Food and Heat from a Korean dentist

생로병사
신비의
메커니즘

송현곤 지음

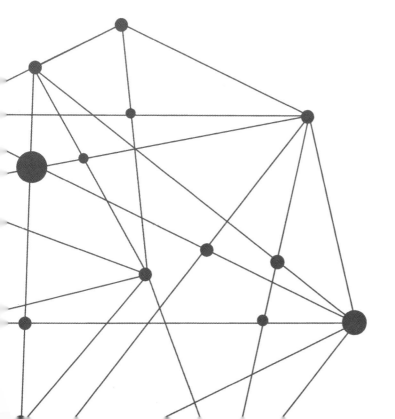

Food and Heat from a Korean dentist

생로병사
신비의 메커니즘

초판 1쇄 찍은날 | 2014년 3월 20일
초판 1쇄 펴낸날 | 2014년 3월 25일

글쓴이   송현곤
펴낸이   서경석

편집부장   권태완
마케팅   서기원
관리 · 제작 이거일, 서지혜, 고정아

펴낸곳   청어람M&B
등록   2009년 4월 8일 (제313-2009-68호.)
주소   경기도 부천시 원미구 심곡 2동 163-2 서경 빌딩 3층 (우) 420-822
전화   (032) 656-4452
팩스   (032) 656-4453
전자우편   juniorbook@naver.com

이 도서의 국립중앙도서관 출판시도서목록(CIP)은 서지정보유통지원시스템 홈페이지(http://seoji.nl.go.kr)와
국가자료공동목록시스템(http://www.nl.go.kr/kolisnet)에서 이용하실 수 있습니다.
(CIP제어번호: CIP2014007610)

책 값은 뒤 표지에 있습니다.
ISBN 978-89-93912-97-5 03510

Thanks to

낳아 주시고 길러 주신 아버지, 어머니께 감사드립니다.
항상 지지해 준 아내와 두 아들에게 감사드립니다.
오랜 기간 영문 번역을 도와준 심대광 선배에게 감사드립니다.
마지막으로
영감과 지혜를 주신 신(God)께 특별히 감사드립니다.

어느 날, 제자로부터 반가운 전화를 한 통 받았다. 오랜 진료 경험과 새롭게 공부한 지식을 쌓아 만든 책을 봐 달라는 부탁이었다.

원고를 읽기 시작하자 내용에 빠져들어 순식간에 읽어 버렸다. 그리고 이 글을 쓰기 위해 전체 내용을 다시 보면서 책의 의미를 생각해 보았다.

치과대학을 졸업하고 얼마나 많은 연구를 하며 지식을 습득하였으며, 이러한 지식이 경험에서 나오는 지식과 조화롭게 융화된 것을 보고 대견하기도 하고, 한편으로 감사한 마음이 들었다.

책의 구성은 크게 두 가지로 되어 있다.

전반부는 필자의 시각에서 본 질병론에 관한 이야기다.

개인적 경험에서 터득한 사실을 의학적 지식에 접목하고, 최근에 공부한 한의학적 지식과 자료 조사 그리고 책을 통해 습득한 방대한 지식을 조화롭게 구성하고 있다.

이 책은 후반부에서 빛을 발하고 있는 듯하다.

최근 건강에 대한 관심이 어느 때보다 높은 상황에서 실생활에서 직접 활용하여 개인 건강에 도움을 줄 수 있는 필자의 건강학을 보여 주고 있다.

책의 내용은 전체적으로 상당히 재미있지만 일부 전문적인 내용은 일반인들에게 다소 어려울 수도 있을 것 같다. 하지만 곱씹어 볼 만한 내용이 많으므로 두세 번 읽어 보기를 권한다.

바쁜 생활 속에서 자칫 건강을 잃기 쉬운 현대인에게 많은 도움이 될 것이라 믿어 의심치 않는다.

경북대학교 치과대학 구강 생리학 교수

안동국

프롤로그

바야흐로 21세기는 글로벌화가 완연해지며 세계 모든 사람들을 국내에서 만날 수 있고 한국인을 세계 어디에서든지 만날 수 있는 시대가 되었다. 세계 각국의 음식이 소개됨에 따라 우리가 먹는 음식도 전과는 많이 달라져 가고 있다.

누구나 친구나 직장 동료들과 어울려 이런저런 음식을 먹다 보면 배탈이 나는 경험이 있을 것이다. 어떤 이는 그 음식이 너무 맛있고 몸에 좋다며 추천을 하는데 정작 본인에게는 그렇게 당기지 않는 경우가 있다. 그렇다고 먹지 않는 것은 예의가 아니기 때문에 한 개 두 개 먹다 보면 배가 불러오기 마련이다. 그러나 먹은 뒤에도 왠지 속이 편하지 않다. 사상 체질$^{◆1}$에 의하면 그 이유가 사람에 따라 맞는 음식이 차이가 나기 때문이라고 한다.

과거 6·25 전쟁 이후 극심한 가난을 겪은 부모님 세대로부터 음식을 남기면 안 된다 내지 무엇이든 잘 먹어야 한다는 말씀을 들어

◆1 한의학의 일종으로 사람을 네 가지 체질로 나누어 각각 체질에 맞는 음식을 먹어야 한다고 말하고 있다. 체질이란 사람에 따른 몸의 질적 차이이다.

서인지 우리는 마음속에 강박관념이 있는 경우가 많다. 한 해 음식물 쓰레기가 얼마라는 식의 공익 광고를 접하다 보면 먹기 싫은 음식도 남김없이 먹게 된다. 싫은 음식을 억지로 먹을 때 우리 몸은 좋지 않은 반응을 보인다. 왜 그럴까?

필자는 1980년대 대구에서 초등학교와 중학교 시절을 보내었다. 그 시절 엄마는 맛이 약간 변한 밥도 다시 끓여 주시기도 하였는데, 어느새 세상이 변해 충분히 준비하여, 배부르면 그만 먹을 수 있는 시대가 된 것을 보면 격세지감을 느끼지 않을 수 없다. 잘 먹는 시대에는 식단이 어떻게 달라져야 할까? 이 같은 고민들을 동서 의학을 바탕으로 성험적으로 확인하고 음식과 병의 관계를 설명하고자 한다.

병이란 건, 잘못된 음식과 생활 습관을 고치지 못해 오는 것이라고 한다. 그러나 건강을 위해 진정 노력하고자 하여도 방법을 찾지 못하는 이가 많다. 건강에 대한 많은 지식이 난무하여 자신과 맞지 않는 경우가 많고 양의학, 한의학적 방법은 서로 타협할 길이 없으며 운동을 하고자 하여도 몸 상태에 맞는 방법을 찾을 수 없기 때문이다. 각자에게 맞는 음식과 운동법을 알지 못할 때 의사는 그 방법을 알려 주어야 한다. 그것이 바로 의사의 역할이다.

글재주가 없는 이과 전공의 치과의사로서, 한의학과 영양학을 깊이 공부하진 못했지만 음식과 건강에 관한 책을 쓰게 된 것은 개인적으로 병을 겪은 경험이 있었기 때문에 가능했다. 고질적인 피부병을 26년 가까이 안고 살다, 2년 전에 드디어 큰 진전을 볼 수 있었다. 그것은 뭔가를 먹어서 나았다는 식의 흔한 이야기가 아니었다. 그 과정엔 의사로서도 지금까지 알지 못했던 중요한 원리가 숨겨져 있었다. 그리고 더 연구하여 건강에 대한 체계를 알게 되었다.

이 책에는 사상 체질과 체질별 음식을 자세히 소개하고 있지는 않다. 그에 관해 궁금한 부분은 한의사에게 묻거나 사상 체질에 대한 책을 참고하길 바란다. 건강이 호전되는 과정에서 사상 체질의 도움이 컸음은 분명하지만 필자의 건강을 악화시킨 것 역시 한약이었기 때문에 한의학이 전부라고 생각하는 것은 아니다. 현재 우리나라 한의학계에서 사상 체질은 대체로 받아들여지지만 체질 판별이 쉽지 않아 따르지 않는 의사도 많고 체질별 음식에 있어서도 혼선이 많은 상태다.

이 책을 쓰게 된 두 번째 이유는 14년째 치과 진료를 해 오며 구강병을 일으키고 치료도 힘들게 하는 음식 문제를 알게 되었기 때문이다. 체질론을 통해 관심 갖게 된 음식의 문제는 구강뿐 아니라 몸의 모든 부분에 영향을 미치고 있었다. 구강도 몸 전체의 일부였던 것이다. 근래에 들어 치과 질환이 치료되지 않거나 힘들게 치료되는 경우가 많이 늘고 있다. 그 원인이 환자들도 알아야 할 음식과 생활의 문제에 있다는 것을 이 책에서 설명하려 한다.

서양 의학 지식이든 동양 의학 지식이든 잘 이해하고 잘 활용하면 병을 고치는 데 활용할 수 있다. 다만 우리가 모르는 것은 각자의 질병에 따라 양의학과 한의학을 활용하는 방법이며 그것을 넘어, 예방할 수 있는 식생활법과 자연적으로 사는 방법이다. 특히 병을 예방하고 건강하기 위해서는 자신에게 맞는 음식을 아는 것이 중요하다. 요즘 집에서만 밥을 먹는 사람은 드물다. 음식점들의 식단이 우리 건강에 미치는 영향이 크기에 우리 사회에서는 식단에 대한 변화가 필요한 상황이다.

현대는 과학의 시대이다. 사람들은 대체로, 분명한 양의학을 신뢰한다. 양의학의 업적이 대단한 건 사실이지만 필자는 현대인의 양의학에 대한 맹신은 위험한 수준이라고 생각한다. 양의학이 치료하지 못하고 이해하지 못하는 신체의 문제들이 얼마나 많은지 안다면 여러분은 아마 놀랄 것이다. 우리나라에서는 양의학과 한의학이 공존하기 때문에 난치병에 걸리면 여러 가지 치료에 매달리다 방향을 잃게 되는 경우가 많다. 필자는 그중 일부라도 바로잡고 환자들에게 도움을 주고 싶다. 양의학을 잘 활용하면 분명 득이 되지만 의사들도 모르는 부분은 어차피 환자 스스로 해결해야 한다. 이것은 어쩔 수 없는 우리의 안타까운 현실이다.

필자는 양의학을 공부한 치과의사이자 한의학도 받아들이고 고민하는 소수의 의사에 속한다. 두 가지 모두 부족함이 있기에 합치면 완전에 가까워짐을 발견하였다. 다행히 상호 배타적으로 받아들이지 않고 조화시켜 장점을 취할 수 있었다. 그런 과정이 있었기에 여러분이 노력하면 도달할 수 있는 건강의 길을 아는 대로 알려

주려고 한다. 그러나 몸에 좋지 않은 것을 알면서도 어쩔 수 없이 그렇게 사는 사람들에게 이 글은 별로 도움이 되지 않을 것이다. 자기가 원하는 것은 다 하면서 단순히 의사에게 병을 맡기며 건강하기를 바라는 것은 더 큰 병을 키울 따름이다. 필자의 지혜가 아직 모자람을 느끼지만 치과 진료를 하고 살아오며 관련 문제를 많이 겪다 보니 알려야 할 필요를 느껴 바쁜 와중에도 집필이라고 하는 힘든 작업을 시작하게 되었다. 이 책을 읽으시고 바른 이해에 도달하여 많은 독자들이 건강과 행복을 누리길 고대하는 마음이다.

서울에서 송현곤

필자의 글은 설득과 증명을 위해 다양한 자료를 제시하지 않는다.

일반적으로 책들은 독자를 이해시키기 위해 다양한 자료를 제시한다. 어떤 책은 자신의 아이디어를 말하기보다 다양한 책들을 분석하여 비교하며 설명하는 데만 매진한다. 여러 명의 참고인을 거론함으로써 객관성을 높이고 자신의 아이디어를 가능한 한 줄여 오류의 위험을 피하려고 하는 것이다. 그러다 보니 두꺼운 책에 자신의 아이니어는 몇 개 안 되는 경우가 많다. 그러한 다수의 책의 경우 실상 그 자료가 정확하지 않고 과정의 오류가 있더라도 겉으론 객관적으로 보이기 때문에 독자는 쉽게 믿고 따를 수 있는 문제가 있다.

필자가 그런 일반적인 방식을 쓰지 않는 첫 번째 이유는 광범위한 영역에 대한 융합적 사고를 좋아하고 해결하기 힘든 복잡한 문제에 관심이 많기 때문이다. 광범위한 주제를 다룰 때는 더욱 핵심적으로 진행해야 덜 복잡하고 오류 가능성을 줄일 수 있다. 의학, 화학, 지질학, 생물학, 물리학 등 여러 분야에 대한 지식을 바탕으로 하여 문제에 대해 경험적이고 추론적인 방법을 주로 사용한다.

현대는 학문들이 세분화되어 좁은 분야를 깊게 연구하는 사람들이 많아졌다. 그러다 보니 큰 숲을 보는 것을 놓치고 있다고 생각한다. 큰 숲을 보는 인문학과 세밀해진 과학을 이어 주기란 표현 방식의 문제나 사고의 난해함으로 인해 쉽지 않다. 필자는 과학과 인문학을 연결 짓는 일에 관심이 많아 과학을 인문학적으로 표현하기를 좋아한다. 그렇다고 오류의 문제에 대해 손을 놓고 있지는 않다. 다른 방법으로 검증하기 위해 계속적 노력하고 있음을 알아주길 바란다. 다른 방법이란 자연의 체계와 과학성에 대한 믿음을 바탕으로 한다. 다양한 분야에 걸친 배경 지식에 비추어 검열screening하고 모순을 찾는 방식이다. 일종의 직관◆2인데 쉽고도 짧게 이루어지는 것은 아니다. 어떤 생각은 1~2주 이상 길게 걸리기도 한다. 정보 또한 열심히 찾는다. 직관이란 정보가 늘어날수록 정확성이 올라가기 때문이다.

글쓰기의 다른 방식을 취하는 두 번째는 두뇌 구조의 차이이다. 사고하는 방식이 다르기 때문에 다양한 자료를 준비하는 것이 맞지 않는 점이 있다. 필자는 추론과 통찰에 적합한 뇌 구조를 지니고 있다고 생각된다. 물론 독자들을 위해 이해할 수 있게 설명하기 위해 모든 노력을 아끼지 않을 것이다.

◆2 대상이나 현상을 보고 즉각적으로 느끼는 깨달음

세 번째는 보이는 자료에 집중하다 보면 보이지 않는 중요한 것을 포기해야 한다. 그것은 포기하기엔 아까운 것들이 많다. 그렇지만 글을 읽다 보면 많은 분들이 공감하고 이해하게 될 것이라 믿는다. 물론 처음엔 어색할 수 있다. 스타일의 차이는 익숙하지 않은 어색함을 주지만 시간이 지나면 필자의 사고에 흥미를 느끼고 적응하게 될 것이다. 반면 일부의 사람들에게는 여전히 근거가 부족해 보이고 이해가 힘들 것이다. 이런 분들은 사고 구조가 필자와는 많이 다른 사람들이다. 사람은 참으로 다양하다.

지금까지 자연 과학에선 이성적으로 글을 쓰는 것이 과학적이고 객관적이라 생각했기 때문에 주를 이루었다. 소위 '팩트(사실)'라고 하는 확실한 사실을 독자들은 찾았으며 우리가 생각하기 위해 주로 활용하는 이성은 근거가 아주 충분하지 않으면 거부하도록 만들었다.

그러나 어떤 중요한 문제가 자신에게 닥치면 우리는 어떻게 행동하는가? 지나치게 감성적이고 주관적으로 되어 이성이라고는 찾아볼 수 없는 경우가 많다. 미신적인 방법을 쉽게 믿고 따르기도 한다. 사람들은 이성적인 것을 믿는다면서 왜 문제 해결은 자신이 믿는 것과는 반대로 하는 것일까? 문제 발생 시 직관과 무의식에 의해 사고하기 때문이다.

할아버지 이야기 같은 경험적인 글이 제대로 평가를 받지 못하고 과학적이지 못하다고 치부되었던 것이 이제까지의 흐름이었다면 앞으로는 그렇지 않을 것이다. 우리가 살고 있는 시대가 다름 아닌 포스트 모더니즘의 시대이기 때문이다. 세계사를 돌아보면 중세 시대에는 직관적 사고에 치중하였으나 1500년경 르네상스 이후 과학적 이성적 사고가 중심을 이루게 되었다.

이성을 활용한 과학적 학문 연구는 우리 사회의 모습을 완전히 바꾸어 놓았다. 그것은 실로 대단한 것이었다. 그러다 1960년경부터 포스트 모더니즘적 사상 흐름이 시작되었다. '포스트모더니즘'에서 포스트는 '뒤의' 혹은 '반대의' 라는 뜻이 있다. 포스트 모더니즘이란 모더니즘이라고 하는 이성 중심주의에 대한 근본적인 회의를 내포하고 있는 사상적 경향을 총칭하는 말이다.[1] 그것이 경험적 학자들의 이론이 많이 등장하고 과학과 의학이 따라가고 있는 이유이다. 대중은 책 외에도 인터넷 유튜브나 각종 동영상과 TV 다큐멘터리를 통해 지식의 수준을 높이며 직관적 지식에 눈뜨고 있다. 활자화된 책 외에 대화로 전달될 수 있는 지식의 교육법이 가능해진 것이다. 다행히 과학과 의학도 상당히 진보하여 나날이 진실에 다가가고 있다. 세상이 이렇게 흘러가고 있다는 걸 이해한다면 이 글을 보는 독자는 필자의 글을 좀 더 열린 시각으로 봐 주길 바란다. 이해하기 위해 때론 노력도 필요하다. 이성적 사고를 하는 사람이 경험적 직관력을 키우는 데는 시간이 걸리기 때문이다.

필자는 의학적 원론을 바탕으로 매일 진료하며 경험적으로 치료법과 원인을 바라보며 응용해 온 치과의사이다. 그동안 진료 경험과 삶을 통해 얻어진 것들을 융합적으로 바라보았다. 병으로 인해 고통받는 많은 사람들과 음식과 병과 열의 관련성을 궁금해하는 많은 동서양의 지식인들에게 이 글이 도움될 것을 믿는다.

차례

Chapter 1   26년 된 피부 질환이 나았어요

1. 26년간 함께했던 피부병 • 22

억지로 먹었던 수많은 약 | 피부병의 대폭발 | 음식을 가려 먹다

Chapter 2   병의 의미를 깨닫다

1. 몸은 정상이다 • 44

몸의 원리 | 가족력 | 염증은 정상 작용이다 | 체온의 항상성 | 직접적인 원인 | 진단 | 인간의 유한성 | 술과 담배 | 자연스러움 | 자아와 몸 | 진단의 배경 | 음식에 대한 관념 | 흥미로운 점들 | 염증은 태워서 없애는 것

2차 고지 • 76

2. 살이 찌고 마르는 원리 • 78

땀샘 | 에크린샘의 기능이 감소된 사람 | 우리 몸은 먹은 것들의 결과 | 세포 성분의 재활용 | 배출 작용 | 에너지=열 | 자율 신경계 | 교감 신경과 열과 몸 | 전체는 일부를 위해 | 살이 찐다는 것 | 아무리 먹어도 살이 찌지 않는 사람 | ATP를 생성하는 두 가지 방법 | 당분의 문제

Chapter 4 음식과 생활

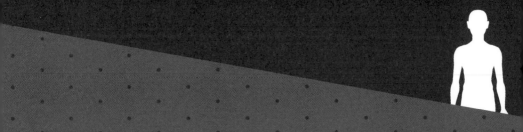

Food and Heat
from a Korean dentist

26년 된 피부 질환이 나았어요

26년간 함께했던
피부병

원인 모를 병은 나를 무력하게 만들었지만, 그것이 '과연 진정 병일까?' 하는 의문도 늘 있었다. 호전시키기 위한 방법으로 '시골 생활'이라는 마지막 선택이 기다리고 있었다. 정상적인 일과 생활이 불가능했기 때문에 어쩔 수 없었다.

억지로 먹었던
수많은 약

오랜 기간 동안 함께 했던 나의 피부병에 대해 이야기하려고 한다. 나는 일 년 중 가장 덥다는 8월 초에 태어났다. 건강에 큰 문제랄 건 없었지만 7살쯤부터 몸이 마르고 약했다. 과거 사진에 의하면 나이 마흔이 될 때까지 통통했던 때가 딱 한 번 있었다. 5살경이다.

어린 시절 감기 들었을 때 병원에 가서 감기 약을 받아 오면 걱정부터 앞섰다. 약을 먹으면 속이 불편하고 거의 토했기 때문이다. 약을 먹어야 호전이 될 텐데, 먹으면 토하니 오히려 더 힘들었던 기억이 많다. 쓴 약을 먹는 것은 무척 싫었지만 열이 나고 아픈 상황에서 부모님이 주시는 약은 힘들었지만 참고 먹어야 했다.

의학을 공부하여 치과의사가 되었고 건강에 대한 많은 원리를 알게 된 지금, 생각해 보면 인과관계는 명확하다. 그러나 어린애가 무엇을 알겠는가, 약을 먹고 속도 좋지 않은데 어머니는 먹어야 낫는다고 하며 또 죽을 권하셨다. 그렇게 해야 하는 줄 알고 먹었지만 식욕도 별로 없고 감기는 잘 떨어지지 않았던 기억이 난다. 그렇게 감기는 악화와 호전을 반복하다 한참이 지난 후 나았고 몸은 정상

임에도 불구하고 계속 기력이 부족하고 허약하기만 했다.

초등학교 고학년이 되면서 한약을 처음으로 먹게 되었다. 그때 한약은 보약이라 하여 비싼 약이었다. 마르고 왜소했던 나를 걱정하신 부모님이 보약을 먹이기로 결정했던 것이다. 1985년경, 우리나라는 조금 살기 좋아지면서 보약이나 병원 치료에 관심을 갖던 시기였다.

용하다는 한의원을 소개받아 찾아갔다. 두 번 먹었던 걸로 기억한다. 처음에는 힘이 나고 살이 붙으며 효과가 좋았다. 그래서 어머니께 한 번 더 먹고 싶다고 하였다. 그러나 두 번째는 의외로 별다른 느낌이 없었던 걸로 기억한다.

오래전 일이지만 처음으로 피부병이 생긴 게 1986년경이었던 걸로 기억한다. 한약과의 관련성은 알 수 없지만 한약은 피부염이 생기기 이전에 먹었던 걸로 추측된다. 그 당시 입가에 부스럼herpes simplex이 자주 생겼다. 입 가장자리에 작은 수포들이 형성되며 붉어진다. 수포는 크기를 키우다 터지며 약간 노란 색의 물이 나오게 된다. 진물은 배출 속도가 느릴 때는 굳어져 딱딱한 알갱이를 형성하기도 했다.

입안에는 구내염aphthous ulcer이 자주 생겼다. 구강 내 점막이나 혀가 헐어 벌어진 듯이 팬 것이다. 구내염이 생기면 많이 쓰라려 식사하기가 곤란하다. 특히 매운 음식, 시큼한 과일처럼 자극적인 음식을 먹을 때 많이 아팠다. 소위 입에 가시가 돋는다고 하는 것이다.

가끔 코에서는 코피가 흘렀다. 코피가 나면 일면 시원한 느낌이 들기도 한다.

입가 부스럼이나 입안 구내염의 경우 피부병이라기보다 보통 사람들에게서 가끔 발견되는 증상이다. 그러다 중학교에 들어갈 때쯤 사타구니에 진정한 피부병이 발생하기 시작하였다(지름 2cm 원형). 구체적으로는 우측 음낭 옆쪽이었다. 성격이 내성적이고 사춘기 시절이었기 때문에 부모님한테 말하지 못하였다. 혼자서 고민하던 사이 가려움증은 심해지며 환부는 넓게 번져 갔다. 더 심해지자 결국 부모님께 상의할 수밖에 없었다. 상의 결과, 사타구니의 피부병은 거의 습진eczema이라고 하시며 습진 약을 주셔서 발라 보았다. 아픔을 참으며 꼬박꼬박 발랐지만 기대와는 달리 낫지 않았다. 가려움에 생활은 힘들어져 갔다.

하는 수 없어 대구에서 유명하다는 피부과에 어머니와 찾아갔다. 한참을 기다린 끝에 임상병리실에서 환부를 면봉으로 묻혀 현미경으로 검사하였다. 면담한 의사 선생님은 별말씀이 없었고 건선psoria- sis◆3이라고만 했다. '건선이 뭘까? 몹쓸 피부병인가 보다.'라고 생각하며 먹는 약과 연고를 처방받아 희망을 안고 집으로 돌아왔다.

약을 먹어 보니 다른 약들처럼 역시 독했다. 환부에 연고도 발랐다. 그러나 약이 다 떨어질 때가 되어도 차도는 없었다. 피부과 치

◆3 피부병의 일종으로 판을 이루는 발진이 가장 흔하다. 건선은 일반적으로 붉은데, 필자의 피부병은 비슷하긴 하나 진물을 배출한 것으로 보아 한선염으로도 추정된다.

료가 효과가 없자 '안 되나 보다.'라며 좌절하였고 부모님은 다른 방법을 찾기 시작했다. 주변에서 좋다는 여러 피부약을 사서 시험 삼아 발라 보기도 하였다.

삼각팬티가 불편해져서 사각팬티로 교체하였다. 100% 면이 아니면 불편해서 입을 수가 없었다. 진물이 묻어났고 자주 갈아입기 위해 열 벌 이상의 팬티가 필요했다. 곰팡이 균이 생길 수도 있다고 생각하여 매일 깨끗이 씻고 드라이기로 말리며 관리하였다. 곰팡이 균은 습기를 좋아하기 때문이다. 피부과에서도 모호하게 말했기 때문에 의사에게 의지할 수 없었고 모든 가능성을 의심하며 스스로 치료 방법을 찾고 시험할 수밖에 없었다. 누가 보면 창피한 모습이었지만 어쩔 수가 없었다.

그런 과정에서 가려움증은 좀 덜해지기도 하였으나 환부의 크기는 그대로였다. 사화산처럼 잠시 휴식 상태로 있었지만 언제나 필요할 때는 가려워지며 진물을 배출할 거란 걸 알 수 있었다. 피부병이 있는 환부는 지능이 있고 살아 있는 생물체 같았다. 당시 중학생이었던 어린 나에게 공부 외에도 환부 관리라는 중요한 과업이 항상 함께하였던 것이다. 치료되지 않는 비정상적인 피부와 함께 몇 년 이상 살아가는 것은 몸 자체에 대한 불안과 불신으로 이어져 '내가 정상이 아닌가.' 하는 생각을 심어 주었다. '유전적 이상일까.' 하는 생각도 해 보았다. 평생 안고 살아야 하는 형벌처럼 여겨졌고 한 번 잘못하여 피부병이 걸리면 평생 낫지 않는다는 사실이 무섭

기만 했다.

고등학생이 되었지만 몸은 역시 장작처럼 말라 있었다. 키는 그래도 제대로 성장한 것 같았다. 비록 충분치는 않았지만(170cm, 53kg) 몹쓸 몸치고는 괜찮구나 싶었다. 그 당시 관심은 교회 생활과 이성에 대한 관심, 성적 향상의 재미와 피부병 관리에 쏠려 다른 것은 생각할 겨를이 없던 때였다. 몸이 약하다고 생각한 부모님은 건강을 위해 잉어나 개구리 곤 물, 인삼을 갈아 만든 주스 등을 해 주셨고 기대에 부응하고자 열심히 먹었다.

그렇게 씻어도 별 효과가 없자 락스^{NaOCl}가 좋다는 말을 듣고 락스를 섞은 물에 씻기 시작하였다(곰팡이 균 제거에 락스가 좋으니까 나온 말이지만 지금 생각하면 어처구니없다.). 수영장 냄새가 심하게 나는 물로 씻으며 낫기를 바랄 수밖에 없는 상황이었던 거다. 우리는 락스의 신비한 효능이라도 있기를 기도하고 있었다. '피부암이 생기지는 않을까?' 하는 걱정이 되기도 하였지만 작은 희망에라도 기대는 수밖에 없었다. 사타구니는 가려워서 긁으면 피가 자주 났고 진물도 강약을 반복하며 20년이 넘게 계속되었다.

1980년대 후반이었던 그때엔 녹즙이 유행하여 부모님은 채소를 갈아 주시곤 하였다. 나는 몸에 대해 건강 염려증이 생겼고 몸에 좋은 뭔가를 먹지 않으면 살 수 없다는 불안감을 갖고 있었다. 쓴 채소들도 마다치 않고 갈아 주시면 잘 먹었다. 쓴 한약과 비닐에든 각종 즙을 많이 먹다 보니 쉽게 잘 먹게 되었다. 건강을 위해 먹는 연습을 너무 많이 했기 때문일까? 힘든 것들이 쉬운 일이 되어 있었다. 가려움을 참는 것도, 긁을 때 오는 통증을 참는 능력도 많이 커졌다.

좋은 음식을 많이 먹었으나 몸은 여전히 기력이 부족하였고 쉽게 피곤을 느꼈다. '얼마나 이상한 몸이길래 아무리 좋은 것을 먹어도 안 되지?'라는 생각을 하였다.

대학 진학을 위해 앉아서 공부하는 시간이 늘어나자 사타구니에서는 땀이 더 많이 났고 더 가려워지는 듯했다. 엉덩이에는 종기도 여러 개가 생겨 앉아 있는 것을 더욱 힘들게 했다.

체력이 부족하다 보니 잠을 줄이고 원하는 만큼 충분히 공부할 수 없었다. 대신 잠을 충분히 자고 깨어 있는 시간을 효과적으로 사용하며 집중력 있게 공부하였다. 특히 여유가 있는 방학 때를 활용하여 집중적으로 공부하였다. 슬럼프도 있었지만 고3이 되며 성적은 점점 좋아져 명문대 상위권에 갈 정도의 우수한 성적이 나왔다. 힘든 인생 중에 단비와도 같은 보람이었다. 그러나 현실적으로는 공부하기 위해 먼 곳으로 갈 수가 없었다. 고향을 떠나 부모님의 도움 없이 혼자 약한 몸을 추스르며 살 자신이 없었기 때문이다. 역시 피부병이 큰 문제였다. 더 넓은 세계에서 사람들을 만나고 자신의 능력을 펴고 싶은 의기 왕성한 청년이었지만 욕망은 절제되어야 했고 자신의 약점에 맞추어 사는 법을 배워야 했다.

자연 과학을 전공하고 싶었지만 부유하지 않은 집안 현실을 생각하며 실용학인 치의학을 선택하게 되었다. 명예와 수입이 보장되는 직업이라 생각했기 때문이었다. 고향인 대구에서 유일하게 치과대학이 있는 경북대를 지원하여 다행히 합격할 수 있었다.

19년 전인 대학생 2학년 즈음엔 탈모 증세로 대학 병원 피부과를 방문한 적이 있었다. 앞머리 부위에 M자형 탈모가 시작되어 탈모 전문 피부과에 찾아간 것이었다. 모발부는 진득진득한 땀이 배어 있었고 비듬 같은 각질이 많이 생겼으며 모근은 약하여 힘없이 빠지는 것이었다.

의사 선생님은 애매한 표정을 짓더니 별수가 없다는 듯 '지루성 seborrhoea◆4이다.'라는 말만 하였고 별 소득 없이 돌아와야 했다. 그 당시 인지하지 못했지만 귀에서도 노란 결정체가 굳어 나왔으며 귀이개를 넣으면 노란 결정이 떨어지며 피가 나기도 하였다. 이것노 지루성 피부의 증상이었다.

배우자를 만났던 25살엔 이마 위쪽 머리카락은 상당히 적었고 배우자의 말을 빌자면 결혼할 때 머지않아 대머리가 될 것으로 예상했다고 한다. 이런 고민을 해 본 적도 있다. 음낭 주변의 피부병과 많은 피부약의 사용으로 인해 정자에 이상이 생기지 않았을까 하는 것이었다.

그럼에도 불구하고 후손에 대한 강한 본능이 있었는지 대학을

◆4 피지(얼굴 기름) 분비가 과다하다는 뜻

졸업하고 자연스럽게 배우자를 찾고 결혼까지 하게 되었다(건강이 좋지 않은 사람은 의외로 종족 보존에 대한 강한 본능이 발휘되기도 한다.). 아내가 애를 가졌을 때 '나중에 나올 애가 정상일까.' 하는 생각을 한 적이 있었다. 결과적으로 아내는 두 명의 아들을 낳았는데 다행히 모두 건강하고 이상은 없어 보였다. 둘째 아이의 피부가 약한 점이 닮아 있었다. 생후 1개월쯤 되었을 때 신체 컨디션이 나빠지며 배꼽에 염증에 생겼었는데 그때 아토피가 잠시 있었으나 다행히 그때 이후 이상은 없다. 약한 피부가 유전되어 환경에 반응한 것이라 생각된다. 의학을 공부한 이후 피부병은 내부 문제와 무관하다는 걸 알았기에 크게 걱정하진 않았다.

피부병의 대폭발

그렇게 살아오다 37살 때 인생의 전기를 맞게 되는 피부병의 대폭발을 경험하게 되었다. 평상시 마르고 기력도 없는 나를 걱정한 한 의사 친구의 권유로 오랜만에 한약을 먹게 되었다. 친구는 좋다는 인삼[5]을 특별히 많이 넣어 주었고 삼계탕에 옻을 넣어 먹도록 권

---

[5] 한의학에서 중요하게 생각하는 약재로 몸을 강하게 하는 중요한 약재다. 우리가 흔히 먹는 홍삼은 인삼보다 성질이 많이 완화된 것이다.

하였다. 이번엔 저질 체력을 벗어나야겠다고 단단히 다짐하였기 때문에 친구가 적어 준 처방을 열심히 지켰다. 평상시 땀이 잘 안 나는 문제가 있다. 그걸 해결하기 위해 운동도 열심히 하였고 조깅도 자주 하였다.

한두 달이 지나자 체중이 불며 체격이 좋아지기 시작했다. 53kg이었던 체중이 60kg까지 늘게 되었다. 대학 때 이후 체중의 변화 거의 없는데 살이 붙은 몸의 느낌은 너무 좋았다. 환골탈태한 듯 기쁨에 찼고 한의사 친구에게 진정으로 고맙다는 생각을 하였다. '이게 진짜 가능한 일이구나! 인삼을 많이 먹으면 나도 살이 찌는구나!' 하고 생각하였다. 운동을 꾸준히 하자 땀도 조금씩 더 나기 시작하였다.

체중이 늘며 지구력과 체력이 늘어 삶이 즐거워질 무렵 갑자기 피부병이 매우 심해지기 시작하였다. 사타구니뿐 아니라 복과 겨드랑이, 항문까지 가려워지기 시작하였다. '도대체 무슨 일이 생긴 걸까?' 목과 겨드랑이는 처음이었다. 참다못해 긁었더니 빨간 돌기들이 늘어나며 환부가 넓어졌고 적극적으로 진물을 배출하기 시작하였다. 그 양이 상당하여 속옷의 겨드랑이 부위가 노랗게 젖어 축축하게 되었다. 야릇한 냄새도 나는 진물이었다. 끊임없이 계속 나오다 보니 생활이 몹시 불편하였다. 좀 덜할 때면 덜 젖었지만 안도감은 잠시였고 다시 나올 때는 심하게 가려워 긁게 될 것이 두려웠다. 피가 나도록 긁으면 진물이 상당량 배출되었다. 알 수 없는 상황이었기 때문에 무섭고 불안하였다. 양쪽 겨드랑이는 10×6cm로 전체적으로 붉게 돋아 올랐고 목 부위는 3×4cm 정도의 크기였다. 항문의 가려움이 굉장히 심하였다. 가려움 뒤에는 노란색 진물이 배출되었다.

진물이 얼마나 나올지 알 수 없는 게 문제였다. 내의를 계속 갈아 입으며 일한다는 것도 생각할 수 없었다. 언제까지 나올지 알 수 없었기 때문이다. 정상적인 상태로 치과 일을 할 수 없었다.

물이 흐르는 불편은 감수할 수 있었지만 냄새는 환자를 상대하는 데 큰 문제였다. 특히 남들이 볼 수 있는 목에서도 환부가 생기며 진물이 흐르니 사람들 보기에 민망하였고 불편하였다.

언젠가부터 두피 전체에도 분화구처럼 솟아오른 융기가 여러 개 생기기 시작하였다. 귀와 동일한 노란 결정체가 나오고 있었다. 부지불식간에 다가와 10년 이상 지속된 증상이라고 생각된다. 진물 나오는 곳이 점점 늘어나 많아진 것이었다. 몸이 다른 기능을 만들고 있다는 생각이 들었다. '왜일까?' 기능 결핍이 있는 몸이 아니라면 무언가를 원하고 있다는 생각이었다.

지금도 그때를 생각하면 아찔하다. 항생제를 먹어 보기도 하고 스테로이드◆6 제제를 먹어 보기도 하며 원인을 알 수 없는 피부병에 여러 가지 시험을 해 보았다. 놀라운 건 전혀 효과가 없었다는

◆6 한때 신비의 약으로 알려졌던 모든 염증에 억제력이 있는 약이다.

점이다. 학창 시절 일반적으로 피부병엔 스테로이드 연고나 약은 효과가 있다고 배웠었다. 그러나 어찌 된 영문인지 나에겐 아무 효과가 없었다. 무슨 괴질일지도 모른다는 생각과 약이 전혀 듣지 않는 좌절감은 상당히 컸다.

집에 오면 샤워를 하고 씻어 보지만 깨끗함은 잠시뿐이었고 참기 힘든 가려움 뒤엔 붉게 올라오고 진물이 많이 나올 것이 뻔하였다. 내의를 많이 준비하고 어떻게 버티는 수밖에 할 수 있는 것은 없었다. 진물이 나오지 않게 하기 위해 가려움을 참으려 했지만 결국 긁을 수밖에 없었다. 붉게 올라온 넓은 환부를 보면 사람의 피부 같지 않았다. 그 때문에 심한 좌절감이 들었다. 걱정되어 피부과를 방문해 보았다. 의사는 단지 한선염hidradenitis◆7이라고 할 뿐이었다. 원인은 알 수 없으며 자신 없이 준 치료제는 아무런 효과가 없었다.

한의사 친구와도 상의하였다. 그는 환부에 약침을 놓아 주었다. 상당한 고통이 있었지만 그것을 참는 것은 아무것도 아니었다. 몇 번을 치료하였지만 역시 효과가 없었다. '불치병 때문에 일도 삶도 포기하게 될 수 있겠구나.' 이해할 수 없는 병과 몸으로 인해 죽을지도 모른다는 생각을 처음으로 하였다.

어느 날 환자가 적은 주중 오전, 개인 병원 문을 닫고 혼자 근교로 나갔다. 나에게 혼자만의 여행은 드물었다. 대부분 가족과 함께

◆7 한선염이란 땀샘의 염증을 뜻한다.

하기 때문이다. 모두 일하는 평일이라 조용하였고 비까지 내리고 있었다. 인적이 드문 곳, 공기 좋은 곳에 살면 나을까 싶어 방값도 알아보았다.

그 뒤, 비 오는 광활한 공터를 혼자 걷게 되었다. 혼자 떠나는 여행은 죽음을 연상케 했다. 사람이 병이 나면 생각보다 고치긴 쉽지 않다. 뭐가 잘못됐는지 쉽게 알 수 있다면 좋을 텐데. 불행히도 우리는 방향을 잡지 못한다. 깊은 고독이 엄습해 오고 나약한 나의 모습을 보며 무력한 나를 발견하였다. 고칠 수 없는 병이 다가오면 사람은 자신이라는 존재와 직면하게 된다. '병이 없다면 자신의 잘못을 알 수도 없고 인생의 본질도 깨달을 기회가 없을지 모른다.' 홀로 걸으며 적막함은 마치 옆에 있듯 가까이 느껴졌다. 그렇게 시간은 흘렀다. 점차 고요함에 익숙해지고 두려울 줄 알았던 그 적막함이 생각보다 친근하게 느껴졌다. 고독과 고요함 속에 의외의 행복이 느껴졌다. 그렇게 익숙해져 갈 무렵, 아무도 없는 운동장 끝에서 개 한 마리가 크게 짖어 댔다. 낯선 이의 방문을 환영하지 않는 괴성은 나를 더 이상 그곳에 머물 수 없게 했다.

이상한 병은 나를 무력하게 만들지만 '그것이 과연 진정 병일까?' 하는 의문도 늘 있었다. 호전시키기 위해선 시골 생활이라는 마지막 수단이 보이고 있었다. 정상적인 일과 생활이 불가능하였기 때문에 어쩔 수 없었다.

음식을
가려 먹다

그때쯤, 이웃에 사는 사상 의학[*8]을 공부한 한의사 선생님 한 분을 만나게 되었다. 그분은 체내 열[*9]이 누적되었기 때문이라고 진단하고 음식을 가려 먹을 수 있게 알려 주셨다. 그리고 한약도 지어 먹었고 열이 빠지는 침도 맞았다. 나는 체내 열이 축적되기 쉬운 소양인이었다.

몸이 힘들 때는 그 침도 도움이 되었고 음식을 철저히 지켰으며 한약도 부지런히 먹었다. 천만다행으로 상태는 호전되기 시작하였다. 그분께선 이렇게 음식을 잘 지키는 사람은 처음이라고 하셨다. 대부분은 믿지 않고 안 지킨다는 것이다.

한약을 먹은 첫날부터 맞다는 느낌이 들었다. 왜냐하면 몸은 건강이 나빠질수록 민감해지기 때문이다. 2주가 지나자 겨드랑이의 진물이 줄고 붉은 병소도 점차 줄어들기 시작하였다. 목 부위도 호

◆8 사람의 체질을 네 가지로 나누어 각각의 체질에 맞게 약을 사용한 한국의 한의학 파, 사상 체질을 포함하는 개념이다.
◆9 고열fever과는 다른 의미로, 몸 안에 열이 많이 혹은 적게 존재한다는 의미로 사용된다. 열이 많은 사람은 머리나 손이 뜨겁다.

전되기 시작하였다. 운 좋게도 이웃 한의사 선생님이 알려 주신 음식은 나에게 잘 맞았다. 이전에 한의사 친구에게서 처방받은 체질에 맞는 음식들과 약간 달랐다.

음식표는 소양인, 태음인, 소음인, 순서로 한성, 온성, 열성 식품이 어울린다는 것을 보여 주었다. 태양인은 셋과 달라 양성 식품이었고 음식 개수도 적었다. 태양인은 수가 적으므로 열외로 생각하는 게 좋다고 했다. 음식을 열에 따라 나누어 차가운 것은 소양인, 따뜻한 것은 태음인, 열을 많이 함유한 음식은 소음인을 위한 음식임을 보여 주고 있었다. 그분은 자신의 체질과 맞지 않는 음식을 많이 먹으면 건강할 수 없다고 했다.

그렇게 6개월 정도를 한약을 먹고 거의 환부가 없어질 정도로 나았다. 기적과도 같은 변화였다.

무엇보다 매번 식사 때마다 체질 음식을 지켜 준 아내의 노고가 컸다. 또한 그 한의사 선생님이 없었다면 훨씬 오래 방황하였을 게 분명하였다. 삶은 모두 정상으로 돌아왔고 세상을 보는 시각도 많이 달라졌다. 약 26년 만에 내 피부병에 맞는 치유법을 최초로 찾은 순간이었다. 희망을 느꼈고 한의학의 가치를 재발견하였다.

피부병이 나으며 일어난 다른 변화도 많다. 피부의 두께와 탄력도가 좋아져 피부가 건강해졌다는 느낌을 받을 수 있었다. 오른쪽 턱관절TM Joint. Jaw Joint이 좋지 않았는데 턱관절 쪽 피부에 종기가 생기며 터지는 과정이 있었다. 그 뒤 턱관절은 더 튼튼해지고 통증이 사라졌다. 눈의 찝찝한 불편감도 사라졌다. 이것들은 부가적인 이익 같았다.

그런데 우려하던 문제가 생겼다. 나아진 지 6개월 정도가 지났을까. 조금씩 피부 질환이 다시 고개를 들었다. 여름을 향해 더워져 가던 4월경이었다. 두뇌에서 열이 차는 느낌이 왔다. 그것은 약간 미칠 것 같은 느낌인데 그럴 때는 신경질적이 되기 쉽다. 목이 가려우며 붉은 병소가 생기며 소량의 진물이 배출되었다. 비록 가끔 어길 때도 있었지만 음식도 열심히 지켰는데 '어떻게 이런 일이 다시 생길까.' 하는 생각이 들었다. 식당도 아무 데나 가지 않았다. 열 군데 중 두 군데 정도의 식당이 몸에 맞는 음식을 하기 때문이다. 일단 음식이 맵지 않아야 한다. 돼지고기 같은 한성 식품을 사용하며 화학조미료를 적게 넣어야 한다. 회를 이용한 비빔밥은 자주 먹는 음식이었는데, 내체로 일본식 음식이 잘 맞았다. 먹을 수 있는 음식을 만드는 집을 골라 다녀야 했다. 그런데도 병이 다시 생기다니 의문이 들었다.

20년이 넘도록 피부 질환을 앓다 보니 병의 성질을 잘 알고 있었다. 병의 순서는 그랬다. 처음엔 입가, 다음엔 사타구니, 두피와 귀, 항문, 목, 겨드랑이였다. 사타구니에 진물이 나더니 목 부위까지 다시 생기면서 걱정되기 시작하였다. 날씨가 더워지니 열이 찰 수 있긴 하지만 '다른 원인이 뭘까?' 하고 궁금했다. 한의사 선생님께 연락드렸더니 시간이 지나면 재발할 수 있고 그때는 다시 한약을 몇 달 먹어야 한다고 하셨다. 할 수 없이 한약을 한 번 먹었는데 생각보다 효과가 좋진 않았다. 처음 먹은 것과 동일한 것인지 정확히 알 수는 없었지만 대체로 동일하다고 생각되었다. '지난번보다 덜 심해서 한약이 효과가 적나?' 하는 생각도 하였고 '내성이 생겼나?' 하는 생각도 하였다.

그러다 7월경에 우연히 모 회사의 생수를 마시게 되었다. 그 당시 태풍이 예보된 터라 단수의 위험이 있어 아내가 사 놓은 것이었다. 예전 같았으면 수돗물이나 정수된 물이 있는데 뭐하러 샀을까 하고 생각했겠지만 지금은 예전보다 새로운 것에 관대해졌다. 새벽 4시에 갈증이 나서 그 물을 마셨는데 그 물이 너무 달고 맛있어 잠이 확 달아나는 것이었다. '아르키메데스의 유레카'와 같은 상황이었다.

'이상하다. 물이 왜 이렇게 달지?'라고 생각하며 계속 마셨다. 몸이 편해지는 느낌이었다. 한 잔 마시고 조금 시간이 지나면 또 마시고 싶어졌다. 잠은 달아났지만 다른 가족이 자고 있었기 때문에 조용히 소파에 앉아 휴식을 취하였다. '이 물속에 뭔가 내 몸에 필요한 성분이 있나 보다.'라는 생각이 들었다. 부족한 뭔가가 채워지는 느낌이었다. 새벽 4시부터 아침이 될 때까지 20~30분 간격으로 계속 그 물을 마셨다. 물론 화장실도 몇 번 다녀왔다.

'괜히 돈 들여 생수를 따로 사 먹을 필요 있나?' 하고 생각하였는데 한 대 얻어맞은 느낌이었다. 아침이 되어 가족들에게도 물맛이 좋다며 먹어 보라고 하였다. 가족들도 맛있다고 하였다. 허준의 《동의보감》[10]에는 다양한 장소에 있는 물을 약으로 활용하는 내용이 나온다. 특정 장소에서 난 생수가 내 몸의 필요와 일치한다는 생각이 들었다. 하루 종일 계속 물을 마셨고 그날 몸이 많이 편해지게 되었다.

그 생수를 먹으며 피부 질환은 천천히 감소하여 기본적인 수준으로 떨어졌다. 가시가 돋은 듯 불편하던 몸이 좀 더 편해지게 되었다. 사타구니의 피부 증상이 심해지면 다른 피부의 증상이 나타날 가능성이 높아지기 때문에 사타구니는 피부병의 기압계의 역할을 했다. 그러나 음식을 조금만 어겨도 사타구니가 가렵고 진물이 빠지곤 했다. 얼굴에 작은 종기가 나기도 한다. 음식에 따라 변하는 피부병이 모니터링되기 시작하였다. 음식을 지키지 못한 경우에 먹고 3~4시간 뒤 열이 찼다 싶으면 사타구니를 긁어 진물을 빼 주면 머리의 상태까지 좋아진다. 약간의 피부병이 있긴 하지만 조절할 수 있고 대도시에서 생활할 수 있다는 것에 감사한다. 나는 한의학에서 말하는 양생[11]에 성공하고 있었다.

생수를 먹은 지 일 년이 지난 지금, 음식에 대한 반응이 점차 좋아지며 사타구니가 가려운 증상도 많이 줄어들었다. 모든 것이 정상이다. 몸의 변화는 조금씩 지속적으로 일어났다. 머리에 많던 분

◆10 허준이 지은 한의학 백과사전으로 1610년에 완성되었다.
◆11 병에 걸리지 않도록 건강 관리를 잘하여 오래 살기를 꾀하는 방법

화구도 거의 사라지게 되었다. 입가의 수포도 생기지 않으며 코점막으로 약간 배출되기도 하는 수준이다. 특히 이마 위쪽 머리카락도 조금 더 늘었다. 빠지기만 하던 머리카락이 정상이 된 것이다. 기능성 샴푸의 도움이 크긴 했지만 몸의 열이 적절히 조절되며 일어난 변화라고 생각된다. 머리 바닥이 진득진득한 지루성 피부도 당연히 없어졌다. 요즘은 얼굴이 더 좋아 보인다는 사람들이 많다.

생수는 마시는 물로 쓰고 요리할 때는 정수된 물을 쓰고 있다. 페트병에 든 생수로 모든 것을 하기에는 물이 너무 많이 필요하기 때문이다. 서울의 수돗물이 괜찮은 편이나 아파트 단지의 관이 녹슬어 정수된 물을 사용하고 있다. 이전에는 정수된 물에 차가운 성질의 결명자를 넣어 끓여 먹었었다. 생수에 결명자를 넣어 끓여 먹어도 되겠지만 굳이 그럴 필요를 못 느낀다.

생수를 함께 사용하며 다른 변화도 있었다. 물 섭취량이 늘어난 것이다. 건강 상식에 '성인의 하루 물 권장 섭취량이 2ℓ이다. 물을 많이 마셔야 한다.'라는 내용이 많이 소개된다. 그럼에도 불구하고 물을 먹고 싶은 욕구가 적어 조금만 마셨었다. 그러나 생수를 먹은 뒤로는 물을 더 많이 마시게 되었고 특히 더운 여름엔 급격히 양이 늘어났다.

한의사 선생님의 도움도 중요했지만 약에만 의존하지 않고 가장 자연적인 해법을 찾은 것을 다행스럽게 생각한다. 우리의 몸을 이루는 세포는 생존 주기가 있다. 어떤 세포는 일주일 뒤엔 죽고 새로운 세포로 대체되어야 하지만 신경세포처럼 아주 오랫동안 존재하는 세포도 있다. 현재의 몸은 그동안 우리가 먹은 음식이란 얘기가 있다. 그래서 음식에 의한 몸의 변화는 적어도 일 년 이상 천천히 일어난다. 양생에는 시간이 걸리니 지속적인 노력이 필요하다.

Food and Heat
from a Korean dentist

병의 의미를 깨닫다

1

몸은
정상이다

피부병과 몸의 원리에 대한 발견은 단순한 의문에서부터 비롯되었다. '과연 나의 몸은 비정상인가?' 하는 의문이었다. 불치병의 원인이 몸의 타고난 유전적 결함에 있는 것인지 아니면 후천적으로 얻은 것인지의 문제는 중요했다. 그 해답은 '아니다.'였다. 유전적 이상이 있었다면 결혼 후 자식을 낳았을 때 결함이 나타났을 것이다. 환경에 취약하다는 것과 유전적 이상이 있다는 것은 엄연히 다르기 때문이다.

몸의
원리

나는 치과의사이다. 대개 치과의사들은 치과적인 것에 치중해서 연구하고 관련 서적을 본다. 그러나 나는 특별히 의과적인 데도 관심이 많다. 고로 내과적 치과의oral medicine doctor라 할 수 있다.

치과의사가 되려면 대학 교육 과정에서 의사들과 마찬가지로 의학 기본 과목들을 배운다. 많은 치대 학생들은 자신의 전공과 직접적 관련성이 적은 의학 과목에 관심이 적다. 생리학phsiology, 생화학biochemistry, 외과학surgery, 발생학embryology, 약리학pharmacology, 면역학immunology 등 많은 의학 과목들은 시험을 치르고 나면 모두 잊히기 쉽다. 그러나 나에겐 그렇지 않았고 매우 흥미로웠다. 치과 보철학prosthodontics 전공 과정에서도 전신 질환systemic disease 환자의 치과 치료에 관심이 많았고 개업 9년째지만 여전히 관찰하고 탐구하는 자세로 구강을 바라본다. 환자의 심리와 몸의 일부로서 구강 증상에 관심이 많다.

오랫동안 피부 질환을 겪고 치료한 뒤 대학에서 다 배우지 못한 몸의 원리를 경험적으로 배울 수 있었다. 긴 세월 동안 원인을 알 수 없었던 그 피부병에 대해 설명하려 한다. 그것은 모든 피부병에 해당하는 것은 아니다. 하지만 비슷한 피부병이 상당히 많이 존재함을 치과 치료 시 만난 환자를 통해 알게 되었다. 더 나아가 고혈압, 당뇨, 심장병, 알레르기, 정신 질환 등 다양한 질환이 현대적 생활상과 관련 있다는 걸 알게 되었다. 임상 경험에 의하면 치과 질환과 피부 질환, 정신 질환이 깊이 관련된 것이었다.

피부병과 몸의 원리에 대한 발견은 한 단순한 의문에서부터 비롯되었다. 과연 '나의 몸은 비정상인가?' 하는 의문이었다. 불치병의 원인이 몸의 타고난 유전적 결함에 있는 것인지, 아니면 후천적으로 얻은 것인지의 문제는 중요했다. 그 해답은 '아니다.'였다. 유전적 이상이 있었다면 결혼 후 자식을 낳았을 때 결함이 나타났을 것이다. 환경에 취약하다는 것과 유전적 이상이 있다는 것은 엄연히 다르기 때문이다.

가족력

가령 가족력familial history에 의해 당뇨병의 가능성이 높다고 하는 경우가 있다. 이 경우 DNA라고 하는 유전자에 이미 당뇨병이 걸리기로 예정되어 있다고 알고 있는 사람이 많은데 실은 그렇지 않다. 환경에 따라 당뇨병이 생길 가능성이 높다는 의미일 뿐이다. 그 말은 생활 습관과 환경이 정상적이라면 걸리지 않을 수 있다는 뜻이기도 하다.

치과에서도 잇몸의 가족력이 있는 경우가 있다. 잇몸이 약하여 치아 상실의 가능성이 높은 환자이다. 치아의 뿌리가 짧고 잇몸뼈의 강도가 약한 경우 잇몸이 나빠지면 치아는 쉽게 빠지게 된다. 하지만 이런 경우에도 저작 강도가 조절되고 식이와 양치 관리가 잘 되면 오래 쓸 수 있다.

다만 그것을 위해서 환자는 좁은 길을 찾아내야 한다. 병원에서 의사가 가족력을 묻는 것은 유전병과 다름을 알아야 한다. 가족력이 결함을 의미하지는 않는다. 지구에 정상인이 수십억이지만 개체 하나하나는 사실 매우 달성하기 힘든 것이며 완전에 가까운 것이다.

인체는 매우 복잡하고 정교한 기계와 같다. 우주선을 만들 때 그 복잡한 내용물 중에 아주 작은 오차라도 생기면 우주선은 실패하고 만다. 우주선 하나도 완전에 가깝게 만들기가 매우 어려운데 인체는 그에 비하면 수백 아니 수천 배 더 복잡할지 모른다. 만약 오차가 있었다면 인체는 이미 존재하기 힘들 것이다. 그러므로 유전병이라고 진단되지 않은 사람은 대부분 정상이라는 것을 알아야 한다.

유전자 개념이 도입되면서 몸과 병은 정해진 운명이라고 잘못 생각하는 경우가 많다. 그러나 실제 유전자의 발현은 환경에 영향을 받는 다양한 가능성을 가진 것이다. 이것을 연구하는 분야가 후생 유전학^{epigenetics}◆12이다.

　병이 후천적이고 몸의 정상화를 위한 작용이라면 그 원인이 있을 것이 분명하다. 다만 복잡하여 알지 못할 뿐이다. 재차 말하지만 병을 병으로 보지 않고 몸의 정상 작용이라는 가정이 중요했다. 고미숙의 《동의보감》◆13에서도 병을 제거해야 할 대상으로 보지 않고 몸의 필요에 의해 생겨난 정상 작용으로 보는 것이 중요하다고 말하고 있다.

염증은 정상 작용이다

감기와 같은 병도 외부 환경의 변화에 몸을 적응시키기 위해 일어나는 작용이다. 또한 신체의 면역력을 점검하는 훈련이기도 하다. 그러나 의사들은 모든 염증 반응이 너무 격렬하기에 몸 전체를 위험에 빠뜨릴 수 있다고 말한다. 그래서 염증은 약으로 치료되고 조절되어야 한다고 생각한다. 그러나 이런 관점은 우리 몸을 열등하고 허점투성이로 보는 잘못된 지식이다. 그 몸을 운영하고 있다고

◆12 후생 유전학 또는 후성 유전학은 DNA 염기 서열이 변화하지 않는 상태에서 이루어지는 유전자 발현의 조절을 연구하는 학문이다.
◆13 고미숙, 《동의보감, 몸과 우주 그리고 삶의 비전을 찾아서》(북드라망, 2011).

착각하고 있는 뇌가 잘못된 것이지 몸은 자율적이고 자동적이다. 모든 작용은 고도로 정교한 메커니즘으로 한 치의 오차도 없이 움직이고 있다. 생명이 유지되기 위해서는 인간의 머리로는 감히 상상할 수 없는 정도로 복잡하고 정교한 작용이 우리 몸에서 매 순간 일어나야 한다. 그러므로 병을 정상 과정으로 보아야 병을 회복할 수 있는 길도 찾을 수 있다.

체온의 **항상성**[14]
homeostasis of body temperature

끔찍하게 계속 흘러나오는 진물은 무엇을 원하고 있었던 것일까? 몸의 증상이 머리로는 이해할 수 없고 고통스럽다고는 하나 두뇌만을 위한 몸이 아님은 자명하다. 병의 문제를 풀고자 하는 인류의 오랜 노력과 축적된 지식이 있었기에 지금 우리는 그 복잡성을 조금 가능할 수 있는 위치에 오르게 되었다. 몸의 작용은 우리가 생각하는 것보다 훨씬 높은 수준에서 엄청나게 복잡한 작용이 고도로 정교하게 이루어지고 있다는 것을 잘 상기해야 한다. 그것이 정확한 인식이다.

입가에 난 부스럼, 아프타성 구내염, 특정 피부에서의 염증과 진

---

[14] 체온을 일정하게 유지하려는 특성

물, 피부 출혈 등 피부염의 증상은 현대 의학에서 원인 불명으로 되어 있다. 가끔 바이러스성이라고 의심하는 경우도 있다. 병소에서 바이러스가 종종 발견되었기 때문에 그것을 원인으로 보는 것이다. 필자의 몸에서 그것들은 한 가지 하모니로 움직이는 오케스트라와 같았다. 그것들은 '체온의 정상화'를 원하고 있었다. 체온의 항상성을 위해 피부 질환이 발생한 것이다(이 부분은 피부 질환의 원인에 대한 필자의 새로운 가설이다.). 필자가 특별하여 열을 처리하는 능력이 약할 수 있음에도 불구하고 이 사실은 대체로 정상인의 몸에서 나타나는 체온의 상승을 막기 위한 피부 질환을 말한다.

직접적인 원인

필자의 피부병은 현대 사회의 여러 특징과 복잡하게 관련된 것으로 보인다. 그중 가장 중요한 원인은 열이 많은◆15 음식과 한약이다. 피부병의 대폭발이 인삼을 다량 넣은 한약을 먹은 후에 발생하였다는 것이 무엇보다 확실한 증거이다. 인삼은 체열◆16을 많이 높이

◆15 '먹었을 때 몸에서 열이 많이 나는'과 같은 의미
◆16 몸의 열을 말한다. 몸은 부위에 따라, 때에 따라 열 발생이 차이가 난다. 평소 열 발산이 많으면 '열이 많다.'고 하는데, 이는 '고열이 있다.'는 표현과는 다르다. 열 발산의 결과 몸의 체온은 일정한 범위 내에서 유지된다.

는 약재이기 때문이다. 다른 원인도 함께 작용하였지만 그것은 작은 부분에 불과하다. 지금도 음식에 따라 몸이 반응하는 것을 보면 그 사실을 확인할 수 있다. 열이 많은 음식을 한 번씩 먹으면 체열 배출을 위해 몸에서 열이 많이 난다(독자에겐 생소한 사실이겠지만 앞으로 많은 지면에 걸쳐 과학적인 방법으로 설명하게 될 것이다.). 특히 더운 계절엔 더 잘 나타난다. 더울 땐 열의 축적이 더 많기 때문이다. 여기서 확인해야 할 몇 가지 관련점이 있다. 특정 음식에 의한 알레르기인지 음식의 열이 진정한 원인인지도 구분되어야 한다. 대부분의 음식 재료가 열에 의해 구분될 수 있는 것인지, 사상 체질에서 말하는 그 열이란 무엇을 말하는 것인지도 과학적으로 논의되어야 한다(사실 이 책은 광범위한 설명을 담는 작업이다. 과학적으로 정교하게 이야기를 진행할 것이다.).

음식 외에도 교감 신경계[17]의 작용과 스트레스, 인공적인 식품 첨가제, 음식에 녹아드는 환경 호르몬, 세균이 거의 없는 생활 환경, 화학적인 것에 의해 오염된 생활 환경, 자연적인 것과의 단절 등이 기여 요인으로 생각된다.

◆17 부교감 신경과 함께 우리 몸의 자율 신경을 구성한다. 자율 신경은 몸 전체를 일치되게 움직이게 하는 역할을 한다. 교감 신경은 긴장 상황일 때 작용하며, 부교감 신경은 이완된 상태에서 작동한다. 자율 신경계는 모든 사람이 알아야 할 의학 상식이다.

진단

치료의 결정적인 계기는 한의사 선생님의 진단이었다. 체내의 열이 누적되었으니 열을 빼 주어야 한다!

침을 놓아 기의 흐름을 원활하게 해 주고 음식, 한약을 열을 빼는 방향으로 통일시켰더니 증상이 호전되기 시작했다. 한의사 선생님은 특별히 열을 빼는 데 도움이 된다며 녹두죽과 팥을 많이 먹으라고 하셨다. 이 두 가지 모두 몸을 식히는 차가운 음식이다. 팥은 열을 낮추고 몸을 안정시키는 데 도움이 된다. 녹두는 열이 빼는 강력한 작용이 있는 것으로 보인다.

간혹 음식이나 약을 먹으면 갑자기 증상이 심해지는 경우도 있다. 이를 한의학에서는 '명현반응(明顯反應)'이라고 한다. 바른 약을 먹으면 처음에 병의 증상이 더 심해지는 경우를 말한다. 많은 인문학적 건강 연구자들이 아파야 낫는다고 말하고 있다. '아파야 낫는다.'는 것은 염증이 정상 반응을 의미한다는 내용과 일맥상통한다. 염증을 억제하지 않고 활용하여 치료한다는 것은 몸의 면역력을 상승시킨다는 의미이다. 알고 보면 염증 작용 자체가 면역력을 상승시키는 기능이 있기 때문이다. 염증이란 말 자체에 담긴 부정적 선입관을 버려 주길 부탁한다.

그 후 6개월 정도 한약을 먹고 음식을 지키자 심하던 피부병이 거의 완치되었다. 병이 치료되었으니 한의사 선생님의 진단이 맞았고 피부병의 주된 원인은 먹지 말아야 할 음식에 있다고 할 수 있을 것이다.

필자는 주변에서 피부병 유경험자를 여러 명 만나 보고 병력을 청취하였다. 피부과에서 불치병으로 진단되는 대부분의 경우 자연 치유가 일어나는 경우가 많다. 낫는 데 걸리는 시간은 약 1년에서 6년으로 사람에 따라 다양하다. 이런 자연 치유의 배경은 이렇다. 환자는 불치로 진단받는 순간 긴장하게 되고 생활과 음식에 주의하기 시작한다. 술과 담배를 줄이고 기름진 육식과 가공식품을 줄이는 것이다. 건강 상식을 지키려 노력하게 되는 것이다. 피곤과 스트레스가 원인이라고 생각하여 직장을 그만두는 경우노 있다. 이런 노력과 주의 속에서 시간이 경과하며 자연 치유가 일어나게 되는 것이다.

따라서 6개월이란 기간이 치료적으로 의미가 있는지, 아니면 자연 치유인지 고려해 보아야 한다. 이에 대한 대답은 이렇다. 26년간 피부병이 낫지 않았는데 치료되었다는 것만으로도 충분하다고 생각한다. 오랜 기간 병이 낫지 않았다는 것은 병의 원인이 지속되고 있음을 의미했다. 낫지 않았다기보다는 계속 발생하였다는 의미로 봐야 한다. 의학 상식으로 볼 때 정상적인 상황에서 모든 염증은 2주면 끝나야 한다. 하지만 한 달, 일 년이 지나도 지속되는 것은 염증이 나아가면서도 계속 발생한다는 의미이다. 뭔가 정상적인 상황이 아닌 것이다.

피부병의 원인인 식이가 조절되고 열을 빼는 한약 덕분에 6개월이란 짧은 시간에 피부 병소가 없어지게 된 것이다. 병이 나은 환자의 입장에서 처음 한 달간의 급속한 몸의 변화와 병소의 감소는 몸이 낫고 있음을 확신할 수 있었다. 그것이 치료적 의미일 것이다. 체세포[18]의 교환이 일어나는 데 장시간이 걸리기 때문에 6개월이란 기간은 적절한 치료 기간이라고 생각한다.

인간의
유한성

그러나 지금도 병의 원인인 음식을 주의하지 않으면 병은 재발되고 악화된다. 결국, '평생 이렇게 아무거나 먹지 못하고 살아야 하는가.'의 문제에 봉착하고 만다. 이 문제에 대한 생각은 이렇다.

먼저 의학적 관점에서 보자면 민감성 체질에서 어느 정도 내성

◆18 몸을 이루는 아주 작은 기본 단위를 세포라 한다. 우리 몸은 약 60조 개의 세포로 되어 있다. 세포에는 피부 세포, 신경 세포, 근육 세포, 지방 세포, 분비 세포 등 다양한 종류가 있다.

을 가진 체질로의 전환이 필요하다. '모든 문제가 발생하기 전인 어린 시절로 돌아가는 것이 가능할 것인가.'의 문제이다. 가능하다고 본다. 그 해답은 분명 자연에 있다. 고대 서양 의학과 한의학에서 중요한 치료 수단이었던 약초가 그 답 중 하나가 될 것이다. 그러나 그것이 전부가 아니다. 생태 환경ecology이 중요하기 때문이다.

두 번째는 철학적 관점이다. 일반적으로 사람들은 자신의 욕망대로 마음대로 살기 위해 병을 치료한다. 병으로부터의 자유는 소박한 바람 같지만 상당히 무모한 자만이다. 이것이 현대인의 잘못된 병 치료 관념이다. 사람들이 가족력을 유전적 이상으로 보는 이유가 있다. 유전적 약점을 고쳐 자신이 원하는 대로 살기 위해서이다. 만약 신문에 당뇨를 일으키는 유전자에 관한 연구 결과가 나오면 사람들은 매우 솔깃해한다. 자신의 유전적 약점을 고쳐 병으로부터 해방되고 싶기 때문이다.

예로부터 철학자들은 인간의 유한성에 대해 탐구하였다. 그 결과, 인간과 유한성은 동의어였다. 유한성을 지니기 때문에 인간이라는 것이다. 현대 의학이 인간을 신의 경지로 바꾸어 줄 것처럼 나서지만 필자는 쉽지 않음을 알고 있다. 인간이 아닐 수 있을 때 먹을 필요도 죽어야 할 이유도 없어지기 때문이다. 그 죽음이란 결국 병과 관련되어 있다.

오히려 현대 의학은 그 한계에 도달하고 있다. 현대 의학이 치료할 수 있는 것은 거의 치료되고 결국 치료하지 못하는 병만 남게 되었다. 그리고 새로운 병들이 출현하고 있다. 인수 공통[19] 감염성 질환과 난치병으로 분류되는 환경적 질환들이다. 이런 상황으로 인해 현재 대체 의학이 대두되고 있다. 필자 역시 이에 대한 답을 중세 이전의 의학 원론과 한의학에서 찾을 수 있었다.

현시대의 병 치료는 의사에게 맡겨지고 돈으로 환자의 의무를 대신한다. 그건 잘못된 치료 관념이다. 모든 병은 환자 자신에 대한 의미를 지니며 환자 스스로 치료해야 한다. 의사는 조력자일 뿐이다. 아무 음식이나 먹어도 될 정도로 몸이 변화되는 것이 병이 나은 것은 아닐 것이다. 평생의 의무가 있더라도 최소한 피부의 증상이 없어진다면 나은 것이다.

만약 음식과 생활이 우리나라와 달라서 나의 체질과 맞았다면 어땠을까? 주의할 필요도 노력할 필요도 없었을 것이다. 바로 여기에 시사하는 바가 있다. 건강은 기본적으로 자신의 체질과 지역의 풍토, 음식이 맞아야 지켜질 수 있다. 그래서 우리의 조상들은 몸에 맞는 조리법을 개발해 음식 문화를 만들며 살아왔다. 이 문제가 필자만의 문제였다면 체질에 맞는 나라로 이주하면 끝이겠지만 우리나라에 많은 닮은 사람이 존재한다는 사실을 알게 되었다. 그래서 이 책을 쓰게 된 동기가 된 것이다. 원인을 밝히고 대처하기 위해서이다.

◆19 사람과 동물이 서로 감염되는

사상 체질을 따라 열이 많은 음식을 계속 조심해 나갔다. 그런 음식을 먹고 나면 몸에 열이 차게 된다. 열이 차면 피부 염증 또한 더 심해졌다. 이것은 피부병이 호전되며 경험으로 확인한 사실이다. 오랜 기간 존재하며 약에도 반응이 없던 피부병이 섭생◆20 즉, 음식과 생활을 바꾸니까 호전된 것이다. 한약은 그것을 더 빠르고 효과적으로 하는 것일 뿐 원리는 동일하였다.

술과 담배

다음은 생활 방법에 대한 예이다. 도수 높은 술은 열이 많으니 피해야 한다. 알코올은 타는 성질이 있어 사람이 먹었을 때도 상당히 많은 열을 발산한다. 술을 마시면 얼굴이 빨개지는 이유이다. 우리 몸에서 열을 실어 나르는 역할을 하는 것이 혈액이다. 따라서 피부의 혈관이 확장되어 피부가 붉어지면 열 발산이 촉진된다(이것은 알코올에 대한 과학적 설명이다.). 일반적으로 알코올은 탈수 현상◆21을 일으키고 혈관을 확장시키는 작용이 있다고 말한다. 그러나 필자는 다른 관점에서 보고 있다. 알코올은 단순히 열이 많고 흡수가 빠른

◆20 양생과 비슷한 말, 의사에 의해 처방된 음식 섭취법과 생활법을 말하기도 한다.
◆21 물이 빠지는 현상, 수분을 잃는 현상

물질일 뿐이다. 그런 물질이 흡수되면 몸은 신속히 열을 발산하기 위해 심장박동이 빨라지고 피부 혈관이 확장된다. 달리 말하면 피부 혈관의 확장은 열을 발산하기 위한 방법이다. 땀과 호흡만이 체온 조절을 하는 것이 아니라 전체 피부에서 보이지 않게 일어나고 있는 것이다.

탈수 현상은 다음과 같이 설명할 수 있다. 체열이 상승하면 당연히 신체의 수분이 줄어들게 된다. 체열 방출은 먼저 피부의 땀구멍에서 수분이 기화되며 기화열을 방출하는 것으로 시작된다. 땀을 흘리기 이전에 땀구멍에선 이미 열을 발산하는 작용이 시작되는 것이다. 기화로 땀을 배출하는 경우 본인은 느끼지 못하지만 위에 옷을 입었을 때 축축해지는 것으로 알 수 있다. 이것이 피부의 호흡이다. 폐나 피부의 호흡은 열을 발산하는 작용이 크다. 그래서 술을 마시면 호흡도 뜨거워짐을 느낄 수 있다. 장에서는 수분의 재흡수가 일어난다. 대장에 있던 대변은 마르게 될 가능성이 높다. 그리고 몸은 갈증을 느끼고 물을 찾게 된다. 술에 잘 취하지 않는 사람은 열에 대한 내성이 좋은 체질을 가진 사람이라 할 수 있다. 소양인인 필자의 경우 도수가 낮은 맥주 정도는 가능하지만 20도 정도의 술은 상당히 세게 느껴진다.

담배 연기는 숨을 쉬기 힘들 정도로 좋지 않은 느낌이 들어 가급적 피하였다. 이는 담배 연기에서 유해 성분을 느끼기 때문이라 생각된다(다음은 담배의 작용에 대한 과학적 설명이다.). 담배 연기는 가벼운 기체로 구강이나 폐에서 모세 혈관◆22과 만나게 되면 직접 용해에 의해 흡수될 수 있다. 혈관에서 바로 흡수되는 기체 물질은 우리 몸에서 정신적 작용과 심혈관◆23 작용이 먼저 나타나게 된다.

사람들이 담배를 피우는 이유는 정신과 신체에 대한 진정 작용 때문이다. 그 과정은 다음과 같다. 담배에는 많은 유해 성분이 있지만 그것을 태움으로 발생하는 연기에는 유해 성분이 많이 줄어든다. 소량의 유해 성분과 함께 기분을 변화시키는 물질이 존재하게 된다.2) 담배 연기에는 아세톤, 비소 같은 기체성 물질이 많아 담배의 작용과 관련될 수 있다고 추정된다. 특히 비소나 일산화탄소는 산소 결합 능력이 좋아 헤모글로빈◆24과 세포의 산소 결합을 방해한다. 이것은 열에 의해 발생할 수 있는 정신의 문제와 심혈관의 흥분과 반대되게 작용하는 것이다. 그리하여 흥분을 가라앉히며 스트레스를 감소시키는 작용이 나타나게 된다.

담배 연기가 많은 장소를 가급적 삼갔다. 담배 연기 자욱한 식당에서 오래 있으면 피부 병소에서 진물이 나오고 몸이 조여드는 느낌이 들었기 때문이다. 담배는 피부병과 같은 염증에 좋지 않다. 염증이란 낫기 위해 존재하는 것인데 염증에 가장 필요한 산소가 부족해지기 때문이다.

◆22 작고 가는 혈관
◆23 심장과 그로부터 온몸으로 이어진 혈관을 말한다.
◆24 적혈구 내에 있는 산소와 결합하는 단백질 구조의 이름

알코올은 빠른 열작용으로 인해 정신의 행복감과 도취감을 준다고 생각되며 담배는 산소 결핍과 혈관 수축으로 인해 스트레스와 불안을 감소시킨다. 그러나 산소와 반대되는 것이 장기적으로 우리 몸에 좋을 리가 없다. 담배는 혈관을 수축시키고 조직의 혈액 부족을 일으키게 되어 염증에 장기적으로 해로우며 암을 발생시키는 부작용이 있다.

처음엔 피부병의 가려움을 참으려고 노력하였다. 긁으면 붉게 나타나고 진물이 나오기 때문에 긁지 않으면 방지할 수 있다고 생각되었다. 그러나 병의 생리는 그것과는 달랐다. 한 번 피부염이 생기면 그것은 몸 전체를 위한 적극적인 체열 방출의 루트로 활동하였다. 음식이 어긋나면 하루 정도 진물이 천천히 배출되어야 음식을 통해 섭취한 열이 해소될 수 있었다. 피부염이 생기려 할 때 긁어 상처를 내어 주면 덜 답답하고 진물이나 약간의 피가 나며 열이 해소된다. 대체로 음식을 지켰기 때문에 염증은 계속 줄어들었고 몸의 정상 작용이 하나하나 살아났다. 모발의 수가 늘어난 것은 정상 작용의 결과물이 매일 쌓인 것이라 할 수 있다. 피부도 좀 더 두꺼워지고 윤기를 띠게 되었다.

음식을 지켜 나가기 위해서는 먹을 수 있는 음식을 파악하는 것이 중요하다. 한의사 선생님이 준 음식 주의사항을 참고했고 거기에 없는 것은 먹어 보고 피부 질환의 여부를 보며 파악할 수 있기도 하였다. 그것은 매일 매일이 먹은 음식을 돌아보는 생활이었다.

트림과 방귀 같은 가스의 여부로도 음식이 체질에 맞는지 파악할 수 있다. 먹은 뒤 배 속이 편안하고 변이 좋으면 체질에 맞는 음식이다. 여러 가지가 혼합된 음식일수록 어떤 성분이 맞지 않는지 알 수 없어 체질에 맞는지 판단하기 힘들다. 따라서 가이드라인을 정해 그것을 기준 삼아 혼합 양을 생각해 보면 무엇이 장의 트러블을 일으키는지 알 수 있다.

음식의 혼합에 있어서 핵심적으로 작용하는 것은 양의 비율이다. 체질에 맞는 음식이 주를 이루고 양이 많으면 양념이나 소량의 첨가물은 크게 영향을 미치지 않는다. 이런 확인 과정을 겪으며 우리 몸은 스스로 알 수 있게 반응을 주고 있음을 알게 되었다. 평상시엔 바쁘고 정신이 없어 느끼지 못하고 지나치고 있었던 사실이다. 체질에 맞는 음식은 포만감이 적고 먹었는지도 알 수 없게 배 속이 고요하다. 반면, 자신의 체질과 맞지 않는 것은 그에 대한 반응이 크다. 술과 담배가 자신에게 맞지 않는지 알 수 있듯이 음식도 스스로 알 수 있다. 이것을 아는 것이 건강하게 살아가는 데 무엇보다 중요하다. 대중 매체에 자주 나오는 좋은 음식에 현혹되지 말고 자신에게 맞는 것을 찾을 수 있어야 평생 건강하게 살 수 있다. 그렇다면 다시 궁금증이 생긴다. 체질과 다른 음식은 먹으면 해롭고 좋지 않은 작용만 있는 것일까? 결론만 간단히 말하면 자신에게 맞는 음식을 80% 정도 먹으면 된다고 생각하면 되겠다(그 이유는 뒤에 자세히 설명하겠다.).

자연스러움

회복이 중요했기 때문에 피곤할 때 쉬어 주도록 노력하였고 잠은 깊이 자려고 노력하였다. 배고플 때 참으며 계속 일하는 것도 좋지 않았다. 배고플 때는 일을 멈추고 먹고 싶은 음식을 생각하고 먹어 주어야 한다. 의도적으로 피곤을 자각했으며 잘 때는 생각을 멈추고 모든 걸 잊으려고 하였다. 감기라도 들라치면 충분히 누워 있고 아파 주었다. 배탈이 났을 때는 식사를 줄이고 배를 쉬어 주었다.

섭생의 핵심은 자연스러움이다. 피곤할 때 쉬지 않아 피곤이 누적되면 아파지게 된다. 따라서 피곤한 것보다 더한 것이 아픈 것일 뿐이다. 피곤해서는 쉬지 않으니 몸을 아프게 해서라도 아예 움직이지 못하게 강제적으로 쉬도록 하는 것이다. 그래서 아플 때는 더욱 많이 쉬어 주어야 한다. 감기가 들면 몸 전체는 전투태세가 되고 소화 기능이 떨어진다. 이때 양약을 먹어도 문제없는 강한 사람은 약을 통해 증상이 개선될 수 있지만 일부 사람에겐 약 자체가 치명적인 부담이 될 수 있다. 사실 강한 사람의 경우라도 약을 먹으면 증상이 일시적으로 개선되는 것이지 감기가 진정으로 낫는 것은 아니다. 배탈이 났을 때는 음식을 먹지 않는 것이 좋다. 배가 아프면 배를 쉬어 주어야 한다. 배가 쉬는 것은 먹지 않는 것이다. 먹지 말아야 할 때, 우리 몸은 알아서 식욕을 못 느끼게 한다. 식욕이 생기면 소화하기 쉬운 음식부터 천천히 먹어야 한다.

자아와 몸

많은 독자들이 필자의 글이 자아^{ego}◆25와 몸을 구분하여 이야기하는 것을 알아냈을 것이다. "몸은 원한다. 그러나 머리로는 이해할 수 없다." 이 말은 몸은 '자율적'이나 머리는 다분히 '의도적'이란 사실을 말한다. 사실 '의도적'이라는 것이 건강을 해치는 가장 큰 적이다. 여러분은 세균이 건강의 가장 큰 적인 줄 알아 왔겠지만 사실 우리 몸의 가장 큰 적은 몸의 내부에 존재하고 있다. 바로 머리이다 (구체적으로는 대뇌 전두엽이다.).

'의도적'이란 말의 반대가 '자연스러움'이다. 섭생의 핵심도 자연스럽게 몸이 원하는 대로 가는 것이다. 자연스럽게 갈 때 건강해질 수 있는 이유는 몸의 자율성이 증진되기 때문이다. 자연스러움이 깨어질 때 몸은 병이 나거나 약해진다. 고로 사람이 건강을 증진하

◆25 생각, 감정 등을 통해 외부와 접촉하는 행동의 주체로서의 '나 자신'을 말한다.

기 위해서는 자연스러움을 되찾아야 한다. 자율성의 증진은 곧 건강을 의미한다. 내버려 두면 자연적으로 건강해지는 것이다. 이것이 건강의 큰 비밀이다.

자율 신경과 면역력도, 기관들의 작용도, 세포들의 작용도, 체온을 유지하는 작용도 모두 자율적이어야 한다. 여기서 궁금증이 하나 생겨날 것이다.

'아니 그것들이 방해할 수 있는 것이란 말인가? 원래 자율적인 것이 아니었나?'

머리의 방해를 받지 않고 자율적이라면 걱정도 문제도 없겠지만 자율성은 깨질 수 있다. 지금 글을 쓰고 있는 필자도 내부에선 자아와 자율성의 싸움이 벌어지고 있다. 글은 조직화하고 아이디어를 떠올리는 머리의 작용은 몸을 상당히 지치게 한다. 몸은 쉽게 지치지만 글을 써야 하기 때문이다. 그러나 조금 더 하고 나서 쉬어 줄 것이다. 자율성을 지나치게 방해하면 몸은 병을 내기 때문에 결국 손해다. 아프면 글을 더 못쓰게 되므로 알아서 조심하는 것이다. 몸의 자율성에 더 관심을 기울이는 것이다. 이런 걸 '자기 관리'라고 한다. 휴식을 취하고 먹어서 영양을 흡수하고 때론 스트레스를 풀기 위해 드라이브도 하고 대화도 하고 놀기도 해야 한다. 무한정 일에만 매달릴 수 있을 것 같지만 제대로 된 최고의 일은 하루에 일정량 이상 할 수 없다. 비효율적이라고 생각할지 몰라도 그것이 최선이다. 더 이상 욕심 내다가는 다칠 수 있다. 바로 몸과 자아의 불

일치가 문제고 섭생법이란 그 불일치의 중재를 모색하고 갈등을 해결하는 것이라 할 수 있다. 몸이 가는 대로 자연스럽게 내버려 두는 방법을 배우는 것이다.

진단의 배경

한의사 선생님이 겨드랑이의 심한 피부병이 체열의 축적 때문이라고 진단한 것에는 두 가지 배경이 존재한다. 선생님은 사상 의학 스승을 통해 음식이 지닌 내재열intrinsic heat[26]에 대해 알고 있었고 소양인이 음식을 잘못 먹으면 하루쯤 지나 피부에 종기가 생긴다는 사실을 알고 있었기 때문이다. 선생님 자신도 소양인이셨고 열이 있는 음식을 먹은 뒤 생기는 종기에 대해 경험하고 있었다. 선생님이 흥미로워하며 이 사실을 소개했던 기억이 난다. 예를 들어 닭고기를 먹으면 다음 날 얼굴에 종기가 하나 올라오는 식이다. 필자의 가족들도 음식을 지키다 어길 때 종기가 생기는 경험을 하였고 이 사실에 공감할 수 있었다.

또한 피부병의 대폭발 이전에 인삼이 다량 포함된 한약을 장기

---

[26] 내부에 함유된 열, 소화 시 발생될 수 있는 열량

간 복용하고 살이 쪘다는 사실이 확실했다. 전에 말하였듯이 인삼은 열이 많은 약재로 알려져 있고 살이 찌는 데 도움이 된다. 인삼 복용으로 인한 피부병의 심화가 예상되는 이유이다. 그러나 인삼이 살을 찌게 하는 기전(메커니즘)은 한의학에서 잘 설명하지 못한다. 《동의보감》과 같은 한의학 서적에 나온다거나 임상 경험적으로 그렇다고 말할 뿐이다. 이것이 한의학적인 방식이다. 심한 피부 질환의 원인은 열이 많기 때문이라는 것은 대체로 한의사들에게 알려져 있으며 일반적인 피부 질환은 허열pseudo heat[27]로 보는 경향도 있다. 그러므로 한의학에서는 피부병의 원인을 규명한 것이라고 보긴 어렵다. 오히려 피부병의 진단 구분과 원인 규명에는 관심이 없다. 피부 질환에 대해 몸 상태의 반영이라며 생각하고 다양한 가능성을 열어 두고 있는 입장이다.

음식에 대한 관념

우리나라 사람들에겐 식사 태도에 대한 오래된 생각이 존재한다. 그 전통이 언제부터인지 알 수는 없지만 최근 100년 이내의 특히

◆27 실제로 몸은 쇠약하나 보존되어 있던 열기마저 겉으로 나타나는 경우를 말한다. 필자는 허열이 잘 먹지 못했을 때의 염증 현상과 관계있다고 생각한다.

가난했던 시절, 크게 강화된 것은 틀림없다고 생각한다. 음식을 골고루 먹어야 한다는 것과 음식을 남겨서는 안 된다는 두 가지 뿌리 깊은 사고이다. 교육으로 대물림되어 온 그 생각은 많은 사람들에게 식사 시에 자신의 행동을 결정하는 기준이 되고 있다.

음식을 골고루 먹어야 한다는 것은 여기서 이야기하는 자신의 체질에 맞는 음식과 다른 생각이다. 체질 음식이라는 것은 오히려 편식과 유사하다. 아무거나 잘 먹는, 전통적이고 보편적인 식사가 좋은 듯하나 그것은 단지 태음인 체질에만 맞는 사실일 뿐이다. 소양인과 소음인, 태양인은 자신에게 맞는 음식을 편식하는 것이 좋다. 다수의 횡포라고 우리나라 사람의 절반에 가까운 사람이 태음인인 점이 이런 관념의 형성과 무관하지 않다는 생각이다. 그러나 더 깊이 들어가 보면 80%라는 원칙(룰)을 말하였듯이 어떤 음식도 때에 따라서는 필요하다. 자신의 체질을 알고 대체로 맞게 먹으면서 몸의 상태에 따라 다른 체질의 음식을 먹는 정교한 섭생법을 배운다는 것이 사실 쉬운 일은 아니다. 앞으로 이 책을 읽어 가면 방향을 잡는 데 많은 도움이 될 것이다.

음식이 대체로 귀하던 한반도 현실에서, 원하는 음식을 가려 먹는 것은 함께 살아가는 다수를 위태롭게 만들 수 있었다고 추측된다. 먹고 싶은 만큼 충분히 먹을 수 없었기 때문에 음식은 사람들에게 잘 나누어져 분배되었고 남김없이 먹는 것이 예의였다. 한반도에는 산이 많아 일부 지방을 제외하고는 경작 환경이 대체로 좋지 않다. 그나마 평지가 넓어 농사에 유리하고 바다와 인접한 지역은 형편이 낫다. 예를 들면 전라도 지방이 입지 여건이 가장 좋아 식도락이 발달한 지역이다. 경상도 북부 지방, 강원도, 충청도는 산악지형이어서 소박하고 절제된 음식 문화가 형성되어 있다.

남김없이 먹어야 한다는 관념도 체질의 문제를 일으키는 데 큰 역할을 하였다고 생각된다. 식사 중에 부모는 자식에게 음식을 골라내면 안 된다고 교육한다. 이것은 대부분의 부모가 하고 있는 식사 교육의 주된 테마(주제)이다. 먹기 싫은 음식을 골라 남겼는데 마지막에 그것을 먹으라고 하는 것은 아이들에게 심각한 고충이 되기 쉽다. 예를 들어 양파를 골라내거나 조개를 먹지 않는 경우, 국에서 특정 건더기만 먹지 않거나 국물을 먹지 않는 경우 등이다. 말 안 듣는 아이는 자신의 체질을 지키며 건강하게 성장하고 말 잘 듣는 아이는 음식의 혼란이 오며 건강하지 못하게 되는 문제가 일어난 상황이다.

흥미로운 점들

다음으로 거주 장소의 문제가 있다. 필자는 대도시에 계속 살았고 시골로 가서 살지는 않았다. 그렇지만 공기는 중요하다고 생각한다. 자연과 가깝게 공기 좋은 곳에서 생활하면 몸은 더욱 편해지기 때문이다. 그래서 현재 서울 안에서도 비교적 공기가 좋은 지역에 살고 있다. '도시에 살면서도 자연이 주는 것들을 받을 수 있는 길을 발견한다면 도시에서도 건강 유지가 가능하지 않을까.' 하는 생각을 하였다. 이것은 많은 환자들이 원하는 바이다. 환경에 따른 중요한 차이는 몸의 열처리 능력이었다. 자연과 가까이 지낼수록 몸이 열을 처리하는 작용이 수월해진다고 느껴졌다. 또한 과학으로 아직 설명하기 어려운 신비한 자연의 힘이 존재한다고 생각한다.

또 다른 흥미로운 점이 있다. 육식을 금하고 채식을 통해 건강이 좋아진 사람과 차이가 존재하는 것이다. 식단을 지키는 기간 동안 찬 성질의 음식인 돼지고기는 다량 섭취하였기 때문이다. 사상 체질을 믿고 열이 있는 음식을 피했을 뿐 육식을 금한 것은 아니었다. 이 점이 중요하다. 점심때 주로 먹은 음식이 돈가스, 제육 덮밥이었고 저녁으로 주로 먹은 것이 수육과 삼겹살이었다. 돼지고기는 아무리 먹어도 질리지 않았다. 질리지 않는다는 것은 몸이 계속 필요로 한다는 의미이다. 가끔 소고기나 닭고기를 먹을 때 피부병은 심해졌지만 돼지고기는 피부병에 전혀 영향을 주지 않았다. 병이 심할 때는 돼지고기의 기름조차도 싫지 않았다. 오히려 고기를 먹지 않으면 영양이 부족하여 생활이 힘들었다. 그래서 식사 때마다 거의 돼지고기를 먹었다. 육식이 아니었다면 지력과 체력을 유지할 수가 없었을 것이라 생각된다. 평상시 에너지 사용이 많기도 했지만 피부 질환으로 염증이 계속 일어나는 환자의 소모적인 상황을 생각할 수 있다.

염증은 태워서 없애는 것

염증의 기존 정의는 국소 손상에 대한 조직의 반응이었다. 미생물에 의해 감염되어 발생하는 것도 있지만 대부분은 외부적 상처, 화상, 동상처럼 세균이 없는 반응이다. 염증이란 감염된 조직이든, 손상된 조직이든, 치유를 위해서 일어나는 것이다. 어원을 생각해 보자. 염증은 영어 'inflame'의 명사형이다. 'inflame'은 '불이 남'을 의미한다. 무엇을 태우기 위한 것일까? 첫 번째는 몸이 좋지 않을 때 외부에서 침입한 세균에 의해 손상된 조직이고 두 번째는 바로 신체 내부의 열원이다. 필자는 몸속에 열원이 많을 때도 염증은 일어날 수 있다고 믿고 있다. 그것 또한 면역 세포의 작용에 의한다.

일반적인 연소에서는 기름이나 알코올, 가스 등의 연료가 필요하다. 그뿐인가? 산소도 필요하다. 우리 몸에서 연료는 무엇일까? 당분과 단백질, 지방이 주된 에너지이며 연료가 된다. 산소는 주로 폐의 호흡을 통해 흡수한다. 산소는 기체이므로 폐에서 모세혈관과 만나면 압력 차에 의해 녹아든다. 혈액의 산소 전달은 철을 함유한 헴heme구조가 하고 있다. 헤모글로빈이라고 할 때 바로 그 헴이다. 화학적으로 철은 산소와 잘 붙는 특성이 있어 산화철◆28이 되기 쉽다. 철이 산화하는 특성이 우리 몸의 산소 전달을 가능하게 한 것이다.

정리하면 염증이란 몸의 에너지를 활용하여 조직을 태워 없애거나 몸속에 열원이 넘칠 때 연소를 통해 방출하는 작용이라 할 수 있다(이것은 염증에 대한 새로운 정의이자 피부 질환에 대한 메커니즘과 관련이 있다.).

염증의 4대 증상이 있다. 발열fever, 붉어짐redness, 붓기swelling, 통증pain이다. 붓고 붉어진다는 것은 혈액이 많아진다는 의미이다. 혈액에는 영양분과 산소가 포함되어 있다. 고열이 난다는 것은 그것을 태우기 때문에 나타나는 현상이다.

그렇나면 염증으로 인해 죽게 될 수 있는 이유를 생각해 보자. 내부 열에 의해 갑자기 죽는 경우는 거의 없기 때문에 유해 세균을 생각해 보면 된다. 외부 유해 세균의 침입은 두 가지 경우에 발생할 수 있다. 외부에 전염력 강한 세균이 존재하거나 사람의 면역력이 감소되었을 때이다. 외부가 강력할수록, 내부가 약할수록 염증이 생기기 쉬워진다는 의미이다. 외부의 강력한 세균은 환경이 심하게 좋지 않을 때 발생하고 면역력의 감소는 정상적인 상황에서는

◆28 산소와 결합된 철을 말한다. 그리고 산소가 붙는 것을 '산화'라고 한다.

잘 생기지 않는다. 면역력 감소는 잘 먹지 못했을 때, 스트레스로 몸이 약해졌을 때, 평소 면역력이 훈련되지 못했을 때 생길 수 있다. 동서양을 막론하고 과거에는 잘 먹지 못하는 영양 결핍이 면역력 감소의 주된 이유였다. 그래서 2400년 전 히포크라테스[29]는 잘 먹으면 웬만해선 병에 잘 걸리지 않는다고 했다. 여기서 '잘 먹으면'이란 현대 개념으로 영양소를 말한다. 편중되지 않고 채소, 과일, 육류, 곡류, 물 등 여러 가지 영양소를 골고루 섭취해야 한다는 뜻이다. 사상 체질에서 열에 따라 음식을 분류하는 것은 영양소의 개념과 다르다. 채소류, 곡류, 고기류, 과일류에도 열성, 온성, 한성, 양성의 네 가지 성질을 가진다는 것이다. 따라서 단백질, 탄수화물, 지방, 무기질 등 영양소는 골고루 섭취하되 식품 종류별로는 자신의 체질을 고려하여 편식이 필요하다고 정리할 수 있다.

조직 파괴를 처리하기 위해 염증이 생겨나고 신체는 태워 없애는 소모적인 활동을 시작하게 된다. 고열이 발생하면 면역력 향상의 이득이 있고 태우면 파괴된 조직을 처리하여 버릴 수 있게 된다. 영양이 부족하던 과거에는 평소 축적된 에너지가 없어 염증이 생기면 신체의 상황은 쉽게 역전되어 죽음에 이르고 만다. 항생제의 사용은 세균을 죽이는 역할을 했기 때문에 조직 파괴와 면역 체계의 부담을 줄여 인체의 생존율을 높일 수 있었다. 그것은 획기적인

◆29 B.C. 460~B.C. 377 고대 그리스의 유명한 의사, 의학의 아버지라 불린다.

것이었으나 잘 먹고 깨끗해진 요즘은 상황이 조금 달라졌다. 현대 생활의 스트레스로 인해 몸의 열이 증가하고 면역력이 훈련되지 못해 면역력이 감소하고 영양 과잉으로 인한 내부열이 넘쳐 각종 치료할 수 없는 질환이 생기고 있는 것이다.[30] 감기 같은 감염성 질환은 면역력의 문제이고 고혈압, 당뇨, 심장 질환, 뇌중풍, 각종 피부 질환, 결체 조직 질환(교원병)connective tissue disease[31]은 내부 열이 주요 원인이며 신장 질환은 영양 섭취의 과부하가 원인으로 생각 된다(이유는 앞으로 계속 설명될 것이다.).

많은 질환은 음식과 스트레스를 조절함으로써 크게 개선될 수 있음은 이미 알려진 사실이다. 그래서 요즘 단식이나 채식이 강조되고 있다. 그러나 실제적 효과를 보려면 더 구체적이어야 한다. 열의 의 미가 밝혀지고 음식과 관련하여 이해된다면 그 의미가 매우 크다고 할 수 있다. 바른 식이요법은 여러 가지 병을 사전에 예방할 수 있고 병을 치료하는 환자에게는 기본이 되는 수단이기 때문이다.

이 시점에서 'inflame'이라는 어원만으로 염증을 불이라고 단정 하는 것은 무리라는 것을 알고 있다. 과거 의학과 과학이 부족했던 시대에 지어진 명칭일 가능성이 있기 때문이다. 그러나 염증은 불 이 맞고 그것은 체내 열 발산과 깊은 관련 있다. 이 사실은 증명하

---

[30] 영양 과잉이란 체질에 맞지 않는 영양소를 말한다. 체질에 맞지 않는 영양소는 많은 열을 발생시켜 신체 곳곳에 염증을 일으키게 된다.
[31] 연결해 주는 조직이란 뜻으로 근육, 뼈, 혈관, 피부를 받쳐 주는 기능을 하는 조 직을 말한다.

기에 단순하지 않다. 그래서 열이 많은 음식을 먹으면 피부병이 심해지는 사실을 설명하였고 앞으로도 계속 체열의 과다로 인해 염증이 생긴다는 자료가 제시될 것이다. 이것은 베이즈 정리(Bayes' theorem. 토마스 베이즈, 영국, 1701~1761)[32]에 의한 방식이다. 새로운 객관적인 정보가 계속 투입될수록 정답이 될 가능성이 높아진다는 이야기이다.

피부 염증이 생기고 진물을 배출할 때 몸은 많은 에너지를 소모하고 있다는 생각이 들었다. 겨드랑이 한선염이 생기기 전부터 노란색 진물은 신체 곳곳에서 조금씩 나오고 있었다. 그런 상태에서 인삼이 많이 든 한약과 열이 많은 음식을 먹게 되자 피부 질환은 더 심해진 것이다. 그런 음식 덕분에 살이 쪄서 몸무게가 늘긴 했지만 몸은 살이 찌는 것을 힘겨워하며 축적된 체열을 빼기 위해 염증을 일으킨 것이다. '축적된 체열'이란 달리 말하면 체질에 맞지 않은 영양소(살)로 인해 잠재된 열을 뜻한다.[33] 염증의 생성과 분비물의 배출을 통해 단백질과 지방, 당분과 같은 구조적 에너지[34]를 소모하고 있다고 추정되었다. 한약과 '열이 많은 음식'의 에너지는 크게 부담되는 과량이었기 때문에 한선염을 일으켜 배출하려고 한

---

[32] 새로운 근거가 제시될 때 사후 확률이 어떻게 갱신되는지를 구하는 것이다.
[33] 뒤에 공부하게 될 개인별 교감 신경 작용 정도에 의해 균형 잡힌 수준 이상의 영양분으로 인한 열이다. 이런 살들은 분해되어 나오려 하므로 체열 발산이 많아진다. 열이 많은 음식이 아니면 그 균형 이상으로 살이 찌는 것은 어렵다.
[34] 살과 근육 등의 형태로 몸의 구조를 이루는 영양소를 말한다.

것이다. 실제로 피부병이 나아가며 6개월이 지났을 때 3kg 정도가 감량되었고 시간이 가며 몸무게는 천천히 원상태로 돌아왔다. 옻닭과 인삼을 먹으며 어렵게 찌웠던 살이 2년 만에 원점으로 돌아간 것이었다. 한편으론 노력이 아깝고 허무하였지만 몸이 원하는 것이란 생각을 하였다. 필자의 한선염이란 피부에서 배출을 담당하는 땀샘의 염증이다. 그러므로 우리는 땀샘에 대해 알아볼 필요가 있다.

●

●

이 책이 지금까지 쉽게 읽혔지만 앞으로는 공부를 필요로 합니다. 우리가 지금까지 해결하지 못한 병을 이해하기 위해서는 땀샘들의 배출 기능과 머리 아래 전체 몸을 지배하는 자율 신경계를 공부해야만 합니다. 사람들은 배출이라고 하면 소변과 대변만을 생각합니다. 하지만 땀샘의 배출 기능은 그것보다 더 중요합니다. 땀샘의 문제는 대사성 질환, 피부 질환, 잇몸 질환, 정신 질환을 푸는 열쇠가 됩니다. 자율 신경계는 우리 몸이 살이 찌거나 마르는 문제와 관계가 있으며 자아가 몸을 지배하는 문제를 다룰 수 있게 합니다. 현재 우리를 위협하는 많은 비전염성 질환은 열과 관계된 문제입니다. 그래서 음식의 열을 파악하면 많은 부분이 치료됩니다. 그래서 이 책의 부제가 《어느 치과의사가 본 음식과 열》입니다. 그럼에도 불구하고 병들은 남습니다. 그것은 자아가 몸을 지배하는 것 때문에 생기는 병입니다. 그것은 각자 스스로 치료해야 하는 부분입니다. 정리하면 첫 번째는 열의 문제이고 두 번째는 양생의 문제입니다. 이 책에서는 두 가지 문제를 동시에 설명해 나가고 있습니다.

그 이유는 음식의 열과 신경계가 관련되어 작용하기 때문입니다. 2챕터에서 땀샘과 신경계에 대해 잘 공부하면 1챕터에서 소개된 필자의 병을 이해하게 되실 겁니다. 이 두 가지를 잘 공부하여 3, 4챕터에서 멋진 이야기들을 만나시길 기대합니다. 그래도 어려운 분을 위해서 중요한 내용이 끝나면 간단히 요약해 드리겠습니다.

살이 찌고
마르는
원리

살이 찌거나 마르는 데 있어 제일 중요한 것은 개인별 교감,
부교감 신경의 작용 정도라 할 수 있다. 우리 몸은 에너지를
흡수하는 내장, 저장하는 체중, 많이 사용하는 두뇌와 근육들
간에 평형을 이룰 때 안정되고 건강하다. 개체가 일생 동안
건강을 유지하려면 먹고 쓰고 저장하는 세 가지의 조화가 잘
이루어져야 한다.

땀샘
sweat gland

'한선'이라고도 하는 땀샘3)에는 두 가지 종류가 존재한다고 한다. 에크린샘eccrine gland과 아포크린샘apocrine gland이다. 에크린샘은 우리가 생각하는 일반적인 땀을 배출하는 기관이라고 생각하면 된다. 간단한 구조이며 몸 전체에 퍼져 있다. 유기물◆35이 적고 수분이 많은 땀을 배출한다. 배출 기능은 약하고 체온 조절 기능이 크다. 영장류에게만 존재하는 진화된 구조라 한다.

아포크린샘은 크고 유기물이 많은 땀을 배출한다. 겨드랑이와

	에크린샘	아포크린샘
설명	일반적인 땀이다.	특수한 땀이다.
위치	몸 전체	털이 많은 곳(겨드랑이, 생식기와 항문 부근)
기능	더울 때 몸을 식히는 역할	유기물에 대한 배출 작용이 크다.
냄새	보통 없다.	체취와 관계있다.

표-1 에크린샘과 아포크린샘의 비교

◆35 유기물이란 세상의 물질 중 생명체와 관계된 물질을 말한다. 기본 골격에 탄소 원자를 갖고 있다. 우리 몸에서 물과 소금 등을 제외하고 영양소와 구성 물질, 배출물 들이 모두 유기물이다.

사타구니 주위에 많이 존재하며 배출 기능이 크며 체온 조절과도 관련 있다고 한다.

흥미로운 점은 귀지를 만들어 내는 귀지샘은 땀샘은 아니며 진정한 아포크린샘이라는 것이다. 다시 말해 체온 조절의 기능은 없고 유기물을 배출하는 기능만 한다는 것이다.

아포크린샘은 주로 털이 있는 곳에 분포하여 동물의 털fur과 밀접한 관련이 있는 것으로 보인다.

두 샘은 분비물이 확연히 차이가 나서 분비물만 보아도 어느 샘에서 나왔는지 구별할 수 있다. 아포크린샘은 유기물이 많은 노란색 물질을 분비하며 체취를 만들어 낸다. 에크린샘의 분비물은 비교적 맑은 액체이고 냄새가 없다. 근육을 많이 쓸 때는 젖산◆36이 함께 배출된다고 한다. 젖산이 미생물에 의해 분해되면서 쉰(상한) 냄새가 나는 원인이 된다.

필자의 겨드랑이 한선염을 생각해 보자. 붉게 솟아오른 병소들은 다량의 진물을 배출하고 있었다. 털이 많은 곳에서 나온 노란색 진물은 아포크린샘에서 생긴 염증이다. 그 샘에 염증이 생기자 분비물이 크게 늘어나 생활에 큰 불편이 생기게 된 것이었다.

아포크린샘에서는 노랗고 미묘한 냄새가 나는 진물이 나오기 때문에 필자의 피부염 위치와 분비물을 생각해 보면 이 샘의 존재 위

◆36 에너지를 얻기 위해 당분을 분해할 때 생성되는 물질이다. 운동을 하고 나면 근육에 젖산이 쌓여 피로를 느낀다.

치를 더 찾을 수 있다. 일단 백과사전[4]에는 겨드랑이, 사타구니, 항문, 귀 내부와 젖꼭지 주변에 있다고 나와 있다. 추가적인 위치는 한 선염이 생긴 두피, 입술 주변과 수염 부위이며 분비물을 고려해 볼 때 코 내부, 속눈썹에도 존재한다고 생각된다. 털이 많은 남자가 여자보다 분포 범위가 넓고 아이보다 어른이 기능이 발달되어 있다.

귀를 제외하고 검은색 털이 있는 곳에 아포크린샘이 존재한다는 것은 흥미로운 점이다. 우리 몸에 존재하는 구멍들 즉 눈, 코, 귀, 입, 항문 주변에 존재한다는 특징도 있다. 또한 아포크린 분비는 사람에게 풍기는 체취와 관련 있다. 성인이 되어 성호르몬의 분비와 함께 이런 체취는 더 강해지는데 아포크린샘의 분비가 증가하기 때문이다.

아포크린샘은 기화열에 의한 체온 조절은 적고 오히려 체열 축적을 막기 위해 몸을 구성하는 유기물을 배출한다고 추정된다. 염증 시엔 더 많은 양을 배출할 수 있고 평상시에도 코딱지나 눈곱, 귀지 등을 통해 배출하고 있다.

온몸에 생긴 피부염은 아포크린샘과 관련이 있었고 역으로 그 샘의 구체적인 위치와 기능을 생각해 볼 수 있었다. 아포크린샘은 사상 체질에서 말하는 열이 많은 음식을 먹었을 때 자신의 체질과 맞지 않은 유기물을 배출함으로써 체내 열의 축적을 막고 신체의 정상 구성을 유지시킨다고 생각된다.

에크린샘의 기능이
감소된 사람

일반적으로 외기 온도 상승 시 땀 배출이 필요하면 에크린샘이 주된 역할을 한다. 에크린샘의 땀 배출은 에너지의 소모가 적고 대부분 기화열을 이용하여 몸을 식힌다. 필자는 평소 더워도 땀이 잘 나지 않았다. 일반적인 땀은 에크린샘의 분비이기 때문에 땀이 잘 나지 않는다는 것은 에크린샘의 기능이 감소되어 있다는 의미이다. 에크린샘의 기능 감소는 보상적으로 아포크린샘의 기능 활성화에 영향을 줄 수 있다는 생각을 하였다.

왜 에크린샘의 기능이 감소했을까? 기억에 의하면 어릴 때 땀이 많이 나던 시절이 있었다. 그 당시 땀이 많이 나는 것은 귀찮고 불편한 일이었다. 땀이 나면 우선 옷이 젖어 촉감이 나빠지고 냄새가 나 자주 씻어야 했다. 그래서 물을 적게 먹고 땀이 나지 않기를 기도했다. 의식적으로 땀을 거부한 것이다. 몸의 생리를 의식적으로 어디까지 조절할 수 있는지는 잘 모르지만 일정 부분은 가능하다고 생각한다. 사람들 중에 의도적으로 소름을 돋게 하는 능력을 갖춘 사람이 있다. 이는 털과 땀샘이 위치한 피부에 대한 의식적 통제의 가능성을 보여 주고 있다.

에어컨도 땀샘 특히 에크린샘의 기능을 약화시킨 원인이다. 에어컨은 냉방 효과가 뛰어난 효과적인 기계이지만 땀샘의 정상적인 작용을 방해하는 문제가 있다. 몸이 더워지고 온도가 올라가면 땀이 나야 하는데 에어컨으로 인해 공기가 차가워지면 땀 분비는 자취를 감춘다. 따라서 에어컨 환경에 오래 노출되면 땀샘의 기능이 약해져서 더워도 땀이 나지 않는 생리 작용이 생길 가능성이 있다.

땀이 많이 나고 냄새가 심해 한의원에 문의하는 경우도 많다. 한의사는 일반적으로 이렇게 설명한다.

"땀과 냄새는 따로 구분하여 생각해야 합니다. 몸의 냄새는 어떤 음식을 먹었는지와 소화가 잘 되었는지의 여부와 관련이 있습니다. 반면 땀에는 좋고 나쁨이 존재합니다. 정상적인 땀은 흘리고 난 후 상쾌하지만 병적인 땀은 사람을 지치고 약하게 만듭니다. 특히 아이들의 해로운 땀은 성장에도 문제가 되기 때문에 이런 경우 한약을 먹는 것이 좋습니다."

일반 사람들도 상식적으로 지나친 땀은 몸을 소진시키고 약하게 만들어 좋지 않다고 생각한다. 필자는 이 사실에 의문이 들었다. '지나치게 땀을 흘리더라도 뭔가 잘못된 것을 해결하기 위한 몸의 정상 작용일 수 있다면 막아서는 안 될 텐데.' 약으로 땀의 배출을 막으면 몸의 소모적 활동을 멈출 수 있어서 당장은 체격이 좋아지겠지만 결국 자신의 체질 구성과 맞지 않은 물질은 몸에 쌓이게 된다. 과연 이 물질은 우리 몸에 쌓여 어떤 문제를 일으키게 될까? 제거할 수 있는 다른 방법은 없을까?

체력이 소진되는 것은 개체의 입장에서 위험한 행위이다. 과연 우리의 몸은 그렇게 어리석을까? 개체를 위험하게 하면서까지 배출하려고 하는 몸을 우리가 잘못 이해한 것은 아닐까? 음식의 문제를 이해하지 못한다면 이 문제를 해결할 수 없다고 생각한다. 음식을 고칠 수 없다면 몸은 계속 소진하며 많은 것을 버리는 위험에 처할 수밖에 없을 것이다. 몸의 입장에선 그토록 중요한 일인 것이다.

우리 몸은 먹은 것 들의 결과

우리의 몸은 자연으로부터 얻은 음식을 먹음으로써 만들어진다. 우리의 몸을 들여다보자. 오른쪽 팔 근육의 일부는 한 달 전에 먹은 닭고기로 만들어졌고 왼쪽 팔 근육의 일부는 2주 전에 먹은 돼지고기로 만들어졌다고 가정해 보자. 고기가 소화 흡수되면 돼지와 닭에게서 온 영양분은 차이가 없어지는 것일까? 이 문제에 대해 정답을 알 수는 없지만 필자는 먹은 식품의 종류에 따라 다른 몸이 구성된다는 데 한 표를 주고 싶다.

TV 건강 다큐멘터리에서 머리카락의 성분을 분석하여 영양분이 어디서 왔는지 검사하는 내용이 나왔다.[5] 머리카락은 계속 자라기 때문에 그 기간 동안 먹은 음식의 흔적을 갖고 있다고 한다. 결과는 놀라웠다. 1/3이 옥수수였다. 머리카락 검사는 과학의 놀라운 응용이 아닐 수 없다. 더 놀라운 것은 그 결과는 사람이 옥수수를 먹은 결과가 아니라 옥수수 사료를 먹은 가축을 먹어서 나온 결과라는 점이다.

그 다큐멘터리에서는 옥수수를 먹은 소에 대한 내용도 소개되었다. 소가 두 마리 있다고 가정해 보자. 한 마리는 소들이 원래 먹는 풀을 먹고 자랐고 다른 한 마리는 옥수수 사료를 먹고 자랐다. 이 두 고기를 먹었을 때 사람의 몸에 미치는 영향은 어떨까? 다큐멘터리의 결론은 사람의 몸에 큰 차이가 난다는 것이다.

사상 체질에 의하면 옥수수는 열성 식품이고 소고기는 온성 식품이다. 반면 닭은 열성 식품이다. 닭은 옥수수를 먹어도 되지만 소는 옥수수와 맞지 않을 수 있다는 추정이 가능하다. 이 프로그램에서는 옥수수는 오메가-6 지방산omega-6 fatty acid이 특히 많기 때문에 옥수수를 먹은 소도 오메가-6 지방산의 비율이 높다고 말한다. 그 소를 먹은 사람도 오메가-6 지방산의 비율이 높아지면서 비만이 될 가능성이 높아진다고 한다. 이처럼 우리가 먹은 음식은 우리 몸의 구성 성분의 차이를 만들어 내게 된다.

오리와 닭 같은 새의 고기는 날기 위해 빠른 근육 운동을 가능하게 하는 것이며 반면 소는 지속적으로 움직인다. 두 종류의 고기가 사람에게 어떻게 똑같을 수 있겠는가? 사상 체질에 의하면 오리나 닭고기가 맞는 사람이 있고 풀을 먹고 자란 소고기가 맞는 사람이 있고 돼지고기가 맞는 사람이 있다고 한다.

옥수수를 먹는 소의 기분이 어떨까? 옥수수는 자신이 먹고 싶은 음식이 아니다. 그 소는 자신의 몸이 점차 다른 체질로 변해가는 것을 견뎌 내야 한다. 몸은 열이 많아져 비만해지고 심장은 빨리 뛰기 시작한다. 성격은 신경질적이 되고 몸의 염증은 증가한다. 소염제를 이용해 염증을 억제하다 보니 몸의 변화는 점점 심해지게 될 것이다.

이상을 종합해 보면 우리 몸은 먹은 음식의 종류에 의해 차이가 나는 것을 알 수 있다. 그럼 자신의 체질에 맞는 음식을 얼마나 지켜야 몸의 변화가 일어날 수 있을까?

전에 말했듯이 몸의 구성은 세포의 생존 주기가 끝나면 바뀔 수 있다. 짧은 것은 1주에서 6개월 걸리는 것도 있으며 뇌세포는 매우 오래 지속된다고 한다. 이것이 양생이 시간이 걸리는 이유라고 설명하였다. 병을 극복하는 것은 생각보다 빨리 도달할 수 있다. 그러나 1년, 2년 음식에 신경을 써도 한계점에 도달하여 더 이상 몸은 좋아지지 않는다. 몸무게의 변화가 적다면 더욱 그렇다. 현재의 몸이 평생의 결과라지만 1~2년의 노력으로도 건강을 완전히 회복할 수 없음은 슬픈 현실이다.

세포 성분의
재활용

필자는 그 원인 중 하나로 세포 성분의 재활용을 생각하고 있다. 세포가 죽음에 이르면 분해되지만 그 구성 성분은 재활용되어 새로운 세포의 원료가 될 수 있다. 그렇다면 이런 추정도 가능해진다. 우리 몸의 구성 성분 중에는 엄마가 먹은 음식이 포함되어 있을 가능성이 있다. 그래서 음식의 문제는 삼대에 걸쳐 영향을 미칠 수 있다고 하는 것이다.

먹은 음식은 활동하는 에너지로 쓰일 수도 있지만 구조를 이루는 성분이 되면 우리 몸에 오래도록 자리잡는다. 우리 몸의 모든 세포를 이루는 성분들은 출신지와 역사를 갖고 있을 것이다. 물론 그 방대한 데이터를 다 알 수는 없겠지만 들여다볼 수 있다면 무척 흥미로울 거라 생각한다.

성장하는 개체는 세포 수가 계속 늘어나기 때문에 합성의 부담을 줄이려면 소멸되는 세포의 영양소를 재활용할 가능성이 높다. 그렇다면 과연 오래도록 자리잡고 있는 구성 성분을 빼내려면 어떻게 해야 할까? 그 방법은 간단하지 않다. 고로 건강은 나빠지기는 쉬우나 회복하기는 어려운 것이다. 이 글을 읽는 독자 중에는 건강의 중요성을 크게 느끼지 못하는 분도 있겠지만 지금 관심을 기울여 병이 생기기 전에 건강을 개선하라고 권하고 싶다. 필자의 경험에 의하면 건강한 삶이란 건 그렇지 않을 때와는 완전히 다른 새로운 세계였다. 몸의 입장을 중요하게 생각하지 않고 자아가 원하는 대로, 필요할 때 제 역할을 해 주기만을 바랐던 지난날들을 반성하고 있다. 이 책을 보는 독자는 가벼운 마음으로 읽겠지만 사실상 여러분의 건강은 생각보다 좋지 않을 수 있다. 완전한 건강의 상태를 느껴 본 사람만이 현재의 상태를 정확히 알 수 있기 때문이다. 이 책이 독특한 이야기 같지만 건강의 원리에 관해 매우 심오하고 과학적인 얘기를 하고 있는 것이다.

배출
작용

몸 외부로의 분비는 배출[37] 혹은 배설을 의미한다. 배출은 노폐물의 처리를 통해 몸을 정상으로 유지하는 의미가 있지만 체내 열을

◆37 배출과 배설은 비슷하지만 배출이 더 광범위한 표현이다. 배출 중에서 노폐물을 버리는 것이 배설이다. 땀샘의 배설 기능은 많이 알려진 사실이다. 그러나 우리 몸은 필요한 것도 버린다. 열 물질의 처리를 위해서이다. 따라서 배출로 보는 것이 맞다.

조절하는 의미도 지니고 있다. 에크린샘은 몸 전체에서 기화열을 방출하며 근육 운동으로 쌓인 피로 물질인 젖산을 배출하는 가까운 통로가 된다. 에크린샘이 없었다면 젖산이 혈관을 통해 신장에서 배출되는 것은 멀고도 부담되는 여정이었을 것이다.

대장◆38의 분비샘은 먹은 음식 중에서 불필요한 부분을 바로 배출하고 장내 세균들은 이를 분해하여 가스가 발생하게 된다. 소화된 것 중에서 불필요한 물질이나 독성이 있는 것을 바로 버리는 기능이다. 이런 작용을 통해 우리 몸은 필요한 성분만 흡수하게 된다. 이런 기능도 사람의 체질에 따라 버리는 것이 조금씩 다르다고 생각된다.

반면 사용되는 종류의 영양소는 가능한 대로 흡수하고 봐야 한다. 그리하여 몸에는 많은 물질이 들어오게 되고 과잉이 되어 버려야 할 상황도 생길 수 있다. 이때 아포크린샘은 몸의 가징자리에 위치하며 배출하는 역할을 하게 된다. 과잉으로 존재하거나 체질과 맞지 않은 유기물을 배출하는 것이다. 이것이 겨드랑이와 사타구니에서 냄새가 심하게 나는 이유이다. 일반적으로 유기물이 과다한 경우 몸에도 쌓이게 된다. 우리 몸의 구조를 이루며 저장된다는 것은 살이 찌는 것을 의미한다. 이런 과정에서 체질과 맞지 않은 물질도 자리를 잡고 저장될 것이다.

◆38 항문과 가까이 있는 장(소화 기관)이다. 수분을 흡수하고 불필요한 물질의 배출이 이루어지고 방귀가 생성되는 곳이기도 하다.

원래 배출의 주된 통로는 소변urine이었다. 우리는 모든 것을 혈액을 통해 수송하여 소변으로 배설할 것이라고 생각한다. 그러나 그건 아니다. 배출 기관으로서 땀샘은 매우 중요하다. 비유하면 중앙 정부와 지방 관청의 차이이다. 중앙 정부가 직접 지방 구석구석까지 모두 관리하는 것은 비효율적이다. 먼 지방은 지방 관청이 관리해야 하는 것이다. 운동은 신체의 변두리 구석구석을 활성화시키는 것이다. 운동을 하면 혈액 순환이 이루어지고 땀이 배출되어 건강해지고 피부도 좋아진다. 땀샘은 신체의 활동이 많을 때, 몸 안에 과잉물이 필요 이상 존재할 때 중요한 '배출' 기관이 될 수 있다.

목◆39에서도 비슷한 배출 작용이 있다고 생각된다. 유기물의 배출 작용과 미생물의 분해로 인해 입 냄새가 나기 때문이다. 입 냄새는 양파와 같은 자극적인 음식을 먹었을 때도 나지만 피로하여 깊은 수면을 취한 후에 심하게 나기도 한다. 깊은 잠을 잘 때는 몸을 정리하여 배출하게 된다.

지금까지 우리는 기본적인 땀샘의 종류와 배출 기능에 대해 알아보았다. 유기물을 배출하는 것이 열을 발산하는 것이란 걸을 이해하려면 먼저 열이 무엇인지 알 필요가 있다.

◆39 구체적으로는 편도선tonsillar area과 인두부위oropharynx

에너지=열

생명체가 힘을 쓰려면 에너지가 필요하다. 우리는 에너지를 '밥'이라고 생각하기도 하고 '영양소'라고 생각하기도 한다. 필자가 생명체에서 에너지는 '열'이라고 말한다면 여러분은 아마 동의할 수 없을 것이다. 사람들은 열이 뜨거운 것이라고만 생각하기 때문이다. 에너지는 사실 아인슈타인이 말한 '$E=mc^2$'으로 정의될 수 있다. 하지만 이 공식은 질량과의 관계를 정의한 것이고 생명체에서는 좀 더 좁게 봐야 한다.

일반적인 에너지의 단위는 칼로리^{calorie}와 줄$^{J, Joule}$◆40이다. 칼로리는 물질의 온도를 높이는 데 소요되는 열의 양으로 정의된다. 결국 에너지의 단위가 열의 양으로 정의되는 것이다. 그럼에도 불구하고 에너지의 정의를 보다 광범위하게 보았기 때문에 열과 에너지를 따로 생각하는 상황이 발생하였다고 추측된다. 이제 우리는 그 사실을 직시할 때가 되었다. 생명체에서 에너지가 열과 동일하다는 것을 생화학을 통해 설명하려 한다.

◆40 칼로리를 더욱 과학적으로 표현하기 위해 정한 에너지의 국제 표준 단위

에너지와 열에 대한 과학적 설명

모든 에너지는 태양으로부터 온다. 식물의 광합성은 빛에너지를 화합물의 형태로 저장하는 것이다. 우리는 필요한 에너지를 얻기 위해 음식을 먹는다. 그리고 식품이라고 하는 화합물을 분해하는 과정에서 열이 발생한다. 7.3Kcal/mol의 열을 먼 곳에 있는 세포까지 운반하는 것이 바로 'ATP[◆41]'라는 구조이다. 그 열로 우리 몸은 움직일 수 있고, 영양소를 몸에 저장할 수 있다. 열이 없으면 화학 반응이 일어나지 않고, 우리 몸은 작동할 수 없다. 일반적으로 세포가 일을 하려면 ATP가 필요하다고 배운다. 하지만 자세히 보면 ATP가 인[phosphate]을 하나 잃고 ADP가 될 때 발생되는 7.3Kcal/mol이라는 열을 이용하는 것이다. 인이 붙을 때 열이 소모되고, 인이 떨어질 때 열이 발생하는 것이다. 화학에서 말하는 흡열 반응[endothermic reaction]과 발열 반응[exothermic reaction]이 생체에서 에너지를 활용하는 원리라고 보면 되겠다. 중요한 것은 반응의 생성물이 아니라 바로 열이다.

비유하면 우리 몸은 증기기관과 비슷하다. 증기 기관은 열에 의해 물을 끓이고 그때 생기는 수증기의 압력으로 기계를 움직이는 원리이다. 마찬가지로 우리 몸도 열에 의해 세포와 기관[organ]의 동력이 발생하는 것이다.

사실상 열은 에너지의 일종이지만 우리 몸에서 '에너지는 열과 동일하다.'고 생각하면 된다.[◆42] 정리하면 음식을 먹고 영양소를 섭취하는 것은 영양소를 분해할 때 발생하는 열을 이용하기 위해서이다. 몸의 체온이 일정하게 유지되기 위해서는 개체의 활동량과

◆41 ATP는 생명체에서 에너지를 나르는 배라고 보면 된다. 기억해 두자.
◆42 우리 몸이 이용하는 에너지는 더 있을 가능성이 있다. 일본의 아보 도오루의 책에서는 방사선을 말하고 있다.

관련하여 체열이 과다할 때 잘 방출되고 부족할 때는 음식으로 잘 채워져야 한다. 유기물을 배출하는 것은 열원을 잃게 되는 것이고 유기물의 배출을 통하여 체온의 상승을 막을 수 있게 된다.

영양학에서 단백질은 4Kcal/g의 열이 발생한다고 하지만 그 열량은 식품에 따라 차이가 난다. 식품에 따라 단백질의 구조가 다르기 때문이다. 구조가 다르면 그 영양소가 작용할 때 발생하는 열의 양이 다르다. 그리하여 체열은 섭취한 식품의 종류에 영향을 받게 된다. 이것이 사상 체질이 타당성을 갖는 이유이다.

또한 식품이 가진 열의 양은 동물의 기능과 밀접한 관련이 있다. 그리고 그것은 동물이 먹은 음식의 열의 양과 관련 있다. 이것이 식물-동물-기능-열의 오묘한 상관관계이다.

사상 체질에서 음식의 열을 이야기할 때는 음식의 온도를 생각하면 안 된다. 물론 온도가 높은 음식은 낮은 음식에 비해 열에너지가 더 많다. 하지만 음식을 가열할 때 드는 열에 비해 훨씬 많은 열이 음식이 분해될 때 발생한다. 사람은 각 식품 재료를 소화하여 다른 양의 열을 얻게 되는 것이다. 이것이 음식의 열이 갖는 특별한 의미이다.

열이 몸의 에너지라는 사실은 먹는 음식뿐만 아니라 햇빛이나 기후에 의해서도 몸의 에너지를 얻을 수 있다는 의미를 지닌다. 더운 여름엔 음식의 에너지가 덜 필요하고 추운 겨울엔 음식의 에너지가 많이 필요하게 된다.

지금까지 열에 대해 알아보았다. 이제는 몸을 일치되게 작동시키는 자율 신경계에 대해 알아보도록 하자. 이것을 공부하는 이유는 자율 신경계가 다시 열과 관련되어 있기 때문이다.

자율 신경계
autonomic nervous system, ANS

이전에 몸과 머리가 원하는 바가 다르다는 이야기를 하였다. 이때 뇌brain는 머리에 위치하고 있으며 몸을 관리하는 것이 바로 자율 신경계이다. '자율'이라는 말 그대로 몸은 복잡한 생명체이고 자동으로 작동해야 하기 때문에 이 신경 시스템이 존재하는 것이다.

머리는 중추◆43 신경계central N. S.에 속하고 자율 신경계는 말초◆44 신경계peripheral N.S에 속한다. 자율 신경계는 우리 몸의 외곽부 말단에 존재하고 있다. 폐, 심장, 소화 기관, 팔, 다리, 피부 등에 존재하여 생명 유지를 위해 필요한 기능을 조절하는 것이다.

자율 신경계는 두 가지로 구성된다. 첫째는 교감 신경계sympathetic N.S.이고 둘째는 부교감 신경계parasympathetic N.S.이다. 교감이란 비상시나 긴장 상태에서 작동하여 몸 전체를 상황에 맞게 세팅한다. 이른바 싸움 도주 반응fight or flight response이다. 부교감이란 몸을 이완시키

◆43 중심에 있는
◆44 중심에서 멀리 떨어져 가늘어져 있는

고 소화를 촉진하도록^{rest and digest} 세팅한다. 이 두 신경계는 몸의 항상성^{homeostasis}을 유지하기 위한 중요한 장치이다. 자율적이라고 불리지만 실제로는 머리에서의 긴장과 스트레스에 의해 어느 정도 의식적인 조절이 가능하다.

지금까지 자율 신경계에 대해 간단하게 설명하였다. 자율 신경계는 이 책에서 매우 중요한 위치를 차지하고 있다. 글을 진행하며 앞으로 조금씩 더 소개되니 일단 위의 사실을 잘 기억해 두도록 하자.

교감 신경과
열과 몸

우리 몸에서 체온이 36.5~37도로 일정하다는 것은 중요한 의미가 있다. 몸의 작용을 담당하는 단백질인 효소^{enzyme}는 온도가 올라가면 작용이 활발해지다가 40도가 되면 급격히 무력해진다. 정상 체온일 때 효소에 의한 작용이 최적의 상태로 이루어질 수 있는 것이다. 그래서 우리 몸은 일정한 체온을 유지해야 한다. 이것은 항온동물인 인간의 중요한 특성이다.

우리 몸의 주된 에너지원은 열이다. 음식을 먹음으로써 열을 얻고 그것을 이용해 기본적인 활동을 하고(이는 교감 신경이 작용하는 상황이다.) 남을 때는 살로 저장하여 축적한다(이는 부교감 신경이 작용하는 상황이다.).[45] 우리 몸은 열이 부족할 때 음식을 먹고 열이 풍족할 때는 땀샘의 작용으로 열 발산과 유기물 배출을 통해 일정한 체온을 유지하려고 한다.

머리를 쓴다거나 근육을 쓰면 열의 사용량이 늘어나 전체 몸은 체온 상승의 압력을 받게 된다. 심장은 빨리 뛰고 피부에서의 열 발생량은 늘어난다. 땀샘의 작용도 늘고 신체의 다양한 변화가 생기게 된다. 이때, 교감 신경은 열을 상승시키는 작용을 하므로 교감 신경의 작용이 많은 사람은 열 발산의 문제가 생길 가능성이 높다. 또한 생각이 많은 사람, 쉬지 않고 노력을 많이 하는 사람은 자율 신경의 균형에 영향을 끼쳐 교감 신경이 우세하게 될 가능성이 높다.

근육을 쓰는 운동을 할 때는 피부의 혈관이 확장되어 붉게 변하고 호흡이 빨라지며 에크린샘의 활동이 늘어나 열의 배출이 많아진다. 많은 에너지를 쓰는 뇌에서도 열 발생량이 많다.

그러나 머리에서는 운동을 할 때 일어나는 혈관 확장, 호흡 증가, 땀 분비 증가의 반응이 적은 편이다. 머리가 구형으로 돌출되어 있어 발열에 도움이 되고 비호흡[46]은 뇌의 냉각에 도움이 된다. 또한 체열이 많아져 몸의 접힌 부분에서 에크린샘의 분비가 소량 일어날 수 있다. 하품도 머리를 많이 쓸 때 나타나는 열 발산 작용이다.

---

[45] 일본의 아보 도오루 교수는 교감 신경 혹은 부교감 신경이 우세한 사람에 대해 이야기했다. 필자는 그 이야기를 열을 결부시켜 확대했다. 아보 도오루, 《몸의 혁명》, 이혜숙 옮김(부광 출판사, 2012), p. 32.
[46] 코로 숨을 쉬는 것, 일부는 입으로 숨을 쉰다.

그러나 피부 발열의 한계 때문에 다른 방식의 시스템이 작동되어야 할 필요성이 생긴다. 그래서 아포크린 분비◆47나 피부 염증의 가능성이 높아지고 심하면 신체 내에서 염증이 생길 수 있다. 열이 많은 음식까지 자주 먹게 된다면 상황은 더욱 악화될 것이다.

전체는 일부를 위해

신체 일부의 작동이 많아지면 영양소가 사용되며 열을 공급할 뿐만 아니라 온몸에 발생하는 열도 함께 증가하게 된다. 코나 목에 감기가 들었을 때 온몸에 열이 나고 아픈 것도 비슷한 현상이다. 이렇듯 우리 몸은 일부 지역의 과열 반응을 전체 몸을 통해 함께 해결하려는 특성을 가진다. 몸에 종기 하나가 생겨도 온몸에 영향이 있다. 통증이 전체에 미치듯이 몸 전체의 열이 상승하고 힘이 부족해지며 잠이 오게 된다. 몸의 힘이 염증이 있는 한곳에 쏠려 전체가 피곤해지는 것이다. 보통 간단한 종기는 잠을 자고 나면 쉽게 가라앉는다. 잠을 잘 때 부교감 신경이 활성화되며 회복이 일어나고 불이 꺼지지 시작하면 염증은 끝이 난다.

◆47 염증이 아닌 일반적인 분비는 겨드랑이의 냄새, 생식기 주변의 분비를 생각하면 된다.

열이 많은 음식을 먹으면 소화할 때 많은 열이 발산되며 종기와 같은 피부 염증이 생겨 열을 해소하기도 한다. 염증은 많은 에너지를 소모하며 태우는 현상이기 때문이다. 염증뿐만 아니라 모든 활동에 열이 필요하기 때문에 비유하면 우리 몸은 '저온 연소 장치'라 할 수 있다.

열이 많은 음식이 몸에 저장되어 생긴 살을 '열이 많은 살', 열이 적은 음식이 몸에 저장되어 생긴 살을 '열이 적은 살'이라고 부르기로 하자. 열이 많은 살이 늘어나면 신체는 체온 상승의 압력을 받게 된다. 우리나라의 주된 체질인 태음인◆48과 소양인◆49에 따라 쌓인 열을 배출하는 방식의 차이도 나고 발생하는 병도 차이가 나게 된다. 필자의 몸 곳곳에서 나타났던 한선은 아포크린샘의 분비가 염증으로 활성화된 상태였다. 그 배출물은 몸에 저장된 '열이 많은 유기물'일 가능성이 높다.

몸의 에너지원은 중요하다. 만약 식사를 할 수 없는 상황이라면 열이 많은 살은 훌륭한 에너지원이 될 수 있을 것이다. 그러나 영양이 충분한 상황이 장기적으로 펼쳐지고 열이 많은 살이 늘어난다면 우리 몸으로서는 큰 짐이 아닐 수 없다. 영양소를 태울 때마다 많은 열이 발생해 체온을 정상으로 만들기 위한 여러 작용이 계속 이어져야 한다.

◆48 온성 식품이 맞는 체질이다.
◆49 한성 식품이 맞는 체질이다.

살이 찐다는 것

'살이 찐다.'는 것은 열이 많은 음식을 먹을 때 잘 일어나지만 열이 없는 음식, 가령 돼지고기나 식물성 단백질을 통해서도 가능하다. 소양인 중에는 어릴 때부터 자신의 체질에 맞는 음식을 잘 먹어 살이 찌고 체구가 커진 사람들도 많다. 그러므로 살이 찌는 것이 반드시 '열의 증가'를 뜻하는 것으로 보이지는 않는다.◆50(이것은 열용량 heat capacity의 개념으로 설명할 수 있다. 나중에 다루겠다.) 소음인◆51처럼 열의 증가가 필요한 사람이 있지만 소양인도 자신의 체질에 맞게 양생이 잘되면 살이 찌고 체격이 커지게 된다.

원래 살이 찌지 않던 필자가 살이 찔 수 있었던 건 열이 있는 음식과 인삼을 먹었기 때문이라고 정리할 수 있다. 지나고 보니 무리한 욕심이었다. 그러나 건강에 대한 지식이 발전된 지금은 새로운 가능성을 느끼고 있다. 몸의 깊숙한 곳에 박혀 있는, 열이 많은 유기물을 빼내고 체질에 맞는 음식으로 바꾸는 방법을 찾아가고 있다.

◆50 뒤에 가면서 밝혀지지만 살이 찌고 마르는 것의 차이는 교감 신경, 부교감 신경의 작용 정도가 중요하며 체질에 맞지 않는 살은 병과 관련이 있다.
◆51 열성 식품이 맞는 체질이다.

마르거나 살이 있더라도 자신의 생활 방식과 맞으면 건강한 체형이 될 수 있다. 체질과 맞지 않은 음식을 많이 먹고 근육이 늘고 살이 찌면 그것은 결국 빠지거나 병으로 돌아오게 된다.

소의 입장에서 생각해 보자. 옥수수를 먹고 살이 찐 소에게 오메가-3 지방산의 비율을 늘리기 위해 풀을 섞어 먹이면 어떻게 될까? 소의 몸은 정상적인 구성으로 돌아오면서 천천히 체중이 줄어들 가능성이 높다. 사육하는 축산업자의 입장에선 어떨까? 소의 값이 내려간다. 고기가 많이 나오지 않기 때문이다. 이처럼 식품을 정상으로 회복시키는 일은 복잡한 이해관계로 얽혀 있다. 그래서 중요한 것이 소비자들의 인식 전환이다.

아무리 먹어도
살이 찌지 않는 사람

서양인(서구 유럽과 미국인)은 먹을수록 살이 찌는 사람이 많은 것 같다. 한국을 포함한 동아시아인은 많이 먹는데도 살이 찌지 않는 사람들이 많다. 동양인이 살이 잘 찌지 않는 이유에 대해 서양의 학자들이 관심을 기울이고 있다는 뉴스를 본 적이 있다. 서양의 학자들은 비만이 당뇨, 고혈압 같은 성인병과 관련성이 높다는 사실을 발견했다. 직관적인 사고를 통해 가설을 세우고 실험과 통계를 통해 증명한 것이다. 서양 학자들의 논문을 공부한 우리나라 의사들은 비만의 문제에 대해 중요성을 부여하고 서양 학자들과 동일한 설명을 한다. 한의사들도 마찬가지로 비만을 문제 삼는다. 그러나 그들 중 대다수가 우리나라 사람 중에 먹어도 살이 찌지 않는 사람들이 많다는 사실에는 관심이 없는 듯하다. 비만이 아니면 문제가 없는 것일까? 그렇게 단순할 수 있다면 좋겠다. 먹어도 살이 찌지 않는 문제는 필자의 오랜 연구 과제였다. 마른 체형과 왜소한 남자로 살면서 살이 찌고 싶은 욕망이 많았기 때문이다. 이에 대한 몇 가지 가능성을 제시하고자 한다.

첫째는 활동적인 성격이다. 사람이 교감 신경이 우세해지면 열을 내는 방향으로 작동한다. 열을 소모한다는 것은 먹은 것을 거의 다 사용하는 것이고 저장된 에너지도 태워 사용하게 되므로 살이 빠지게 된다. 교감 신경이 우세한 사람은 걱정과 고민이 많거나 긴장하고 있는 시간이 많다. 아무리 많이 먹어도 살이 찌지 않을 가능성이 높다. 반면 살이 찐다는 것은 부교감 신경이 우세하여 이완되었을 때 일어난다. 하루 중 활동량이 많고 여러 가지 일을 하는 사람은 살이 찌기 힘든 이유이다.

둘째는 유전적 제약이다. 원래 서양인에 비해 우리나라 사람들은 체구가 작다. 근래 들어 식생활이 개선되어 신장은 10% 정도 향상되었지만 그래도 마른 사람들이 많다. 전체적인 체격의 증가가 어려운 것이다. 조상이 다르다는 것은 적게 먹어도 쑥쑥 크는 서양인을 보면 확연히 드러난다. 같은 음식을 먹어도 영양분을 흡수하는 차원이 다를 가능성이 높다.

체질도 유전되기 때문에 유전적 문제는 체질의 문제를 포함하고 있다. 그래서 부모와 자식은 밥상을 공유할 수 있고 건강할 수 있다. 살이 찌지 않고 흡수된 칼로리를 높은 기초 대사량이나 열 발산으로 소모하는 체질이 있다. 소양인 체질이나. 소양인은 살찐 사람이 없진 않으나 마른 사람이 대체로 많다. 반면 태음인은 골격이 크고 체격이 큰 편이다. 열을 함유한 음식에 내성이 좋으며 먹으면 살이 찌는 경향이 크다.

후생 유전학epigenetics에서는 배 속 태아 때부터 엄마의 영양 섭취 상태에 영향을 받아 바깥의 상황에 대한 대비가 이루어질 수 있는 가능성을 제시한다.[6] 예를 들어 영양을 얻기 쉽지 않은 상황이어서 소량의 음식에 대한 흡수율을 높이도록 한다거나, 풍족한 음식을 소화하며 생길 수 있는 문제에 대한 대비가 이루어질 수 있다. 유전자의 발현(표현)이 영양 상태에 의해 조절된다고 생각하는 것이다.

셋째, 내성적인 성격이다. 우리 몸 중에서 두뇌에서 사용하는 에너지는 실로 막강하다. 몸무게의 2%를 차지하고 있는 뇌는 몸 에너지의 20%가량을 소모한다고 한다. 또한 에너지원으로 양질의 포도당만을 사용하는 까다로운 기관으로 알려져 있다. 그 이유는 두뇌를 이루는 세포 수가 많고 전기 화학적 작용이 주로 일어나기 때문이다. 근육을 움직이는 것이 뇌에서는 생각을 하는 것과 동일하다. 두

뇌는 생각하는 만큼 에너지 소모가 비례하여 늘어난다. 고민과 스트레스가 전체 몸에 미치는 영향은 심한 운동과 비교해도 비슷하거나 능가하는 수준이다. 그래서 큰 스트레스로 고민하게 되면 온몸이 아프게 되고 여성들의 경우 일주일 정도 누워 있어야 하는 사람이 많다. 마라톤과 같이 강도 높은 운동을 해도 3일이 지나면 모든 근육이 정상이 되는 것과 비교하면 상당히 높은 수준이다.

서양인은 외향적인 성격이 많고 동양인은 내성적인 성격이 주를 이루고 있다.[7] 이런 다수의 성격은 문화에 큰 영향을 끼쳤다. 서양인과 동양인 중 누가 더 생각을 많이 할까? 그것은 머리의 좋고 나쁨을 떠나 내성적 성격과 관련이 있다. 내성적인 사람은 고민, 걱정 등의 생각이 많고 몰입도가 높다.

한의학에서 말하는 양생의 원칙에는 생각을 많이 하지 말라는 것이 있다. 생각이 적은 단순한 삶이 건강에 좋은 것이다. 생각이 많으면 뇌 쪽으로 에너지 소모가 치중되어 체내 영양의 조절에 악영향을 미칠 수 있다. 내성적인 사람의 에너지 사용은 두뇌에 편중되어 열도 많이 나고 다른 부분의 건강이 나빠질 수 있다는 의미이다.

넷째는 음식의 영향이다. 동아시아인들은 음식이 닮은 점이 많고 서양인들과는 많이 다르다. 남아 있는 사진이나 과거의 생활 환경을 추정해 볼 때 우리의 조상들은 탄수화물이 많고 구하기 어려웠던 동물성 단백질은 적은 식사를 하였다고 추정된다. 탄수화물과 같은 당분은 직접적인 에너지원이고 단백질과 지방은 저장성이 높은 영양소이다. 밥과 같은 다당류는 소화가 빨라 바로 사용할 수 있는 단기적인 에너지를 얻을 수 있다. '밥의 힘'이란 말이 있다. 먹으면 힘이 나지만 먹지 않으면 저장된 힘이 별로 없음을 뜻하는 말이다. 저장된 것이 없다는 것은 살이 찌지 않음과 동일하다.

최근엔 글로벌화로 식생활의 공유가 일어나고 외국의 식생활을 따르는 사람들이 늘고 있다. 고기를 많이 먹는 서구식 식습관으로 변화됨에 따라 비만한 사람은 실제로 늘고 있다. 따라서 그러한 동양의 식습관의 차이가 살이 찌지 않는 이유와 관련이 있다고 볼 수 있다. 음식은 체열 생성과 관련이 있을 뿐만 아니라 몸의 구조적 특성에도 영향을 미칠 수 있는 것이다.[52]

비율은 다르지만 먹어도 살이 찌지 않는 사람은 서양에도 존재한다. 살이 찌거나 마르는 데 있어 제일 중요한 것은 개인별 교감, 부교감 신경의 작용 정도라 할 수 있다. 위에서 설명한 원리에 의해 각자 개인에게 맞는 체형은 정해진다. 우리 몸은 에너지를 흡수하는 내장, 저장하는 체중, 많이 사용하는 두뇌와 근육들 간에 평형을 이룰 때 안정되고 건강하다. 개체가 일생 동안 건강을 유지하려면 먹고 쓰고 저장하는 세 가지의 조화가 잘 이루어져야 한다. 열을 수송하는 배와 같은 것이 ATP라고 하였다. ATP를 만드는 방법을 알게 되면 에너지 소모와 축적의 문제를 더 잘 이해할 수 있다.

◆52 이러한 사실은 후생 유전학에서 말하는 음식에 의한 유전자의 발현 조절을 뒷받침한다.

ATP를 생성하는
두 가지 방법

당분을 분해할 때 ATP가 생성된다. 우리 몸의 에너지원이라고 하는 ATP를 만드는 방법에는 두 가지가 있다.

첫째는 효율이 낮은 해당계glycolysis[53]이고 둘째는 효율이 높은 전자 전달계electron transport chain[54]이다. 해당계는 세포질에서 일어나며 백색 근육[55]과 생식 세포와 같이 분열이 빠른 세포에 많다. 전자 전달계는 미토콘드리아[56]에서 일어나며 장기간 지속되는 세포인 뇌, 심장, 적색 근육 등에 많다.[57]

포도당glucose[58] 하나를 분해하였을 때 해당계는 무산소anaerobic 환경에서 소량의 ATP를 형성하고 전자 전달계는 산소를 사용하고 시간이 걸리는 복잡한 반응을 거쳐 다량의 ATP를 형성한다.

◆53 당분을 쉽게 분해하는 시스템이다.
◆54 전자를 전달하며 복잡한 시스템이다.
◆55 근육에는 백색근과 적색근 두 가지 종류가 있다.
◆56 세포 내에 있는 기관으로 에너지 생성을 담당한다.
◆57 기존 의학 지식에 따로 있던 내용들이지만 이것들을 연결시킨 것은 아보 도오루의 공이 크다. 필자는 이 부분에서 그의 도움을 받았다. 아보 도오루, 《몸의 혁명》, 이혜숙 옮김(부광 출판사, 2012), pp. 71~78.
◆58 가장 단순한 구조의 당분이다.

	해당계	전자 전달계
장소	세포질	미토콘드리아
산소 필요	무산소	산소 사용
에너지 생성	소량	다량
이용 세포	백색근육, 정자	적색근육, 뇌세포
자율 신경 관련성	교감 신경형	부교감 신경형

표-2 해당계와 전자 전달계 비교

교감 신경을 많이 쓰는 사람은 해당계가 발달할 가능성이 높다. 해당계가 발달한 사람은 단시간에 에너지를 얻을 수 있지만 음식에 대한 활용률은 떨어지기 때문에 바로 에너지를 얻을 수 있는 탄수화물이 도움이 된다.

부교감 신경을 많이 쓰는 사람은 살이 찌게 되고 전자 전달계가 발달할 가능성이 높다. 그래서 살이 찐 사람은 느리지만 지구력이 강하다. 소고기와 같은 음식에는 산소를 잡을 수 있는 단백질이 많이 존재하므로 에너지 효율이 높은 전자 전달계가 이루어질 수 있는 원료를 확보할 수 있다. 원료가 많다는 의미는 생체 내에서 반응이 늘어난다는 것을 뜻한다. 식사의 내용과 신체 구조의 관련성은 ATP를 생성하는 방법에서도 설명될 수 있는 것이다.

ATP를 생성하는 두 가지 방법은 자율 신경계와 밀접한 관계가 있다. 사람에 따른 자율 신경계의 균형의 차이는 백색근과 적색근의 ATP 생성의 차이와 연결되어 식습관과 체형에 영향을 준다.

당분의
문제

당분을 자주 섭취하면 빠른 흡수와 혈당 상승으로 인해 췌장[59]에 부담을 주게 된다. 혈액 속에 당분이 늘어나면 낮추기 위해 인슐린을 계속 분비해야 하기 때문이다. 그래서 특히 빠르게 흡수되는 단당류의 섭취를 줄이고 천천히 소화되는 현미를 먹는 것이 췌장의 부담을 줄여 줄 수 있다. 현미와 같이 거친 음식은 흡수 단계에서 시간이 소요되고 혈당이 천천히 상승하기 때문에 조절이 유리해지는 원리이다.

성인에게 흔한 제2형 당뇨는 몸에 열이 있는 살이 많을 때 일어날 수 있다. 인슐린이 최대로 분비되면서도 혈당이 낮아지지 않는 것은 조직에 열이 많을 때 일어나는 정체 현상이고 혈액 속의 당분을 열이 적은 부분으로 옮기기 위한 작용이기도 하다. 당뇨가 체열이 과다한 상황과 관련이 있는 것이다. 음식이 잘 조절되면 고혈당은 일시적으로 끝나지만 음식의 문제가 지속되면 고혈당은 결국

---

[59] 혈당을 낮추는 작용을 하는 인슐린을 분비하는 장기이다.

신체 조직의 문제로 이어지게 된다.

설탕◆60을 자주 접하는 현대인은 췌장에 더욱 심각한 부담을 주게 된다. 사탕과 초콜릿을 먹지 않더라도 음료나 과일에 설탕이 많이 존재한다는 사실을 기억하자. 현대인은 영양이 너무 풍부해서 문제가 있다.

설당에 담닉하는 사람들은 충치의 가능성이 크게 증가한다. 충치에 대한 필자의 설명 방식은 조금 독특하다.

"단것은 치아로 씹어 먹기보다는 빨아 먹는 것이 알맞다. 치아가 필요 없기 때문에 파괴되는 것이다. 물론 그 역할은 세균이 돕는다."

우리가 설탕을 원하는 이유는 낮아진 혈당을 빨리 회복할 수 있기 때문이다. 혈당이 떨어졌을 때 즉각적인 반응을 보이는 곳은 뇌이다. 뇌에서는 열이 부족해지는 현상이 생기게 된다.◆61 기분이 가라앉고 우울함이 느껴진다. 특히 스트레스가 많을 때 설탕을 먹으면 기분이 좋아지고 혈당을 빠르게 정상화할 수 있다.

설탕은 소화가 쉽기 때문에 소화가 복잡한 전분이나 단백질, 지방에 비해 선호될 가능성이 높다. 입맛이 점점 길들어 단맛만 찾게된다. 단것은 스트레스가 많은 사람들(뇌 활동이 많다.)과 순간적으로 많은 에너지를 쓰는 사람들(소화가 빠른 에너지원이 필요하다.)이

◆60 당분에는 포도당과 같은 단당류, 과당, 설탕과 같은 이당류, 쌀과 밀 같은 다당류가 있다.
◆61 뇌와 열과의 관계는 뒤에 다시 나온다.

선호하는 음식이다.

이런 상황에서 치아가 무슨 필요가 있겠는가? 빨리 없애 주는 것이 좋을지 모른다. 단것은 치아로 씹는 것보다 빨아 먹는 것이 유리하기 때문이다. 이때 특정 세균이 많은 수로 증가하게 된다. 당분을 먹는 세균은 산을 분비하며 치아를 녹이게 된다. 우리 몸은 정상 세균과 상당한 교감을 나누며 먹이도 공급하며 공존하고 있다. 세균의 필요에 의한 명령도 따르는 것으로 추정된다.[8] 생명체는 기본적으로 수를 늘려 가려는 특징이 있기 때문에 세균들은 먹이가 되는 당분을 요구하여 뇌의 결정에 영향을 미칠 수 있다.

치과에 오는 어린이들에게 단것이 먹고 싶은 것은 입안의 벌레들이 시키는 것이라고 설명하면 흥미롭게 이해한다. 씹는 운동은 치아의 존재에 필수적이며 따라서 씹을 만한 음식을 먹는 것이 중요하다.

3

신경과
열이
문제다

병의 작용을 단순히 막는 식의 치료법은 개체를 매우 위험하게 만들 수 있다는 것을 알아야 한다. 그래서 병을 그대로 받아들이고 '아파야 낫는다.'는 마음으로 기다려야 한다. 우리는 무리한 의식적 노력을 '욕심'이라고 부른다. 욕심이 지나치면 위험에 처할 수 있으며 몸은 병이 나기 쉽다. 그러나 우리 사회는 '욕심이 지나치다.'라는 말보다 '노력이 부족하다.'라는 말을 많이 한다. 결과가 나쁘면 노력이 부족하다고 자녀를 다그치기 일쑤다. 이렇게 살다 보니 교감 신경형의 몸은 정신에도 영향을 미쳐 더욱 민감하고 집착에 빠지게 만든다.

교감 신경이
과도한 사람

살이 찌지 않는 이유 중에 첫 번째가 활동적인 성격이라고 하였다. 엄청난 활동력으로 먹은 것을 모두 소진하는 유형이다. 이런 경우 교감 신경의 작용이 과도해진 사람들이 있다. 교감 신경을 대표하는 세 가지 말이 있다. 혈관의 수축, 심장 박동의 증가, 소화의 억제이다. 위급한 상황에 처했을 때 긴장하는 상태를 만드는 신경계로 생각하면 되겠다. 이런 상황이 장기간 지속되면 자율 신경의 균형이 무너져 교감 신경 항진증^{overactive Sympathetic Nerve}이 생길 수 있다.[9] 하루 중 교감 신경의 작용이 우세한 사람들은 부교감 신경의 작용 시간이 상대적으로 줄어든다. 신경계가 자율성을 잃게 되면 몸의 복잡성으로 인해 의식적으로 통제한다는 것은 불가능해진다. 자율 신경의 기능이 약해지면 각종 조절 기능에 장애가 생겨 순환, 호흡, 소화, 배설, 외부 환경에 대한 적응 기능 등에 이상이 생길 가능성이 높다.

이런 상황임에도 불구하고 병원에 가면 교감 신경 항진증으로 진단을 내리고 통합적 치료를 하는 경우는 드물다. 대신 신경성 위염,

신경성 대장염, 신경성 두통 등 '신경성neurogenic'이라는 말이 자주 사용된다. 이런 질환뿐 아니라 현대인의 훨씬 많은 질병이 자율 신경 기능 장애와 관련되고 있다. 그래서 스트레스가 만병의 근원이라는 이야기가 생긴 것이다.

필자 역시 병원에 가면 '신경성'이라는 말을 많이 들었다. 도대체 신경성이란 말은 무엇일까? 의학을 공부하면서도 항상 궁금했다. 신경계에 이상disorder이 생겼다는 의미처럼 들리기도 하고 신경을 많이 썼기nervous 때문이란 의미로도 생각되었다. 알고 보니 이 두 가지가 모두 관련되어 있었다. 의식적 교감 신경 활동의 과다로 인한 자율 신경계의 장애였다. 병원에선 일단 신경성으로 판단되면 자세한 설명을 하지 않고 치료를 포기한다(이런 걸 연구하고 관심을 기울이는 의사는 환자의 다양성과 치료의 불확실성으로 인해 어려움을 겪게 될 가능성이 높다.).

교감 신경 우세의 상태가 지속되면 사람은 건강이 악화되고 병이 난다. 필자는 개인의 의식적 노력이 자율 신경계를 침해하고 신체의 항상성 유지에 어렵게 하는 지속적인 변화를 일으킬 수 있다고 믿는다(이는 스트레스를 원인으로 보는 것과 다른 필자의 새로운 가설이다.).

따라서 해결책도 긴장 완화relaxation와 정신 수양의 문제와 관계된다. 긴장 완화는 부교감 신경의 활성화를 뜻하며 명상과 기도와 같은 정신 수양은 의식과 자율 신경계의 연결을 끊는 것이다. 연결이

끊어진다는 것은 몸의 자율성을 침해하지 않게 된다는 의미이다. 면역력과 회복력이라는 것도 자율 신경계가 되살아날 때 정상적으로 작용할 수 있다. 현대인의 교감 신경이 항진된 것은 정보량의 증가, 과활동, 의식적인 목표와 노력, 무리한 경쟁과 스트레스 등이 원인이다. 이는 많은 사람에게 일어나고 있는 사회 전체적인 문제이다.

필자는 큰 피부 질환이 치료된 후에 작은 피부 질환까지 개선하고 건강을 증진시키기 위해 원인을 찾고 실험하였다. 교감 신경 항진증은 중요한 원인으로 생각되었기 때문에 신체를 이완시키고 명상과 기도[62]를 시행하고 있다. 체질에 따른 음식의 문제는 사실이지만 필자의 몸은 정상이라고 할 수 없을 정도로 반응이 심하다는 데 동의한다. 몸의 자율적인 조절이 약해지며 체열 조절 작용에 문제가 생겼을 가능성이 높다. 자율적으로 조절되지 않으니 피부라는 원거리에서 가능한 방법을 동원한 것이다. 교감 신경계는 말초 혈관들의 수축으로 피부에서 열의 발산을 막고 신체 내부의 열을 상승시키려 했을 것이다.[63] 이런 장기적인 상황에서는 아포크린 분비가 좋은 해결책이 될 수 있다. 사람에 따라 에크린 분비가 늘어나기도 한다.[64] 소화 기능의 억제와 아포크린 분비가 지속되면 몸은 마

◆62 명상과 기도는 비슷한 행위이다. 필자는 둘 다 시행했다.
◆63 스트레스가 교감 신경 과다로 인해 몸의 살들을 분해하고 열을 일으켜 염증을 일으킨다는 것은 필자의 이론이다. 중요한 점은 중간에 열이 개입되는 것이다.
◆64 아포크린 분비가 느는 경우보다는 에크린 분비가 늘어나는 사람이 더 많을 것으로 추정된다.

르게 되어 결국 교감 신경 작용이 한계에 도달하게 된다. 결국 피곤해지고 부교감 신경이 우세해지며 쉴 수 있게 되는 것이다. 피곤이 잘 풀리지 않고 잠을 깊이 잘 수 없는 문제는 교감 신경이 과도하게 작용한 결과였다. 이것이 만성 피로와 불면증의 원인이 스트레스라고 이야기하는 이유이다.

스트레스

스트레스의 요인은 두 가지로 나눌 수 있다. 첫째는 내부 요인이다. 자신의 생각과 의지로 만들어지며 교감 신경의 지속에 의해 몸을 해롭게 한다. 또한 생각은 사고적인 것(걱정, 열등감, 질투, 오해 등)과 감정적인 것(우울, 좌절, 불안, 공포, 분노, 고독 등)으로 나눌 수 있다. 다른 내부 요인에는 무의식적 스트레스가 있다. 무의식도 의식(생각)에 영향을 끼쳐 스트레스를 일으킬 수 있다. 둘째는 외부 요인이다. 사람과의 관계나 자극에 의한 스트레스는 외부 요인이면서 내부 요인과도 밀접한 관련이 있다. 환경적 요인에 의한 스트레스도 외부 요인에 속한다. 환경이란 살아가는 환경과 먹고 움직이는 생활 습관까지 포함한다.

그러나 사람의 의지는 더 강할 수도 있다. 쉬지 않고 뭔가를 계속하려고 할 수 있다. 그런 경우 교감 신경을 지속시키기 위해서는 에너지가 필요하다. 이것이 현대인이 단것과 열이 있는 음식을 찾게 되는 이유라고 생각한다. 사탕과 초콜릿과 같은 당분은 우리 몸에 바로 흡수될 수 있고 열이 많은 음식은 적은 양으로도 많은 에너지를 낼 수 있다. 따라서 소화 기능이 약해진 교감 신경형의 사람들에게 적합하다. 하지만 이는 악순환을 일으키게 된다. 교감 신경의 작용은 더욱 강해지고 몸에서는 이상 증세가 나타나게 된다. 병이 발생하는 것이다.

병은 대부분 극단적인 상황을 탈출하기 위한 몸의 방어법이다. 개체가 위험해지기 전에 사용하는 생리적 수단의 비정상적인 활용이 바로 병인 것이다. 필자의 아포크린샘의 염증은 필요에 의해 생겨난 것이다. 열이 있는 고기류를 많이 먹지 않고 다당류인 밥을 많이 먹는 식습관이었다면 물 섭취량이 늘며 에크린샘의 분비가 늘어났을 가능성이 높다. 결국 아포크린과 에크린이라는 두 가지 땀샘의 공통된 기능은 온도 조절로 결론지을 수 있다.

병의 작용을 단순히 막는 식의 치료법은 개체를 매우 위험하게 만들 수 있다는 것을 알아야 한다. 그래서 병을 그대로 받아들이고 아파야 낫는다는 인내의 의미를 알고 기다려야 한다. 우리는 무리한 의식적 노력을 '욕심'이라고 부른다. 욕심이 지나치면 위험에 처할 수 있으며 몸은 병이 나기 쉽다. 그러나 우리 사회는 '욕심이 지나치다.'라는 말보다 '노력이 부족하다.'라는 말을 많이 한다. 결과가 나쁘면 노력이 부족하다고 자녀들을 다그치기 일쑤다. 이렇게 살다 보니 교감 신경형의 몸은 정신에도 영향을 미쳐 더욱 민감하고 집착에 빠지게 만든다.

신경증 neurosis

'신경증'이라고 하는 병이 있다. 신경증은 마음의 질환 가운데 정상인과 가까이 존재한다. 신경을 많이 쓰다 보니 생긴 병이라고 할 수 있다. 필자는 신경증이 교감 신경 항진증과 밀접한 관련이 있다고 생각하고 있다. 생각이 민감해지는 것과 몸의 긴장 상황은 닮은 점이 많고 중추 신경과 말초로 가는 교감 신경이 서로 연결되어 있기 때문이다. 누구나 신경이 과민해지면 정상적으로 판단하고 행동하지 못하게 될 수 있다. 신경증은 걱정이나 고통으로 지치게 되어 불안과 놀람, 과민 반응이 지속되는 것을 말한다.

신경증의 흥미로운 점은 주변 사람들에게 영향을 끼친다는 사실이다.[65] 한 사람의 걱정과 과민 반응에 가까이 있는 사람들도 점점 닮아 간다. 가족 간의 심각한 문제도 이런 신경증의 전달과 관련이 있다. 상대를 탓하기만 하며 자신의 잘못을 이야기하지 않기 때문에 대화는 이어지지 않고 단절된다. 가족 중에 신경증 환자가 있으

◆65 신경증은 연령별 세대에 동시에 나타나기도 하고 특정 사회에서 동시에 나타나기도 한다.

면 관심을 기울일 필요가 있다. 신경증을 가진 사람은 사소한 일에 강한 집착을 보인다. '문제의 내용'보다는 '문제를 대하는 태도'의 민감성이 높아진 것은 아닌지 확인하기 위해 자신에게 물어보아야 한다. 이런 사람은 상황을 더 악화시키는 선택을 할 가능성이 높다. 남을 탓하는 것이다. 사회적 관계들이 금전 거래와 계약 관계로 이루어지기 때문에 자신의 잘못을 인정하면 손해를 보는 경우가 많은 것도 신경증 환자를 늘어나게 만드는 원인이다. 가족 중에 신경증 환자가 둘 이상이면 가족은 정상적으로 기능하기 힘들다. 정신과 의사와 상의하여 약이라도 먹는 게 좋다. 약으로 문제의 파급을 막으면서 개인적인 노력을 통해 약에서 벗어날 수 있도록 노력해야 한다.

필자 역시 신경증에 가까운 교감 신경 항진증이 존재하였다. 집착과 문제의식 자체가 몸에 해로우므로 그것을 자각하는 것이 중요하다. 해결해야 할 문제들은 무조건 다음으로 미루고 이완과 명상(기도)을 먼저 해야 한다. 고민으로부터 자유를 찾고 평상심으로 돌아온 뒤 일은 천천히 해결해도 충분하다.

신경증이 심해진 사람은 자신과 관련된 모든 문제에 대해 지나치게 민감하게 반응하며 열을 내게 된다. 교감 신경의 작용은 강해지고 부교감 신경은 작동할 기회가 줄어든다. 먹는 것으로는 에너지가 모자라 살이 빠지게 된다. 필자 역시 살이 거의 최저 수준까지 빠지고 에너지가 부족한 어려운 삶을 지속하였다. 교감 신경이 작동하면 소화 기능이 약해져 입맛을 상실하고 배고픔이 잘 느껴지지 않을 때도 있다. 이럴 땐 단식도 도움이 되었다.

이완 요법에는 여러 가지 방법이 있다. 긴장을 풀 수 있도록 스트레칭을 하며 해야 할 일을 잊도록 하는 것이 좋다. 스스로에게 피곤하다고 말해 주는 것도 도움이 된다. 피곤이 잘 느껴지지 않으면 하품을 억지로 하는 방법도 있다. 반신욕과 뜨거운 모래찜질이 도움이 될 수 있다. 이 방법은 외부에서 열을 가하는 방법이다. 교감 신경이 강하게 작용하고 있을 때 외부에서 열을 가하면 내부에서 열을 올릴 필요가 없어 편안해질 수 있다고 생각된다. 온도가 상승하면 신체의 작용이 활성화되어 면역력도 상승하고 신진대사도 활성화될 것이다.

현대 사회의 많은 특징은 교감 신경을 계속 자극하고 신경증을 일어나게 하는 또 다른 원인이다. 개인의 의식적인 노력만의 문제가 아니라 사회 전체가 우리를 더욱 긴장하고 걱정하게 하는 것이다. 그러다 보니 갈등은 더욱 늘어나고 신경증은 더욱 확산될 수 있어 관심이 필요하다.

부교감 신경이
우세한 사람[66]

자율 신경의 균형이 깨어진 사람은 교감 신경만 우세해지는 것이
아니라 부교감 신경이 우세해지는 경우도 많다. 소화 기능이 활발
하다 보니 비만이 되는 경우이다.

　일반적으로 하루 중 교감 신경은 낮에 우세하고 부교감 신경은
밤에 우세하여 낮에는 에너지를 소비하고 밤에는 에너지를 축적하
고 휴식을 취하게 된다. 자율 신경이 조화되어, 일하고 쉬며 우리가
실아길 수 있는 것이다. 감기가 들었을 때 콧물이 흐르고 기침이 나
는 것이나 식사 후 식곤증이 오는 것도 부교감 신경이 작동할 때이
다. 다시 말하면, 해야 할 일이 많은데 사람을 아프게 만들고 소화
를 위하여 정신을 몽롱하게 하는 것이 부교감 신경이었다. 그러고
보니 부교감 신경은 우리의 활동을 방해하는 원인이다. 아프지 않
고 계속 공부할 수 있어야 학생은 성적을 올릴 수 있다. 밥 먹을 시

◆66 이 부분은 아보 도오루 교수의 책을 많이 참고했다. 교감 신경과 부교감 신경이
생활과 병과 관련하여 어떻게 작용하는지 설명하고 있다. 필자가 볼 때 타당한 점이
많았다.

간도 부족하여 간단히 때우며 열심히 일해야 성공할 수 있는데 부교감 신경이 방해한 것이다.

머리는 나쁘지 않은데 공부를 하려고 해도 집중이 안 됐던 이유가 이것이다. 우리는 목표를 이루고자 하기 때문에 부교감 신경의 방해를 받지 않기를 원한다. 이것이 교감 신경이 과도해질 수밖에 없는 현대 사회의 모습이다. 여러분은 신경을 쓰면 배탈 설사나 변비, 구역질이 나고 중요한 시험 전에는 아파서 목표 달성이 어려웠던 이유를 알게 되었다. 그렇지만 이것은 오해이다. 아픈 몸을 탓하면 안 된다. 부교감 신경은 몸을 계속 유지하기 위해 반격을 했던 것이다. 우리는 그것을 알고 받아들여야 한다.

교감 신경이 작동하면 열을 내며 살이 빠지게 한다면 부교감 신경은 열을 축적하여 살이 찌도록 한다. 살이 찌면 사람의 성격도 느슨해지고 민감성과 정확성이 떨어지게 된다. 이를 고치려면 자기 노력과 자극이 필요하다. 규칙적인 생활 습관을 갖고 움직이고 사람을 만나며 타이트한 삶을 살아야 한다. 밖으로 나가 햇볕을 쬐고 차가운 공기를 쐬며 자극받는 것도 좋다. 의학계에서 비만은 많은 병의 원인으로 생각하여 비만에 대한 관리법과 병과의 관련성은 많이 알려진 편이다. 비만해지고 부교감 신경이 우세한 사람도 현대 사회의 많은 정보와 경쟁적인 특징으로 인해 정신적 스트레스가 심하게 생길 수 있는 상황이다.

공부를
열심히 할 때

20살 된 여자 환자가 치과에 왔다. 충치가 심해 통증으로 온 것이었다. 신경 치료(치수 치료)를 네 번을 하였는데 신경(치수)은 계속 민감하였고 치료 때마다 아파서 마취를 자주 해야 했다. 신경을 제거해도 출혈 성향이 높다 보니 다시 신경이 되살아나[◆67] 치료는 발전이 없었다. 하는 수 없어 환자의 생활에 대해 물어보았다. 그 환자는 대학 입시를 두 번째 도전하고 있는 재수생이었다. 공부하며 자주 먹은 초콜릿이 충치가 생긴 원인이었다. 또한 스트레스가 많아 계속 긴장하고 노력하는 생활을 하고 있었다. 이런 환자에게 초콜릿을 먹지 말라고만 해서는 충분치 않다. 환자가 스트레스를 피할 수 있는 탈출구가 없기 때문이다. 스트레스가 많고 생활이 힘들면 염증은 잘 낫지 않는다. 이 환자에게 능률적인 공부법과 몸을 챙겨 주는 생활에 대해 설명해 주었다.

"우리가 자지 않고 쉬지 않고 계속 열심히 하면 공부를 잘하게

◆67 '육아 조직이 형성되어'와 같은 의미. 육아 조직은 몸의 회복을 위해서 일어나는 정상 조직과 유사한 염증 조직이다.

될 것 같지만 사실은 그렇지 않습니다. 머릿속에 지식을 집어넣을 때는 긴장하고 집중을 하지만 들어온 지식이 정리되는 것은 이완될 때이기 때문입니다. 잠을 잘 때 공부한 것이 머릿속에서 정리된다는 말은 부교감 신경이 작용하는 시기를 의미합니다. 그래서 아르키메데스도 따뜻한 물에 목욕할 때 놀라운 발견을 한 것이지요. 공부를 잘하는 열쇠는 노력의 시간이 아니라 능률입니다. 능률은 공부와 휴식의 조화될 때 달성될 수 있습니다. 밤에 잠을 잘 자지 못하고 지치도록 계속 공부하는 사람은 원하는 결과를 얻지 못할 가능성이 높습니다. 몸을 생각하며 충분한 휴식을 취하고 공부할 때는 집중적으로 하는 것이 좋습니다. 적어도 일주일에 한 번은 잠을 늦게까지 푹 자야 합니다. 몸이 회복할 새도 없이 스트레스가 많고 힘든 생활을 지속하면 몸의 염증은 잘 낫지 않습니다."

이 말을 이해한 학생은 다음번 내원에서 신경 치료가 급진전하여 호전된 것을 확인할 수 있었다.

치아에 염증이 생긴 것은 부교감 신경계에는 기회였다. 신체가 교감 신경형◆68으로 살아가다 보니 잠은 줄어들고 소화도 잘 안 되며 몸은 긴장과 에너지 사용의 연속이었다. 이때 치아에 염증이 생긴 것은 체열을 방출하고 몸 전체가 회복될 수 있는 기회가 되는 것이다. 그래서 이완이 달성될 때까지 염증은 가라앉지 않고 지속되

◆68 교감 신경이 하루 중 많이 작동하는 스타일

려 하는 것이다. 감기나 몸의 특정 부위의 염증은 부교감 신경이 강해져 자율 신경계의 균형을 잡을 수 있는 좋은 기회가 된다. 그래야 우리 몸은 소화를 통해 영양분을 얻고 회복하여 지속될 수 있다. 머리로 몸을 조정하여 무리한 목적을 달성하려 해서는 안 된다. 병이 생기지 않으려면 생명체로서 항상성을 유지하려고 하는 자율적인 몸을 방해하지 말아야 한다. 열심히 하되 머리가 답답해지면 쉬어주어야 한다. 머리로 받아들인 지식도 소화되지 않으면 무용지물에 불과하기 때문이다. 일이든 공부든 효율적으로 잘하려면 몸의 세밀한 변화를 읽을 줄 알고 교감과 부교감 신경계의 조화를 추구하는 삶의 방식을 배워야 한다.

열의 사용과 방출의 의미

우리 몸은 열을 에너지원으로 사용하는 증기 기관과 같다고 하였다. 가열된 물은 끓으며 분자 운동이 활발해진다. 이 활발함이 증기 기관을 움직여 기계적 운동을 일으키는 것이다. 움직이고 있는 증기 기관은 뜨겁다. 열이 발생하기 때문이다. 우리 몸도 마찬가지이다. 열은 기계적 에너지가 되지만 활발해질수록 열의 방출이 증가하게 된다. 그런데 왜 열을 방출하게 되는 것일까? 버리지 않고 모두 활용하면 더 좋을 텐데 말이다. 이것이 열역학 제2 법칙the second law of thermodynamics이다. 그 의미를 요약하면 이렇다. '고립된 공간에서 총 엔트로피[*69]는 증가하거나 일정하지 절대로 감소하지는 않는다.' 에너지 전달의 방향이 있다는 것이다. 자연계에서의 에너지 전달은 가역적 과정이 아니라 비가역적 과정이란 의미이다.

몸을 움직이는 데 열을 사용하고 남는 것을 버려야 하는 것이지 회수할 수 있는 것이 아니다. 원하는 일을 하기 위해서는 충분히 공급하고 남는 것은 버려야 한다는 의미이다. 그렇다면 이제 우리는 몸이 왜 일정한 체온을 갖게 되는지 이유를 알 수 있다. '기초 대사량'이란 용어가 있다. 특별한 활동을 하지 않더라도 몸의 기본적인 생명 유지를 위해 쓰는 에너지이다. 심장이 뛰고 숨을 쉬고 기본적인 생각과 오감five sense을 유지하고 전체 세포를 살아 있도록 하는 데 필요한 에너지이다. 기초 대사량의 결과로 우리 몸은 체온을 갖게 된다. 그리고 그 이상의 활동을 하게 되면 열을 방출해야 한다. 체온은 효소의 작용을 활성화하는 조건도 제공한다.

◆69 무질서함의 정도

열과
자율 신경의
관계

열을 내다는 것은 싸움-도주 반응처럼 교감 신경의 작용을 뜻한
다. 교감 신경이 자주 작동할수록 열이 많은 음식과 소화가 빠른 음
식(예를 들어 당분)이 더 필요해진다. 열이 많은 음식을 먹은 몸은 더
욱 많은 에너지와 열을 발산하게 된다. 몸에서는 열을 발산하기 위
해 두 종류의 땀샘의 분비가 늘고 몸에 염증도 생기게 된다.

반면 부교감 신경이 발달한 이완형의 사람의 경우 열이 많은 음
식은 쉽게 살이 찌도록 만든다. 열이 적은 살을 가진 사람도 정신적
스트레스와 알코올에 의해 몸에 염증이 생길 수 있다. 열이 나게 하
고 혈압을 높이는 교감 신경의 작용에 의해서 혹은 열이 많은 살에
의해서 사람은 심혈관 질환의 가능성이 높아진다. 염증은 또한 피
부와 치아와 잇몸, 위장관 등에서 많이 일어난다. 이곳들은 생명 유
지에 핵심적이지 않고 외부와 접촉하고 있는 장소이다. 어느 한 부
위의 염증은 통증을 일으키며 몸 전체에 영향을 미치게 된다(아보
도오루 교수는 교감 신경 하에서 외부 상처에 대비하기 위해 백혈구 중
과립구◆[70]가 증가한다고 설명한다. 그리고 증가된 과립구는 자기 세포를
먹는 염증을 일으킬 수 있다고 말한다.).

염증은 태움으로써 열을 발산할 뿐 아니라 몸 전체의 면역계를 긴장시킨다. 상황이 여기에 이르면 부교감 신경이 반사적으로 활발해진다. 온몸은 내부 활동에 의해 지치게 되고 피로하여 잠이 오게 된다. 잠을 자게 되면 부교감 신경이 활발해져 백혈구 중의 임파구lymphocyte가 늘며 과립구granulocyte는 줄어든다.[71] 특정 부위에서의 과립구에 의한 염증도 가라앉게 된다.

염증은 태우는 것이라 하였다. 태워서 에너지를 소모하였기 때문에 그 염증은 몸의 자율 신경계를 역전[72]시키는 데 성공한 것이다. 이완과 휴식을 취하면서 교감 신경에 의해 억제되었던 소화 기능도 회복된다. 임파구는 소화가 일어나는 장에 많아 음식의 섭취 시 발생할 수 있는 이상 물질을 처리하는 기능이 있다. 임파구가 준비되었으니 음식을 먹을 준비가 된 것이다. 이제 먹으면 몸은 소화할 수 있다. 사람은 먹음으로써 필요한 에너지를 얻고 쉬며 축적하게 될 것이다.

지금까지 우리는 자율 신경계와 열과 관련된 문제를 알아보았다. 다시 땀샘으로 돌아가 피지샘에 대해 알아보려 한다. 땀샘은 온도 조절의 의미가 크지만 피지샘은 배출의 중요성이 크기 때문이

◆70 백혈구는 과립구, 임파구, 대식세포macrophage 등으로 이루어진다. 과립구는 색소에 염색되기 때문에 붙여진 이름으로 탐식 작용을 한다. 임파구는 항체antibody로 불리는 접착 분자를 이용한 면역에 관여한다.
◆71 아보 도오루 교수는 자율 신경계가 백혈구의 종류를 지배한다는 것을 밝혔다.
◆72 열의 발산인 염증이 교감에서 부교감으로 바꾼다는 것은 필자의 이론이다.

다. 피지샘은 특히 콜레스테롤 대사와 관련이 있다. 아포크린샘은 땀샘이면서도 배출 기관으로서 중요한 중간적 의미를 지닌다. 음식과 신경계는 열 문제의 알파(시작)고 배출 기관은 열 문제의 오메가(끝)라 할 수 있다. 그래서 필자의 아포크린샘 염증은 열 문제를 푼 열쇠가 된 것이다.

아포크린샘과
피지샘

필자의 경우, 피지샘의 분비 증가로 인한 이마 위쪽 두피의 지루성 피부가 존재하였다. 피지샘의 과다 분비는 모발 약화와 탈모의 원인이었다. 평상시에도 얼굴과 두피에 기름기가 높은 편이었나. 기름기가 많을 때는 비누로 두 번 씻어야 사라질 정도다. 비누에 녹는 기름기가 바로 피지샘의 분비물인 것이다. 건강이 나아진 현재는 분비량이 전보다 감소되었다.

아포크린샘과 피지샘은 모발hair follicle로 함께 배출된다. 피부 깊이 위치하는 아포크린샘의 분비물은 피부 표면에서 피지sebum와 함께 섞이게 된다. 배출로가 동일하다 보니 두 샘의 분비물의 차이를 구분하기 힘든 문제가 있다. 그래서 필자의 사타구니와 겨드랑이의 한선염[73]을 고려해 볼 때 아포크린 분비물에 대한 단서를 알 수 있

있다. 피지샘에 비해 아포크린샘의 분비물에는 수용성 유기물이
더 많다.

아포크린샘과 피지샘의 분비물의 차이[10]

아포크린샘은 기름기 있는 노란색 액체로 성분은 단백질, 지방, 탄수화물(당분),
스테로이드[◆74], 소금 등이다. 포유류에는 피부의 분비샘으로 피지샘[sebaceous
gland]이 있다. 피지샘은 땀샘은 아니다. 피지샘은 지용성이고 기름기가 많은 방
수성[waterproof]의 물질을 배출한다. 사람의 피지샘은 특히 머리 부위에 많다. 피
지샘의 분비물에는 중성 지방[triglycerides ◆75], 왁스[◆76]와 스쿠알렌[squalene ◆77] 등이
있다.

아포크린샘과 부신의 호르몬[11]

교감 신경이 작동하면 부신[adrenal gland ◆78]에서는 호르몬을 배출하여 몸 전체에
영향을 준다. 부신에서 분비되는 아드레날린[adrenaline]에 의해서도 아포크린샘
이 분비될 수 있다. 그리고 만성적으로 교감 신경이 활성화되면 부신의 기능
전체를 항진시킬 수 있다. 모든 부신 호르몬의 분비가 늘어나는 것이다. 스테
로이드 호르몬이라고 불리는 코티졸[cortisol]의 분비가 늘어나면 몸 전체의 긴장
을 일으키고 정신에도 영향을 줄 수 있다. 보통 사람들보다 주변에 대해 더 민
감한 반응을 일으키는 신경증이 생길 수 있다. 성호르몬인 안드로겐[androgen]의
분비가 증가하면 정액의 분비도 증가할 수 있다. 안드로겐은 성적 발달과 관
련이 있으며, 특히 교감 신경적, 남성적 특징과 관계있다.

◆73 앞에 설명했듯이 땀샘의 염증을 말한다.
◆74 **콜레스테롤을 변형하여 만드는 신체 내의 신호 전달 물질. 지방산을 함유하지 않
은, 스테로이드 구조를 지닌 지질이다.**
◆75 지질[lipid]의 기본이 되는 지방. 지방산과 글리세롤로 이루어진다.
◆76 미끈미끈한 방수성의 물질이다. 양초의 성분이다.
◆77 **체내 콜레스테롤은 여러 단계를 거쳐 합성된다. 스쿠알렌은 콜레스테롤의 전단
계 물질이다.**
◆78 좌우 콩팥(신장) 위에 있는 분비 전문 기관이다. 작은 분비 샘이 아니라 몸 전체
에 다량의 분비물을 생산한다.

피부병과 열에 대한 정리

필자는 피부염의 폭발 이전부터 부신의 세 가지 호르몬의 분비가 많은 증상이 존재하였다.[79] 피부염이 완화된 이후에도 아포크린샘의 분비가 많은 상황이 지속되었다. 이런 상황은 교감 신경 항진증이다. 교감 신경 항진증은 완치는 어려우나 음식 조절을 통해 생활 가능한 수준으로 조절할 수 있다고 한다. 스트레스를 완화하기 위한 방법도 중요하다. 그 예로는 운동, 명상, 음악 감상, 자기 최면, 호흡법, 요가, 성생활, 글쓰기나 연구, 상상 휴가 등이 있다. 이러한 방법들은 교감 신경 항진증에 도움이 된다.

교감 신경 항진증으로 인해 부신 호르몬 분비가 증가하면서 아포크린샘의 분비가 늘어날 수 있다면 열에 의한 것이 아니란 의미일까? 필자는 오래전부터 음식에 신경 썼다. 가령 가공식품, 화학조미료가 든 음식을 덜 먹으려고 노력하였다. 육식을 금하지는 않았지만 현미를 먹었으며 하루 중 거의 두 끼는 집 밥을 먹었다. 식사를

◆79 부신 기능 항진증과 비슷하지만, 심하지 않은 경우 교감 신경 항진증으로 볼 수 있다. 부신 기능 항진증의 경우 몸 일부의 뚜렷한 변화가 생기게 된다.

준비하는 아내나 어머니의 고생이 많았다.

그러나 우리나라의 음식 상황에서 몸의 비정상적인 문제와 음식의 관련성을 찾을 수 없었다. 그것은 어떤 음식을 안 먹으면 진물의 배출이 줄어든다거나 어떤 음식을 먹으면 몸이 더 좋아진다거나 하는 관련성이다. 오히려 몸에 좋을 거라고 생각하며 먹은 한약은 피부병을 더욱 악화시켰다. 진물의 배출이 적어진 지금, 운동을 하고 스트레스를 잘 조절하여도 특정 음식에 의해 진물 배출이 일어난다.[80] 민감해진 몸을 통해 음식의 반응을 즉각적으로 알 수 있게 된 것이다.

사상 체질을 알기 전에는 음식의 조절이 불가능하였다. 우리나라 사람들의 식습관은 서양과는 많이 다르다. 우리나라의 음식에는 덜 익은 마늘과 파, 양파가 많이 들어간다. 그런 기본적인 전통 음식들조차 먹지 않을 수는 없었다. 사상 체질을 통해 필자는 기본적인 것들에 대한 기준을 알 수 있었다. '음식에 의해 더욱 악화된다면 그리고 음식 조절을 통해 줄어들 수 있다면 이것은 뭔가 다른 의미가 있지 않을까?' 하는 생각이 가능하다. 사상 체질에서는 음식을 열과의 관련성으로 분류한다. 열의 관점에서 모든 것을 보니 필자의 질환뿐 아니라 많은 병의 원리가 정리된 것이다.

많은 현대인이 교감 신경 항진증과 관련되어 있다. 특히 열에 취약한 소양인에게 많다고 추측된다. 그리고 앞에서 설명한 치과 환

◆80 열이 있는 음식을 통해서도 교감 신경의 활성화가 일어날 수 있다고 추정하고 있다.

자의 치아 염증이 정상적인 기간 내에 치유되지 않는 것은 환자의 생활 관리의 중요성을 이야기하고 있을 뿐만 아니라 염증의 발생이 열의 해소와 관련 있다는 예가 될 수 있다. 그 체열은 음식에 의해 혹은 교감 신경의 작용에 의해 과다해지는 것이다. 교감 신경의 작용으로 부신에서 아드레날린이 분비되면 열을 해소하기 위해 전신의 아포크린샘을 자극할 수 있다. 또한 궁극적으로 몸의 자율 신경계를 역전시켜 쉬도록 하는 부교감 신경을 작용하게 하려는 것이었다. 안드로겐에 의한 정액의 배출[81]도 부교감 상황에서의 열의 해소와 관련 있다(그래서 불교의 수도승들은 음식의 조절을 통해 성욕을 조절할 수 있다.). 아포크린 분비물은 페로몬[82]의 성격이 있어 성적 흥분 시에도 배출된다.[83] 이러한 사실은 모두 열의 배출 문제와 일치된 관련성을 보이는 것이다.

지금까지 우리는 피지샘과 아포크린샘, 부신에 대해 알아보았나. 아포크린샘에서의 분비는 유기물의 소진을 통해 열을 발산하는 의미 외에 다른 의미도 지니고 있다. 그것은 정상 세균을 위한 좋은 먹이가 될 수 있다. 이제 우리는 세균의 문제를 알아보려 한다. 정상 세균의 문제는 면역력과 깊은 관련이 있고 열 문제와도 관계되기 때문이다.

◆81 남녀 모두에게 성적인 배출은 유기물을 배출하는 의미가 있다. 아포크린샘의 작용과 닮은 점이 있다.
◆82 같은 종의 동물끼리 의사소통에 사용되는 화학 물질
◆83 성적인 흥분과 배출도 교감에서 부교감으로 역전되는 의미가 있다.

4

착한
세균과
스테로이드

장내 정상 세균은 자기 위치를 점유하여 나쁜 세균이 증식할 수 있는 기회를 줄여 주는 '보호 기능'을 한다. 만약 정상 세균이 많이 죽게 된다면 나쁜 세균들이 갑자기 증식하며 병을 일으킬 수 있다. 그러므로 정상 세균총을 잘 유지하는 것이 중요하다. 또한 좋은 세균과 나쁜 세균을 나누기보다 세균 전체를 하나로 보는 시각이 필요하다. 항생제를 사용하여 나쁜 세균만을 죽이는 것이 불가능하기 때문이다. 나쁜 세균과 함께 정상 세균이 죽게 되고 장내 세균총의 구성에 변화가 일어나 특정 세균이 비정상적으로 증가할 수 있다. 이것이 바로 항생제 내성이다.

정상 세균과
면역계[◆84]

우리 몸에는 정상적으로 많은 세균이 함께 살아간다. 우리 몸의 피부와 위장 안에 살고 있는 세균을 통틀어 '정상 세균총normal flora, human microbiome'이라고 한다. 우리 몸에는 세포 수보다 훨씬 많은 수의 세균들이 있으며 무게로 따지면 2kg이나 된다고 한다.[12] 세균은 병과 관련되었기 때문에 과거에는 없애야 할 대상이었지만 최근에는 세균의 긍정적인 작용에 대한 관심이 높다. 생물이 살아가는 데 중요한 공생 환경을 부여하기 때문이다. 세균은 사람이 병나고 죽게 될 때 분해하는 작용도 하지만 살아갈 때는 더욱 중요한 역할을 한다. 세균의 입장에서는 편한 일, 궂은일 마다치 않고 열심히 하고 있는 것이다.

코와 입에서부터 항문에 이르는 통로는 연결된 관을 형성하고 있다. 이곳은 피부와 마찬가지로 몸이 외부 공기와 접하고 있는 곳이다. 이러한 외부와의 경계에는 대부분 세균이 존재하고 있다. 그

◆84 생명체를 보호하는 기능을 뜻하는 면역의 체계를 말한다.

렇다면 우리 몸에 세균이 존재하지 않는 곳은 없을까? 그 또한 많이 있다. 심장, 뇌, 간, 혈관, 신경, 근육 등 몸의 진정한 내부에는 세균이 없는 상태이다. 이곳에 세균이 없는 이유는 외부와의 경계(피부와 위장)에서 우리 몸의 면역계 세포들이 열심히 일해 주었기 때문이다.

지금까지는 면역계가 세균들을 처리하는 것을 돕기 위해 세균 수를 줄이는 방법을 중시했다. 그 방법에는 생활 환경에 대한 청결과 항생제 등이 포함된다. 그러나 결국 그런 활동을 너무 열심히 하다 보니, 세균이 너무 적어 문제가 되는 상황에 이르게 되었다. 현대에는 세균과의 공생 환경에 문제가 생기게 된 것이다.

만약 세균이 없다면 몸의 면역계는 어떻게 될까? 세균이 없다면 면역계는 할 일이 없어진다. 일이 없으면 좋을 것 같지만 그렇지 않다. 면역 세포가 처리해야 하는 외부 물질과 이상 물질의 종류는 다양하다. 면역계는 이러한 다양성에 대한 대응력을 가장 중요시한다. 면역력이 좋다는 말은 새로운 물질을 확인하고 처리할 수 있다는 의미이다. 정상 세균은 면역계를 자극하는 기본적인 역할을 한다.[13] 면역계의 긴장을 유지하도록 돕는 것이다.

군인이 지키고 있는 두 가지 상황을 생각해 보자. 아무도 없는 곳에서 적이 나타나는지를 보는 것과 많은 사람 중에 적이 나타나는지를 보는 두 가지 상황이다. 많은 사람이 왔다 갔다 하면 긴장을 늦출 수 없지만 아무도 없는 상황에서 군인은 졸게 될 가능성이 높다. 여기서 많은 사람은 정상 세균이고 왔다 갔다 하며 면역계의 긴장을 유지시키는 역할을 하고 있다.

또한 사람이 많은 곳에서는 누군가 나타나면 적이 아니라고 생각할 가능성이 높지만 아무도 없는 곳에서는 누군가 나타나면 적으로 생각할 가능성이 높다. 원래 우리 몸의 면역 시스템은 전자였다. 뭔가가 나타나면 아닐 거라고 생각하다 세균을 놓친다. 뒤늦게 온몸에 염증이 일어 힘든 전면전을 치르게 된다. 이것이 바로 감기의 원리이다. 사실 온몸의 염증에 비하면 외부 물질은 비교적 소량이다. 그러나 감기를 계기로 면역력은 다시 날렵해지고 온몸이 완전히 정비되는 이득이 있다. 이상 물질은 내부에도 존재한다. 손상된 세포, 정체된 노폐물, 암과 같은 이상 세포 등이 정리되며 몸이 새롭게 되는 기회가 되는 것이다. 소화를 억제한 채 염증으로 열도 발산하며 몸의 정비에 집중하는 시기가 바로 감기이다. 고로 우리는 감기를 잘 겪어 내야 한다. 불편하긴 해도 굉장히 중요한 시기이다.

다른 바이러스와 달리 독감influenza 바이러스는 항원antigen◆85의 모양이 계속 달라진다. 이때문에 유행하는 독감을 예상하여 예방 백신vaccine◆86을 만들고 있지만 종종 적중에 실패하기도 한다. 독감 바이러스가 모양을 바꾸는 이유는 알 수 없지만 그것은 인체의 면역

◆85 면역의 대상이 되는 물질. 예를 들어 바이러스나 세균이 있다.
◆86 백신은 항원를 약하게 만들어 인체가 저항성을 가지게 하는 약품을 말한다.

력을 유지하는 데 도움이 된다. 면역계를 깜짝 놀라게 해 줄 새로운 것이 없다면 면역계는 지루함을 느끼고 판단력은 흐려질 것이다.

현대 사회는 병균이 적은 환경이 되면서 면역계의 상황도 달라졌다. 오가는 사람이 적어지다 보니 뭔가가 나타나면 적이라고 생각할 가능성이 높아진 것이다. 이것이 바로 과민 반응 즉, 알레르기allergy이다. 외부의 병균이 줄다 보니 암과 같은 내부의 적이 늘어나서 고민이다. 음식의 열에 대한 반응도 더 민감해지게 되어 알레르기의 원인이 되고 있다.

살아가는 데 필요한 영양소와 물이 있으면 세균은 생존한다. 산소가 있는 곳에서는 산소를 좋아하는 세균(호기성aerobic 세균이라 한다.)이 살고 산소가 없는 곳에서는 산소를 싫어하는 세균(혐기성anaerobic 세균이라고 한다.)이 산다. 여러 가지 생존 상황에 따라 알맞은 세균이 존재하며 세균은 끈질긴 생명력을 발휘해 왔다.

정상 세균의 기능 1

동물들의 몸에는 파리나 개미, 벼룩이 달라붙어 있다. 이런 걸 '기생한다.'고 한다. 동물들뿐 아니라 사람도 유기물 냄새를 맡고 달려

드는 작은 날파리들도 인해 성가실 때가 있다. 눈에 보이지는 않지만 많은 세균들은 우리 몸에 붙어 기생하고 있다. 지금까지 나쁜 병의 원인으로 밝혀져 온 세균들의 인기는 나쁜 편이다. 그래서 사람들은 세균을 최대한 없애려고 노력한다. 그러나 세균이 나쁜 역할만 하는 것은 아니다. 좋은 역할을 하는 경우가 더 많다.

장내 정상 세균은 자기 위치를 점유하여 나쁜 세균이 증식할 수 있는 기회를 줄여 주는 '보호 기능'을 한다. 만약 정상 세균이 많이 죽게 된다면 나쁜 세균들이 갑자기 증식하며 병을 일으킬 수 있다. 그러므로 정상 세균총을 잘 유지하는 것이 중요하다. 또한 좋은 세균과 나쁜 세균을 나누기보다 세균 전체를 하나로 보는 시각이 필요하다. 항생제를 사용하여 나쁜 세균만을 죽이는 것이 불가능하기 때문이다. 나쁜 세균과 함께 정상 세균이 죽게 되고 장내 세균총의 구성에 변화가 일어나 특정 세균이 비정상적으로 증가할 수 있다. 이것이 바로 항생제 내성이다. 그렇다고 항생제를 몇 번 먹는다고 해서 정상 세균총이 흔들리지는 않으니 지나치게 걱정할 필요는 없다. 모든 의사들은 이 문제를 알고 있다.

음식의
중요성

의사는 환자의 상태를 보고 결정적인 순간 즉, 위기의 순간을 예측하여야 한다.[87] 아픔을 참고 기다려야 할 때가 있고 약을 쓰면 효과적으로 상황을 역전시킬 수 있는 결정적인 순간이 있다. 그러나 현대의 상황은 달라지고 있다.

  세균이 적은 깨끗한 환경이 되어 세균이 개입되지 않는 질병이 늘어나고 있으며 항생제가 정상 세균을 죽이는 문제가 커져 항생제 남용의 가능성이 증가되고 있다. 세균이 개입되지 않는 질환의 증가는 '알레르기'라는 용어의 확대를 가져왔다. 알레르기라는 용어는 환자에겐 '민감성 강화'를 제시하며 의사에겐 '항생제를 쓰면 안 된다.'는 것을 의미한다. 그럼에도 불구하고 의사는 환자의 호소에 뭔가를 해 주어야 하기 때문에 항생제를 처방하고 대증요법al-lopathy[88]에 치중하게 된다. 하지만 그런 불편한 증상도 알고 보면 정

---

[87] 《HIPPOCRATE》 de Jacques JOUANNA 1992의 번역판인 《히포크라테스(아침이슬, 2004년)》에 있는 내용이다. 히포크라테스와 관련된 내용은 이 책에서 많이 인용했다.
[88] 증상에 대응하는 약 처방, 예를 들어 콧물이 날 때 콧물이 멈추게 하는 약을 처방하는 것을 말한다.

상 작용의 일부이다. 병의 투쟁적 표현을 막아서는 병을 키우거나 다른 병이 생길 가능성이 높아진다.

그러니까 다시 음식이 중요해진다. 음식의 특성을 알고 조절하는 것은 증상을 줄여 주며 고통의 시기를 보내는 데 도움이 된다. 고통의 시기에는 음식에 특히 민감해지기 때문이다. 고대 의학이 다시 매력을 끄는 이유가 그것이다. 옛날, 히포크라테스 학파들은 한의학과 비슷한 방식으로 환자를 치료하였다. 환자로 하여금 음식을 포함한 섭생을 알맞게 하고 고통을 참게 하며 결정적인 순간에 약초를 사용하였다. 히포크라테스는 소독과 위생에 대해서도 알고 있었다고 한다.

주제에서는 벗어나지만 항암제anti-cancer drug의 문제도 비슷하다. 암세포만 죽이면 좋은데 정상 세포도 죽는 문제는 의사들의 고민거리가 아닐 수 없다. 더 좋은 항암제란 특정 암세포만 죽이며 부작용이 적은 약을 의미한다. 그러나 암세포와 정상 세포의 차이가 거의 없기 때문에 좋은 항암제를 만들기란 쉽지 않다. 사실 암이 무서운 거긴 하지만 몸의 원리를 잘 안다면 극복하지 못할 것은 아니다. 모든 사람의 몸에 암세포는 항상 생기고 있으며 면역계가 처리하고 있기 때문이다. 많은 책들이 면역력을 활용한 자연 치유법을 이야기하고 있으며 필자의 책도 몸과 음식의 원리를 이해하는 데 도움이 될 것이라 믿는다.

정상 세균의
기능 2

세균들은 영양소를 두고 장기와 경쟁을 하고 있으며 열을 가진 물질을 먹어야 생존할 수 있다. 소장에서는 음식의 분해와 흡수가 많이 일어나며 대장에선 필요 없는 물질과 노폐물의 배출 작용이 일어난다. 장내와 피부에서 세균은 배출물을 처리해 주는 청소부의 역할을 한다. 몸뿐 아니라 흙이나 물에서도 세균은 청소부의 역할을 한다.

곰팡이 균(진균)도 자연에서 썩게 만들고 분해하는 청소부다. 곰팡이 균은 주로 습한 곳과 햇볕이 들지 않는 음지에서 위력을 발휘한다. 곰팡이 균과 세균은 대체로 서로 다른 지역을 담당하고 있다.[89] 따라서 정상 세균이 줄어들면 세균과 경쟁 관계에 있는 곰팡이 균이 늘어나는 문제도 있다. 현대의 이런 상황이 천식[90]이 많아진 이유일 가능성이 높다. 이런 이유로 햇볕을 쬐면 알레르기와 천식이 좋아

◆89 1928년 알렉산더 플레밍은 곰팡이 근처에 세균이 자라지 않는 현상을 발견하여 항생제의 시초가 되었다.
◆90 호흡 곤란을 일으키는 기도가 좁아지는 질환

질 수 있다고 생각하고 있다. 곰팡이 균은 최대한 없앨 수 있도록 좋은 환경을 갖추어야 한다. 곰팡이 균을 막기 위해서 그리고 청소의 기능을 하는 정상 세균총은 중요하다. 청소부가 없으면 어떻게 될까?

장에서 정상 세균들은 영양소로부터 황◆91을 분해하여 소화를 돕는다고 한다. 세균은 쓸데없이 분해하지는 않는다. 자신이 먹이를 얻는 과정이다. 황이 필요한 사람도 있고 황이 부담되는 사람도 있을 수 있다. 황이 필요 없는 사람에게 황을 처리하는 세균이 함께 공생하는 것이다. 황이 분해되어 가스가 발생하고 배출될 것이다. 세균이 분해하지 않으면 어떻게 될까? 황으로 인해 음식의 소화에 어려움이 생기거나 가스로 배출되지 않으면 장관에 남아 몸 안으로 흡수될 것이다. 이것이 청소의 이점이다. 피부의 분비물도 정상 세균의 먹이가 되어 분해되어야 깨끗해질 수 있고 늘어난 정상 세균들의 보호 속에 우리 몸은 더욱 안전해질 것이다. 대사산물과 같은 노폐물도 세균의 먹이가 되겠지만 양질의 분비물은 좋은 세균들을 키우는 더 좋은 먹이가 될 수 있다.

아포크린샘의 위치를 주목해 볼 필요가 있다. 털이 있는 곳과 구멍이 있는 곳이다. 세균에게 털은 좋은 서식처가 될 수 있고 구멍들 주변에 살게 되면 신체 내부로 들어갈 수 있다. 피부의 세균들은 당

◆91 황은 양파나 마늘에 많다.

연히 흙 속의 세균들과 교류한다. 따라서 이러한 세균들은 우리 몸 속 장내 세균총의 형성을 도울 수 있다. 영양가 있는 분비물을 먹으며 세균의 수는 늘어나고 몸속으로 이동할 것이다.

주로 코와 입 그리고 항문을 통해 몸속으로 들어간 세균들은 내부에서 살 수 있는 환경이 되면 개체 수를 늘리며 자리를 잡게 될 것이다. 소화 기관에만 적어도 400종, 100조 마리의 세균이 살고 있다고 한다.[14] 때론 배탈이 나거나 항생제가 들어가 정상 세균총의 구성에 변화가 생겨도 구멍 주변에 존재하는 세균들과 교류할 수 있을 것이다.

태아는 엄마 배 속에 있을 때 세균이 없고 출산 시 엄마에게서 세균을 전달받는다고 한다.[15] 출산 시 태아는 산도(출산의 통로)를 통과하며 엄마의 사타구니에 있는 좋은 세균들을 묻히게 된다. 모유에는 아이가 소화할 수 없는 올리고당이 존재하는데 그것은 아이의 장내 세균의 먹이가 되어 세균의 형성을 돕는다고 한다. 세균의 먹이가 모유에 존재하여 세균을 키우고 있는 것이다.

사람들은 세균을 없애려고만 했지 꼭 필요한 것으로 생각하진 않았다. 웬만해선 변하지 않고 다시 잘 형성되는 것이 정상 세균총이다. 그러나 이런 생존력 강한 세균도 요즘 환경에선 살아가는 게 쉽지 않다. 사람은 세균들과 조화를 이룰 때 건강하게 살 수 있음을 알아야 한다. 키스하고 포옹을 하는 것, 성교를 하는 것도 좋은 세균을 나누는 의미가 있다.

우리 몸에서 정상 세균총의 작용은 위에 열거한 세 가지 즉, 면역 시스템 자극, 소화를 돕는 것, 나쁜 세균과 경쟁 외에도 몇 가지 더 있다. 세균들은 비타민을 합성하고 대사 작용^{metabolism}◆92에 관여하며 산도(pH)◆93를 낮추고 성장을 돕는다. 정상 세균들은 많은 기능을 하고 있으며 알지 못하는 다른 작용들에도 관여한다고 추측된다. 세균들은 때론 악역의 주인공이 되지만 꼭 필요한 존재이기도 하다.

정상 세균총의
문제

필자가 대학을 다니던 18년 전, 미생물학 과목에서 정상 세균총에 대해 배웠었다. 그 당시 피부염이 있었고 가벼운 설사도 종종 있었기 때문에 필자는 정상 세균총에 대해 특별한 관심을 가졌었다.

1챕터에서 소개하진 않았지만 피부병을 치료하기 위해 다른 여러 방법을 시도하였었다. 장내 세균의 정상화도 그 가운데 하나였다. 장내 세균총을 좋게 만들기 위해 개인적으로 할 수 있는 방법들

◆92 생명체가 에너지를 얻기 위해 영양분을 처리하는 작용이다.
◆93 산성이나 염기성을 띠는 정도. 일반 화학 반응에서처럼 생체 내에서도 산도는 중요하다. 우리 몸은 보통 중성이어서 혈액이 지나친 산성이나 염기성을 띠면 위험하다.

을 사용해 본 것이다. 유산균lactic acid bacteria◆94이 많은 요구르트를 마시는 것과 유산균 과립제제를 한 달 이상 먹어 보았다. 결과는 기대에 못 미쳤고 개선되지 않았다. 눈에 띄는 차이가 없자 그만두었다. 장내 세균의 문제가 아니라는 생각을 하였다.

아이들의 아토피성 피부병과 알레르기성 비염과 천식에 흙 요법이 효과가 있다고 한다.[16] 햇볕이 드는 숲 속 흙 1g에는 5,000여 종의 좋은 세균이 있다. 일본의 어느 유치원에서는 흙에서 놀고 흙을 몸에 바르며 맨발로 달리기를 한다. 아토피성 피부염이 있던 아이들이 그곳에서 생활하면 피부병이 사라진다고 한다. 독일의 숲 유치원에는 흙을 만지고 놀며 알레르기가 사라졌다고 한다.

어떻게 된 일일까? 이는 정상 세균의 효과일 가능성이 높다. 자연은 스스로 치유하고 모든 사람에게 모든 것을 충족시킨다.[17] '자연은 사람을 보호한다.'는 말처럼 알 수 없는 힘이 자연에는 존재하고 있다. 그리고 그 실체를 들여다보면 자연계의 진정한 주인인 미세한 생물들의 작용이 많다. 필자는 좋은 세균들이 면역력의 관심을 분산시켜 간접적으로 과민 반응을 떨어뜨렸다고 추정하고 있다.

자연의 작용들에는 가시광선, 적외선, 자외선, 방사선, 전자파 등이 존재하는 태양(빛)의 작용, 냉·온·건·습의 바람(공기)의 작용, 다양한 물질이 용해되어 있는 물의 작용, 인체를 이루는 원소들이

◆94 젖산균이라고도 한다. 우유에 존재하며 젖산을 만들어내는 균. 요구르트의 시큼한 맛을 나게 한다. 젖산이 심하게 많아지면 상해서 먹을 수 없고 유산균도 죽는다.

존재하는 흙의 작용 등이 있을 수 있다. 이 가운데서 물, 흙, 공기의 속에는 미생물들이 존재할 수 있다. 공기 속에는 바이러스와 곰팡이의 포자◆95가 존재하며 또한 생명체의 씨앗도 존재하고 있다.

미생물보다 한 단계 위로는 아주 작은 벌레들도 있다. 몸속에서 세균처럼 면역계에 자극을 주지만 문제가 되기도 하는 기생충, 죽은 생물이 있는 곳이면 어김없이 날아오는 파리, 농약이 없는 꽃이 피면 어디선가 날아오는 꿀벌 등이다. 유기물이 있는 하수구엔 하루살이가 생기고 음식물이 상해 갈 때 초파리는 저절로 생겨난다. 물이나 공기 중에 그 작은 벌레의 알이 존재할 가능성이 높다.

바다 가운데 외딴 작은 땅에도 식물이 자란다. 그곳의 자연 환경과 맞는 식물이 자란다. 바람이 씨앗을 날라 주었거나 땅속에 오랜 세월 잠자고 있던 씨앗들이다. 하늘의 번개는 물질을 합성하는 역할을 한다.

1953년 미국 시카고 대학교의 스탠리 밀러는 물이 있는 플라스크에 초기 대기에 해당하는 메탄, 암모니아, 수소 등를 넣고 번개를 대신하는 전기 스파크를 일으켰다. 며칠이 지나자 플라스크 속에는 진한 유기물이 생겨났다고 한다.18) 이것이 유기물을 최초로 인공적으로 합성하는 실험이었다. 미생물은 공기 중의 질소를 붙잡아 땅의 영양소가 되게 하고 비는 공기 중의 영양분을 녹여 지상

◆95 곰팡이의 씨앗이다. 공기 중을 날아다니며 새로운 곳에 곰팡이가 생기게 한다.

의 생물에게 공급한다고 한다. 미생물이 질소를 땅의 영양소로 만들지 않는다면 생명체는 중요한 질소 원소를 이용할 수 없었을 것이다.

보이지 않는 자연의 일꾼인 세균들은 생명체의 면역력을 자극하고 상승시키는 작용을 한다고 하였다. 면역력에 이상이 생길 경우 과다해져 민감해지거나 면역력이 감소될 수 있다. 면역력은 미생물을 경험할수록 날렵해지고 정상적이 될 수 있다. 건강한 생명체란 세균이 없는 상태가 아니라 세균을 처리할 수 있는 면역 기능이 계속 자극을 받는 상태이다. 면역에는 훈련이 필요하고 그 역할을 세균이나 바이러스가 맡게 된다.

늦게(3~15세경) 나타나는 자폐증autism◆96의 경우, 장내 세균총의 구성이 달라져 나쁜 세균이 증가하게 될 때 독소가 배출되어 뇌에 작용한 결과라는 연구는 신빙성을 높인다.[19] 지금까지는 몸속에 나쁜 세균과 항생제 내성 세균이 증가한 경우 새로운 항생제를 찾아왔다. 그러나 요즘엔 정상 세균을 이식하는 방법이 시도되고 있다고 한다. 이를 '박테리오테라피◆97'라 부른다. 장내 세균을 정상으로 바꾸어 주기 위해 건강한 사람의 대변을 이식하기도 한다. 좀 더럽게 보이지만 효과적이다.

세균이 줄어든 현대 환경에선 장내 정상 세균총에 문제가 생겨

◆96 타인에 대한 이해 능력이 저하되는 소아의 병, 자기 안 폐쇄적인 공간에 머문다.
◆97 세균을 이용한 치료

면역력의 이상이 발생하거나 나쁜 세균에 의한 독소가 문제될 가능성이 높아진다. 음식의 열에 대한 반응이 강해지면 알레르기가 나타날 수 있다. 음식의 열에 의해서도 교감 신경의 작용이 강해질 수 있어 특정 음식을 먹은 뒤 긴장이 생기고 스트레스에 민감해지게 된다. 음식과 교감 신경의 작용으로 열 조절에 이상이 생기고 불균일하게 땀이 나거나 잘 날 수도 없는 상황에 이르면 아토피성 피부염의 증상이 일어날 수 있다. 피부염을 통해 열을 해소할 수 있기 때문이다.

자연과 가까워지고 세균과 친해지지 위해 필자가 2~3년 전부터 시행하는 방법이 있다. 산책로를 맨발로 걷는 것이다. 맨발에서는 자연에서 좋은 느낌이 전해 온다. 맨발로 걸으면 위험할 거 같지만 의외로 발을 상하게 하는 것이 없다. 최근엔 깨끗한 흙으로 손 씻기도 하고 있다. 가끔 여유 있을 때는 깨끗한 비를 맞으며 슬리퍼를 신고 걷기도 한다. 좀 더 적극적으로 하려면 일본의 어느 유치원처럼 진흙을 바르는 방법도 가능하다. 의심할 바 없이 인간은 깨끗한 자연 속에서 건강할 수 있다.

치료하기 힘든 질환이 있을 때 우리는 유산균이나 정상 세균이 효과가 있다는 말에 매달린다. 효과가 있다는 것은 완전한 치료는 안 된다는 의미이기도 하다. 필자가 그 원인으로 음식과 교감 신경의 열작용을 이야기하고 있는 이유이다. 우리 몸의 병이 한 가지만 먹거나 지켜서 치료되면 얼마나 좋겠는가? 하지만 현실은 그렇지 않고 시간도 많이 걸린다.

조선의 왕 선조가 허준에게 의학 서적을 편찬하라고 명하면서 이런 말을 하였다고 한다.

"사람의 질병은 모두 섭생법을 잘 조절하지 못한 데서 생기는 것이니 수양이 최선이고 약은 그다음이다."[20]

우리가 약으로 편리하게 병을 치료하고자 하고 좋은 것을 먹어 건강해지려고 하여도 잘 안 된다. 첫째는 평상시 먹는 음식이 중요하고 두 번째는 자연과 가까워지고 세 번째로 수양에까지 이르러야 한다. 필자는 음식은 열과 관계 있고, 자연은 세균과 관계가 있으며 수양은 신경계와 관련됨을 과학적으로 설명하였다. 세상의 모든 일은 자신의 잘못이 반이어서, '자신'이라고 하는 내부의 원인을 발견하는 것이 중요하다. 필자의 병은 여러 가지 요소가 영향을 주고 있었던 것이고 그것들은 다수의 현대인에게 공통적으로 나타나고 있다. 따라서 섭생법에 대한 연구는 중요하고 섭생의 기본이 되는 음식에 대해 알아야 한다.

현대 사회의
환경

우리 몸의 세균은 자연과 교류한다고 하였다. 현대 사회에선 소독된 물을 쓰고 흙과 접촉하지 않게 되면서 이러한 교류에 문제가 발생하고 있다. 대기 오염과 수질 오염, 음식 오염은 우리 사회가 바른 길을 찾아가고 있다고 생각한다. 하지만 우리가 살고 있는 집과 인테리어는 바꾸기 어렵다. 우리가 깨끗하다고 생각하는 화장지가 흰색인 것도 염색에 의한 것이다. 콘크리트, 합성수지, 유기 용제, 염색제 등은 세균이 싫어하지만 사람에게도 해롭다. 이런 것들은 사람들이 좋아하는 깨끗한 환경을 만들어 나쁜 세균의 전염을 막을 수 있었지만 좋은 세균도 사라지게 하는 문제가 생기게 되었다.

새집보다 헌 집에 벌레가 더 많아 사람들은 불쾌해한다. 자연적인 환경이란 사람들이 무서워하거나 징그럽게 생각하는 생물이 늘어남을 의미하기 때문에 구현하기가 쉽지 않다. 그러므로 앞서 말한 대로 흙 요법과 비 맞기 등 깨끗한 자연과 접촉하는 보조적 방법이 필요하다고 생각한다. 그리고 좋은 세균과 가까이 지내려면 지나친 청결을 추구해서는 안 된다. 가령 비누를 사용해서 씻는 것도 너무 자주 습관적으로 해서는 곤란하다. 적당한 깨끗함이 좋은 것이지 완벽한 깨끗함은 좋지 않다는 것을 기억해야 한다.

치아 관리 면에서도 양치질을 과도하게 하는 사람들이 늘고 있다. 유기물이 전혀 없이 너무 깨끗하면 정상 세균에게도 해로울 수 있다. 사람의 행동이란 극과 극으로 가는 경향이 있다. 청결의 문제에 있어서도 너무 더럽거나 너무 깨끗하거나 둘 중 하나를 선택하기 쉽다. 쓰레기통에서 음식을 구해서 먹고 잘 씻지 않는 어떤 거지가 배탈이나 피부염이 잘 생기지 않는 것을 보면서 신기하다는 생각을 한 적이 있다. 과거에 사회 전체가 위생 관념이 부족했을 때는 청결에 더욱 신경 써야 했다. 지금은 생활 소재들이 항균성 재질이 많아 청결에 너무 신경 쓰면 정상 세균은 줄어들고 곰팡이 균엔 오히려 취약해질 수 있다. 그래서 여러모로 햇볕을 쬐는 것이 더욱 필요하다.

햇빛은 자율 신경계의 균형에 도움이 된다고 추정된다. 필자의 경험에 의하면 교감 신경이 강할 때는 피로를 느끼게 하고 부교감 신경이 강할 때는 긴장하게 만드는 특성이 있었다. 요즘 사람들은 햇빛은 얼굴을 태우고 자외선이 암을 일으킨다고 하여 피하려고만 한다. 그러나 이런 상식은 모든 생명과 에너지의 근원이 되는 햇빛의 긍정적인 작용을 잘 모르고 있는 것이다. 여름을 제외한 봄, 가을, 겨울에는 하루에 10분 정도, 태양을 향해 서서 직사광선을 받을 것을 권한다.

해로운 균에 대한
재고찰

세균에 대한 내용이 지금까지 우리가 살아오던 방식과 다르기 때문에 독자들은 헷갈릴 수 있다. 그래서 좋은 세균에 대한 새로운 정보를 바탕으로 전체 세균에 대한 정리가 필요하다.

우리는 왜 이토록 세균을 싫어하게 된 것일까? 그 이유는 전염병과 싸워 온 인류의 역사에 있다. 보통 이상의 면역력을 갖추고 있는 사람은 병에 잘 걸리지 않는다. 그러나 전염병에 걸린 사람 곁에 있으면 이야기는 달라진다. 전염병 앞에선 강한 면역력을 갖춘 사람도 안전할 수 없었다. 1900년경 전염병의 유행으로 많은 사람이 죽어 갈 때 질병의 원인이 대부분 미생물이란 걸 알게 되었다. 그리고 항생제가 발견되어 많은 질병이 치료될 수 있게 되었다. 그때 이후 의학계는 각종 병의 원인균을 찾고 그 균에 효과가 있는 항생제를 찾는 데 몰두하였다.

균이 원인인 병에 걸리면 몸 속에선 균들이 번식하여 창궐하게 된다. 평소 건강이 좋지 않았던 사람은 병균들의 창궐을 스스로 극복하지 못하고 죽음에 이를 수 있다. 한 개체 안에 병균이 머문다면 다행이지만 문제는 병균들이 살아가기 위해 사람을 옮겨 다닌다는 것이다. 빌 브라이슨[98]의 이야기를 들어 보자.

"인체를 불편하게 하는 것이 미생물에게 어느 정도 도움이 된다. 구토, 재채기, 설사 등은 미생물이 다른 개체로 옮겨 가는 아주 좋은 수단이다. 미생물은 이동성 있는 생물을 활용하기도 한다. 감염성 균들은 모기를 아주 좋아한다. 모기는 바늘을 통해 직접 혈액 속으로 들어갈 수 있기 때문이다. 그것이 말라리아, 뇌염과 같은 전염병이 모기에 물리는 것으로부터 시작되는 이유이다."[21]

병균의 전염을 막기 위해 우리는 지금까지 위생의 개념을 발전시켰고 소독과 청결을 위해 노력해 왔다. 소독 방법을 생각할 때 보통 항균제를 생각하지만 사실 청결만으로도 필요한 수준의 소독을 달성할 수 있다.

세균들은 유기물을 좋아하기 때문에 유기물을 없애는 청소, 세탁, 목욕이 필요하다. 또한 햇빛을 쬐는 것도 도움이 된다. 햇빛의 적외선과 자외선은 건조의 기능과 함께 살균의 능력을 가지고 있기 때문이다. 또한 개인의 면역력이 중요하다. 건강의 기본은 음식이다. 자신과 맞는 음식을 잘 먹고 살면 필요한 건강은 달성될 수 있다. 건강을 바탕으로 면역력은 감기와 같은 훈련을 잘 통과할 때 길러질 수 있다.

◆98 《거의 모든 것의 역사》라는 책을 쓴 사람. 여행가, 저술가이다.

전염을 방지하기 위한 위생의 개념은 항균성 소재의 사용으로 이어졌다. 그러나 우리가 살고 생활하는 환경이 거의 항균성이다 보니 몸 안 정상 세균의 감소로 인해 부작용까지 겪어야 하는 상황이다. 지나친 청결은 백혈구 중 과립구를 감소시키고 임파구를 증가시켜 알레르기형 체질이 될 수 있다고 한다.[22] 세균의 감소가 환경에 대한 면역력을 과민하게 만든 것이다. 자연에 대해 안전을 확보하고 자연으로부터 오는 혜택을 받아 건강하게 산다는 것이 쉽지 않다는 생각이 들었다.

세균성 감염으로 병든 사람들에게 항생제는 탁월한 효과를 지닌 약이었다. 지금도 여전히 위험한 질환으로부터 인간의 생명을 구하고 있다. 항생제가 상용화된 지 70년이 지났다. 마침내 세균들의 감소로 인해 우리는 생각을 바꾸어야 할 상황이 되었다. 요즘 사람들을 고통받게 하는 많은 병은 세균성이 아니다. 정상 세균의 감소 속에 사람들은 면역력이 약해지고 과민해졌으며 생리 작용이 원활하지 않게 되었다.

이 문제를 해결하기 위해 항생제 내성 세균까지 박멸하고 바이러스도 없는 유리방에서 살아야 할까? 아니다. 이제 우리는 자신의 면역력을 믿고 용기를 내야 할 때가 되었다. 건강에 이르는 길은 개개인에 따라 다르다. 그래서 건강은 모든 사람이 스스로 찾아야 할 숙제이다. 항생제와 위생 개념이라는 무기를 갖고 있기 때문에 지나치게 두려워할 필요가 없다. 인간은 모든 것을 충족시켜 주는 자연과 더 가까워져야 한다.

지금까지 세균에 대해 알아보았다. 세균의 감소는 환경에 대한 면역력을 증가시켰고 체열이 많아진 현대인은 열 물질에 대해서도 민감성이 높아지고 있다. 자연은 인간에게 늘 두려움의 대상이지만 지금 우리에겐 정상 세균을 의미하고 있다. 두려움에 맞서는 사람이 좋은 자연도 얻을 수 있을 것이다. 자연에 대한 이야기를 하나 더 하고자 한다.

소나무를 닮은 사람

한선염에서 진물이 나는 모습을 회고하면 자연계에 닮은 존재를 떠올리게 된다. 소나무^{pinus densiflora}이다. 소나무가 송진을 방출하는 모습이 피부의 아포크린샘 분비와 닮았기 때문이다. 관찰에 의하면 소나무는 주로 더운 여름철에 송진의 방출이 많다. 왜, 가을, 겨울에는 적고 여름에 배출량이 많을까? 필자는 가을에 잎이 떨어지는 것과 송진의 배출을 관련지을 수 있었다.

소나무와 잣나무^{korean nut pine}는 사계절 동안 잎이 떨어지지 않으며 잎의 모양이 뾰족한 침엽수이다. 반면 활엽수는 여름에는 많은 잎을 가지고 왕성하게 대사를 한 뒤 열매를 맺는다. 추운 겨울에는 햇빛도 적고 추워지므로 이 잎을 유지할 수 없다. 그래서 가을이 되면 대사 작용이 줄면서 잎을 버리는 것이다.

반면 상록수는 겨울형이다. 잎의 구조도 침 모양으로 되어 있어 수분의 배출량이 적고 추위를 견디는 데 좋다. 대사 작용이 적은 겨울에 맞춰져 있는 것이다. 따라서 여름에 대사가 왕성해지면 과량의 영양분과 수분을 배출하여야 한다. 이것이 소나무의 송진 배출이다. 송진은 보호의 기능을 하며 곤충과 공생 관계를 형성하는 데 사용될 수도 있다. 유기물 배출을 활용하여 생물과 공생 관계를 이루는 점이 사람의 아포크린샘 분비와 닮았다.

사람은 이런 두 가지 형태의 나무와 닮아 있다. 필자는 소나무와 같은 사람이었다. 교감 신경이 발달한 남자이며 마르고 살이 잘 찌지 않는 스타일이다. 이런 사람은 겨울과 같이 적은 대사량에 맞추어져 있기 때문에 음식물을 구하기 힘든 상황에서 생존력이 강하다. 그리고 먹은 것을 대부분 에너지로 사용하는 탄수화물형이다. 열이 많은 단백질과 지방을 먹게 되면 과량의 영양분은 배출되어야 한다. 이것이 바로 유기물의 배출이 발달하게 된 이유이다. 앞에서 설명했듯이 유기물의 배출은 성 기관, 아포크린샘과 피지샘에서 하고 있다.

우리는 지금까지 열심히 공부하여 많은 것을 배웠다. 이것들은 필자가 평생 동안 배운 것들이다. 새로운 지식이 생겨야 새로운 생각을 할 수 있게 된다. 다만 머리가 좀 아플지도 모르겠다. 앞으로는 필자의 피부병과 관련된 남은 사실을 하나씩 설명하려고 한다. 이렇게 하면 2챕터의 내용이 끝난다. 2챕터는 병과 관련된 내용을 추적하며 설명하는 장인 셈이다.

대증적
요법

애당초 피부병이라는 것이 피부과에서 탐지(진단)될 수는 있지만 치료될 수 있는 것은 별로 없다. 피부과에서 쓰는 연고나 약은 스테로이드나 항히스타민제antihistamine◆99 위주여서 증상을 치료하는 수준에 머무르고 있는 것이 현실이다. 흔한 감기약도 증상에 대응하는 대증적 치료이다. 감기의 증상에 맞춰, 콧물이 날 때는 콧물을 억제하는 약을, 목에서 가래가 나올 때는 가래를 억제하는 약을 사용하는 원리이다.

불편한 증상을 해결하는 것도 치료라 할 수 있겠지만 진정한 병의 원인을 안다면 병의 해석과 치료가 달라질 수 있다. 그러므로 아파야 낫는다는 말을 상기할 필요가 있다. 원인을 해소하기 위해선 그 과정에서 고통이 수반되는 것이 필수적인데, 그 증상을 없앤다

◆99 생체의 염증 유발 물질인 히스타민의 작용에 대응하는 약이다.

면 병이 낫지 않게 만드는 것과 동일해진다. 그러나 환자는 당장의 고통을 없애길 원할 것이다. 고로 의사는 선택의 여지가 사라진다. 이것이 현대에 의사가 처한 현실이다.

피부과에서 피부 질환을 근원적으로 치료하지 못하는 이유는 내과[100]적 질환이 다양한 피부병으로 표현된 것이기 때문이다. 그래서 다수의 피부 질환이 몸에 있는 병의 외부적 표현이고 내과적 문제를 해결해야 피부 질환이 해결되는 경우가 많다.

고대 중국의 명의 편작(扁鵲)은 "몸속의 병은 반드시 겉으로 드러나는 것이니 굳이 먼 곳까지 가지 않아도 진단할 수 있다."고 하였다.[23] 그는 내과적 치료로 질병을 대부분 치료할 수 있다고 믿었다. 이것은 한의학이 내과학으로 발전하게 되는 중요한 출발점이 되었다고 한다. 외적 표현을 보고 내부의 병을 판단하는 것은 한의학에서 기본적인 진단법이다. 다수의 병이 외적으로 표현되어 알 수 있기에 다행이 아닐 수 없다. 암의 경우도 특정 부위가 튀어나와 알게 되고 피부 증상도 외적으로 알 수 있는 중요한 자료이다.

피부병이 생기면 가렵고 빨간색 반점들이 생기며 신경이 날카로워진다. 병원에서 주사를 맞거나 약을 먹으면 덜해지지만 잘 사라지지 않는 경우도 많다. 이럴 때 내과 의사는 주로 알레르기성이라고 하며 면역력에 문제가 생겨서 오는 것이라 설명한다. 그리고 이

◆100 내과는 몸 안 내부의 문제를 다루는 의학이다. 주로 약으로 치료한다. 반면 외과는 수술을 위주로 하는 의학이다.

런 일이 자주 생기면 알레르기성, 민감성 체질이 되었다고 말한다. 의사의 대처법은 알레르기 유발 물질이 확인되면 먹거나 접촉하지 않도록 하는 정도이다. 간접적 원인으로, 현대의 생활 환경을 의심하는 정도이다. 피부과 의사라면 보통 아토피성 피부 질환이라고 한다. 환자들은 음식에 대한 반응도 민감해져, '음식의 재료가 질이 나쁜 상태였나?' 혹은 '몸이 피곤해서 소화가 잘 안 되어서 그런가?'라는 생각을 한다.

가려움과 생활의 불편 심지어 정신까지 날카로워져 힘들어하는 환자들이 늘어나고 있다. 이런 문제에 있어서 병원에서 할 수 있는 것은 대증적 요법뿐이다(이 책을 잘 읽는다면 이 문제에 대한 정리된 답을 찾을 수 있다.).

스테로이드

피부병을 치료한 이야기를 하면서 스테로이드에 대해 이야기하지 않고 넘어갈 수는 없다. 피부과에서 피부병의 치료를 위해 과거에 주로 처방하던 것이 스테로이드 연고이기 때문이다. 일반적으로, 스테로이드 연고는 강력한 항염증 작용으로 인해 많은 피부 질환들을 개선시킨다. 필자는 30년 가까운 오랫동안 피부병을 갖고 살았다. 병의 초기인 오래전에는 연고가 효과가 있었으나 최근 몇 년 전부터는 효과가 없어졌다. 효과가 있던 연고가 효과가 없어지자 병이 더 심해졌다고 생각하며 좌절하였다.

피부 연고가 왜 효과가 없게 되었을까? 정확한 건 알 수 없다. 스테로이드의 위험성이 알려지면서 제약사에서 함량을 줄였을 수도 있고 피부병의 원인인 몸의 문제가 너무 강력해졌기 때문일 수도 있다. 피부병의 대폭발은 댐이 폭파되어 물이 한꺼번에 쏟아지는 모습처럼 엄청났다. 필자는 몸의 알 수 없는 원인이 심해져 피부 연고의 효과가 없어졌다고 생각하였다.

일반적으로, 사람들은 증상을 보고 병을 평가한다. 나 역시 그때는 피부병의 외형이 심해지면 걱정을 하였고 약을 바르거나 먹고 좋아지면 나은 것으로 생각하고 살았었다. 그러나 독자 여러분도 이제는 관점이 좀 바뀌었을 것이다. 대증적 치료는 증상의 표현을 억제하여 병의 원인인 몸의 문제를 해결되지 못하게 하고 면역력을 약화시켜 심한 다른 병을 일으킬 수 있으며 병을 오래 지속되게 한다.

스테로이드의 문제는 병의 치료에 대한 근본적 시각을 일깨워 주는 대표적인 사례이다. 바로 결과를 좋게 하는 치료가 아니라 몸의 근본 원인이 치료되어야 한다는 시각이다. 스테로이드는 결과에 영향을 미치는 약이었다. 과거엔 환영받던 스테로이드의 사용이 지금 크게 줄어든 것은 결과를 치료하는 약의 한계를 보여 주고 있다. 달리 생각해 보면 결과적 치료도 약간의 의미는 존재한다. 가벼운 피부염의 경우 증상만 좋아지면 일단 필요한 목적을 달성하는 것이다.

오래전 대학교에서 의학 공부를 할 때도 스테로이드에 대한 위험성을 약간 배웠었다. 세계적으로 스테로이드를 인공으로 합성할 수 있게 되면서 임상에 사용하기 시작한 것이 1950년대였다고 한다.[24] 처음엔 항염증 작용이 강하여 마법의 약으로 불릴 정도로 호응이 좋았다. 70~80년대는 스테로이드 남용의 시기라고 추정된다. 90년대부턴 위험성을 경고하기 시작하였기 때문에 사용이 줄기 시작하였다. 의사들은 스테로이드를 전신 투여를 하면서, 오래 쓰면 심한 관절 파괴나 질병 악화, 심각한 조직 장애를 가져올 수 있다는 것을 알게 되었다. 전신 투여에 비해 피부 연고 같은 국소적 투여는 부작용이 적은 편이다. 그래서 피부과 연고로는 그 뒤에도 계속 사용될 수 있었다.

앞서 설명한 대로 피부과에선 많은 피부 질환의 원인을 모르고 있다. 필자가 겪었던 한선염, 지루성 피부, 아토피성 피부염, 건선, 여드름, 종기의 원인이 모두 그러하다. 그런 원인을 알 수 없는 피부병엔 스테로이드 연고가 보통 효과를 보인다.

최근 한의원에서는 아토피와 여드름 등 피부병의 원인을 몸의 열로 보고 치료하는 병원들이 효과를 보고 있다. 한의원의 치료는 경험적이다. 그렇게 치료해서 효과가 있으면 그런 치료를 하는 병원이 늘어나게 된다. 그러나 아직도 예전 스타일인 허열로 보고 몸의 열을 올릴 수 있는 보약을 처방하는 병원도 상당수다. 예전엔 영양이 부족한 환자가 많았기 때문에 열을 올리는 치료가 좋은 결과를 보였다는 교육을 많이 받았기 때문이라고 추측된다. 물론 열중인지 허열인지는 환자 개개인에 따라 다를 것이다. 그러나 그 시대의 사람들은 비슷한 방식으로 살기 때문에 병의 유행은 함께 오는 경우가 많다. 필자의 피부병을 치료하신 한의사 선생님은 최근에 소양인이 열이 있는 음식이나 약으로 인해 문제가 많이 생긴다는 말을 하였다. 대체로 한의학계에선 열로 인한 환자가 많아졌다고 보고 있다고 추정된다.

피부 연고에 사용되는 스테로이드라고 문제가 없는 것은 아니다. 화학적 구조가 콜레스테롤[101] 골격(구조)을 하고 있어 배출에 어려움이 있다고 한다.[25] 지질의 일종인 콜레스테롤 구조는 세포막을 쉽게 통과할 수 있기 때문에 피부를 통해 직접 흡수되며 작용을 일으킨 후 침착된다. 우리 몸의 혈액은 수용성이기 때문에 지용성인 스테로이드는 배출되지 못하고 오래도록 남아 있을 수 있다. 모든 물질은 일정한 시간이 지나면 배출되어야 하는데 남는다면 세포의 작용은 변형될 것이다.

1980년대엔 스테로이드의 남용이 있었다고 하였다. 대학 시절 스테로이드의 부작용을 배우며 필자는 걱정한 것이 하나 있다. 그

◆101 모든 동물 세포의 세포막에서 발견되는 지질의 일종이다. 콜레스테롤 골격은 화학 구조상 육각형 링 세 개와 오각형 링 하나를 말한다.

당시 효과를 좋게 하려고 한약에 스테로이드를 넣는 병원이 있다는 소문이 있었다. 당장은 좋은 효과를 보이지만 시간이 지나면 비정상적인 조직 반응을 일으키는 것이 전신적 스테로이드 투여이다. 침착의 문제는 최근에 알게 된 사실이다. 스테로이드가 전신에 침착되면 배출하는 게 어려울 것이 예상된다.

어릴 때 먹은 한약에 스테로이드가 있었는지 알 길은 없다. 만약 있었다면 스테로이드는 몸의 비정상적인 작용을 일으킨 원인 중 하나가 될 수 있다. 이것은 지나간 일이고 다시 확인할 수 없는 미스터리다. 스테로이드의 영향이 있든 없든 음식의 열 문제는 동일하고 교감 신경의 작용도 마찬가지이다. 그리고 양생술을 계속 연구하여 더욱 정상인 몸으로 변화할 수 있었기 때문에 한약에 스테로이드가 있었다 하더라도 극복된 상태로 판단된다. 사람이 살아 있다는 것은 좋은 조건이 형성된다면 생명의 힘으로 모든 것이 회복될 수 있음을 의미한다.

의료의 결과가 좋지 않다고 하여 의사를 탓하는 것은 좋지 않다고 생각한다. 의사는 자신이 아는 가장 좋은 것을 환자에게 제시할 것이다. 때론 시간이 지나며 그것이 좋지 않은 것으로 판명 날지라도 의사의 선의는 인정되어야 한다. 이런 사실을 알기에 결과적으로는 피부병을 악화시킨 한의사 선생님에 대해서도 미워하는 마음은 없다.

그는 진정으로 내 몸을 더 건강하게 만들기 위해 노력하였다. 피부병만 제외하면 한약을 먹은 뒤 몸은 더 강해졌었다. 나의 몸에 대한 거의 대부분의 이유를 알게 된 지금, 모르는 상태에서 의사를 탓하지 않은 것이 다행이라고 생각한다. 환자는 자신의 몸의 문제와 생활을 더욱 돌아봐야 한다. 의료라는 것은 단순한 거래가 아니다. 그래서 때론 큰 병을 겪은 사람은 인생을 보는 시각이 완전히 바뀌기도 한다.

지용성 배출의
중요성

이 책을 자세히 읽은 독자라면 아포크린샘의 배출물 중에 스테로이드가 있었다는 것을 기억할 것이다. 아포크린 분비물은 에크린샘과 피지샘의 중간적 성격의 물질을 분비한다고 하였다. 다행히 우리 몸은 스테로이드를 배출하는 방법을 갖고 있었던 것이다. 아포크린샘의 분비물은 수용성 유기물이 많지만 지용성 물질도 포함되어 있다. 지용성 물질인 스테로이드는 콜레스테롤 계열에 속한다. 콜레스테롤[102]은 혈관에 해로운 물질로 알려졌지만 그것은 과잉이 되거나 처리가 안 될 때의 문제이다. 콜레스테롤도 우리 몸에 필요하기 때문

◆102 스테로이드와 달리 콜레스테롤은 담즙산으로 합성되어 장내로 배출된다.

에 존재하고 있을 것임에 틀림없다. 콜레스테롤은 세포막의 구성 성분이 되어 새로 만들어진 세포에 꼭 필요하다고 한다.

지용성 물질은 우리 몸에 왜 필요할까? 사람은 물만이 아니라 기름이 필요하다. 물은 생명의 기본 바탕이 되어 사람에게 매우 중요하다. 혈액과 세포는 수용성 기반으로 주된 대사 작용을 하며 생명체를 유지하고 있다. 하지만 물만 있으면 사람이 될 수 없다. 물을 나누는 경계가 필요하다. 그 역할을 하는 것이 지질lipid이다.◆103

신체 작용을 일으키는 스테로이드 호르몬의 다수는 콜레스테롤을 변형하여 만든다. 남녀 성호르몬과 스트레스 호르몬이라고 불리는 코티졸◆104, 신장에 작용하여 혈압을 높이는 알도스테론aldos-terone이 여기에 포함된다.

우리 몸의 지용성 물질 중에는 지용성 비타민(A, D, E, K)도 중요하다. 특히 비타민 D는 햇빛을 받을 때 합성되는 특성이 있으며 뼈의 형성과 관계있는 중요한 비타민이다.

위의 내용을 생각해 보면 몸의 기관 중 부신adrenal gland 그리고 성인과 관계있는 부분이 많다는 사실을 알 수 있다. 사춘기 이후 2차 성징이 나타날 때 지용성 물질의 작용이 크게 늘어나는 몸의 변화가 생긴다. 어른은 뼈가 튼튼하고 위험에 대한 스트레스를 견딜 수

◆103 인지질phospholipid은 세포의 경계인 세포막을 이루는 주요 구성 성분이다.
◆104 스트레스를 받을 때 분비되는 호르몬인 코티졸은 몸 전체를 스트레스에 대비하도록 한다.

있으며 성적인 행동을 한다.

남성은 부신호르몬의 작용이 강하여 교감 신경 작용(싸움-도주 반응)이 우세한 환경이 되기 쉽다. 여성은 난소에서 분비되는 에스트로겐이 늘어나 아이를 가질 수 있는 환경을 갖추게 된다. 그래서 여성은 골격의 발달은 적고 가슴과 엉덩이에 살이 찌는 것이다. 대체로 여성은 부교감 신경형(휴식과 소화)이 되기 쉬운 생리적 상황이라 할 수 있다.

성인이 되면 지용성 물질의 대사 작용이 늘어나며 그 결과로 지용성 배출물도 증가하고 중요해진다. 이미 설명한 대로 성적인 배출◆105과 아포크린샘과 피지샘이 지용성 배출의 주된 역할을 맡는다. 그뿐 아니라 에크린샘의 분비물에도 냄새가 나는 유기물의 양이 늘어난다. 지용성 물질의 대사 작용이 늘어난다는 것은 음식의 섭취도 증가함을 의미한다. 지용성 물실은 육류에 많이 존재하고 있기 때문에 육류가 먹고 싶어지는 것이다. 그러나 뭐든지 과하면 모자란 것과 같은 법이다. 우리 몸은 수용성 대사 작용이 기본이기 때문에 지용성 물질의 대사 작용에 문제가 생길 가능성이 높다. 실제로 동맥경화, 심장병 등 많은 병이 지용성 물질과 관계있다. 비유하자면 기계가 녹이 스는 것처럼 몸에 기름이 낀 것이다. 이럴 때는 단식도 도움이 된다. 또한 대사 작용의 결과물과 음식을 통해 섭취

◆105 성적인 배출 작용은 잘 알려져 있기 때문에 이 책에선 아포크린샘에 중점을 두고 있다.

한 과량의 영양소를 배출하는 것도 중요하다. 배출이 잘 되어야 정체가 일어나지 않기 때문이다.

스테로이드와 콜레스테롤에 대한 정리
....

둘 다 지질의 일종이다. 그러나 혈액을 통해 운반이 가능하다. 수용성의 성질도 갖고 있기 때문이다. 스테로이드에는 다섯 가지 호르몬이 있으며, 콜레스테롤은 세포막에 많이 존재한다. 성호르몬과 스트레스 호르몬 등 여러 종류의 스테로이드는 콜레스테롤을 변형하여 만든다. 둘은 비슷한 듯하면서도 배출되는 방식은 다르다. 스테로이드는 물과 기름의 중간적 성격인 아포크린샘에서 배출되고, 콜레스테롤은 담즙산**bile acid**이 되어 장관으로 배출된다.

우리 몸은 물을 기반으로 대사 작용이 일어나기 때문에 지용성 물질의 운반과 배출에 어려움을 겪을 가능성이 많다. 지용성 물질의 배출에 대해서는 뒷장에서 계속 중요하게 다루어질 것이다.

육식의 문제

지용성 대사 작용이 많은 건강한 사람은 아포크린샘과 피지샘의 작용이 최대한으로 늘 것이다. 배출이 잘 이루어지려면 운동이 당연히 도움이 될 것이다. 어떤 기관이든 작동의 한계가 있으므로 육식을 조절해 주는 것이 건강에 도움이 될 것이다. 그러나 육식을 완전히 금하기보다 자신의 체질이 맞는 육식을 적절히 조리하여 먹는 것이 필요하다. 육식은 농축된 고열량의 식품이어서 두뇌 활동이 많거나 체력 소모가 많은 사람에게 꼭 필요한 식품이다. 특히 현대인은 전기를 사용하면서 야간에도 활동이 많아졌다. 야간 활동을 줄이면 건강에 이롭겠지만 함께 살아가는 세상이기 때문에 쉽지 않다. 그래서 현대 생활에 맞는 체력을 유지하기 위해서는 어느 정도 육식이 필요해진다.

식물이 가진 단백질에는 사람이 필요로 하는 필수 아미노산이 부족하다고 한다. 사람도 동물의 일종이다. 그러므로 동물성 단백질을 섭취하는 것은 영양소의 고른 섭취를 위해 필요하다고 할 수 있다.

육식이 이렇게 필요한 것임에도 불구하고 오늘날 육식을 금할 때 건강에 좋은 효과를 느끼는 사람들이 많아졌다. 필자는 그 원인이 육식의 대표격인 소가 옥수수 사료를 먹었기 때문이라고 생각한다. 건강 다큐멘터리에서도 우유와 소고기의 많은 문제가 옥수수 사료에 기인하고 있다고 설명하고 있다. 원래 태음인은 풀을 먹은 소고기가 잘 맞는다. 소양인도 약간 열이 있는 소고기를 먹는다고 큰 문제가 생기지 않는다.

앞에서 설명한 대로 옥수수는 열성 식품으로 소음인에게 적합한 음식이다. 사상 체질에 따르면 옥수수 사료를 먹은 소의 고기는 열성 식품이 될 가능성이 높다. 열성 식품 중에서도 아주 많은 열을 함유할 가능성이 높다. 왜냐하면 소량의 고기를 만들기 위해선 많은 양의 옥수수 사료가 필요하여 농축이 되기 때문이다. 이것이 육식의 문제가 건강을 위협하게 된 이유이다. 심한 열을 가진 음식을 계속 먹으면 열에 대한 내성이 좋은 태음인에게도 체열 축적의 문제가 생길 수 있다. 염증은 열을 소진시킬 수 있으므로 몸속에서 염증이 생길 가능성이 높아지는 것이다. 열의 배출과 관련된 기관들의 무리한 작동도 문제될 수 있다.

그 다큐멘터리의 결론은 이렇다. 옥수수의 직접 섭취는 저농도라 별문제가 없다. 옥수수 사료에 대한 의존도가 높은 현실에서 옥수수의 문제를 줄일 수 있는 첨가물을 개발하는 방법이 도움이 될 수 있다고 하였다.

피지의 분비는 머리를 윤기 있고 건강하게도 하지만 지루성 피부가 심해지면 탈모증이 생길 수 있다. 이런 경우, 자신의 체질에 맞게 음식을 조절하면 도움이 된다. 조절 이상의 원인은 고치기 어렵고 분비가 필요한 상황일 수가 있지만 음식을 조절하면 일단 생리 작용을 제한할 수 있기 때문이다.

그 한의사 선생님은 '음식을 가릴 때 고기류가 제일 중요하다.'고 하였다. 그 다음이 곡식류이고 채소류 순이다. 왜 그럴까? 고기류의 단백질과 지방은 몸의 구조를 만드는 데 사용되어 몸에 오래 남는다. 단백질과 지질은 차후 당분으로 변환이 가능하기 때문에 에너지를 저장하는 역할도 하게 된다. 곡식류는 직접적인 에너지원이 되어 당장 활동하는 데 사용된다. 백미보다는 소화가 느려 천천히 흡수되는 현미가 오히려 건강에 좋다고 할 수 있다. 채소류의 섬유질은 소화가 되지 않으며 영양 성분들은 빠르게 흡수되고 작용시간도 짧다. 마늘과 양파는 짧지만 위력적인 힘을 발휘하기도 한다.

소양인인 필자는 돼지고기를 주로 먹었으며 곡식과 채소까지 되도록 체질 음식을 위주로 먹는다. 체질 음식은 주라 할 수 있고 필요에 따라 자신의 체질보다 많은 열을 가지고 있는 음식을 먹는 것이 도움이 되었다. 책을 쓰는 과정에서도 양생이 계속 이루어져 지금은 민감성이 많이 줄었다. 다행히 가족 모두가 같은 체질이어서 체질 음식의 효과를 보고 있다. 체질 음식은 어린아이들의 성장에 도움이 되었고 어른들의 건강 유지에 도움이 되었다.

오래 기다렸다. 이어지는 3챕터에서는 사상 체질, 4체액설에 대해 알아보고 체질별 음식의 구체적인 활용법을 소개한다. 또한 체질별 음식이 갖는 과학적 의미를 설명하고 몸과 지질학적 관련성, 열과 정신과의 관계, 마른 사람과 살찐 사람에 대해 과학적으로 논의된다. 이제 사상 의학과 체질 음식에 대해 구체적으로 들어가 보자.

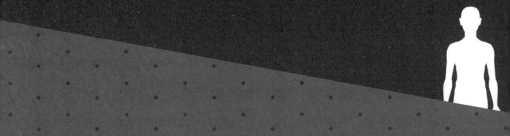

Food and Heat
from a Korean dentist

Chapter 3

사상 의학과
서양 고대 의학

- 사상 체질과 히포크라테스
- 우리가 몰랐던 체질 음식의 과학
- 열과 습 그리고 지구

1

사상
체질과
히포크라테스

서양에서 세균이 병의 원인이라고 밝혀지고 있을 때 우리나라
에선 사상 의학이 발견된 것은 흥미롭다. 사실 이 발견은 인류
최초가 아니다. B. C. 400년경, 서양 고대 의학인 4체액설4 hu-
mors theory과 거의 흡사하기 때문이다. 4체액설은 고대 그리스
와 이집트 문명의 번성기에 의술의 기본이 된 체질 이론이었
다. 지금부터 사상 의학을 기본으로 한 사상 체질, 4체액설 그
리고 이 둘 간의 유사성에 대해 알아보도록 하자.

사상 의학과
서양 고대 의학

사상 의학은 이제마(1837~1900)가 주창하였다. 그는 조선조 말기의 철학자이며 의학자였다. 사상 의학이란 사람의 선천적인 체질 유형을 네 가지로 분류하여 각각 그 체질에 따라 병이 다르고, 동일한 질병이라도 체질에 따라 약을 달리 써야 한다는 이론이다.[26] 그는 1837년 함경도에서 태어났다. 39세에 무과에 합격하여 군인으로 생활하다 병을 얻게 되었다. 그는 흔하지 않은 태양인 체질이었다. 지병을 고치기 위해 약을 먹어 보았지만 잘 낫지 않자 의서를 찾고 여러 약을 먹어 보며 연구하다, 사상인의 특수성과 불변성을 깨닫고 자신의 병도 고치고 환자들을 치료하였다. 1894년, 그 내용을 담아 《동의수세보원》을 완성하였다. 사람의 체질은 네 가지, 즉 태양, 소양, 태음, 소음으로 나뉜다. 네 가지 체질에 따라 성격, 외모, 생활 습관, 잘 걸리는 병이 다르며 병을 예방하거나 치료할 때 체질에 따라 먹는 음식과 쓰는 약이 달라야 한다고 주장했다.

한의학이란 경험적이고 직관적인 방식으로 만들어졌기 때문에 증명될 수 있는 성질의 것이 아니다. 그리고 환자에 대한 진단과 한약의 임상 적용도 의사에 따라 상당히 차이가 날 수 있다. 한의사에 따른 이러한 차이는 객관성이 결여되었다고 생각되었고 과학의 시대와 맞지 않는 점이 있다. 동양에 한의학이 있다면 서양엔 한의학과 닮은 고대 의학이 있었다.

고대 의학은 B. C. 500년경부터 A. D. 1500년까지 서양 의학의 주류였다. 히포크라테스와 갈레노스[106]가 그 시대의 대표적인 의사이다. 그 후 해부학이 발전하다 1880년경 큰 전환을 맞게 된다. 루이 파스퇴르[107]와 로베르트 코흐[108] 등에 의해 세균이 질병의 원인으로 밝혀지게 된 것이다. 1939년엔 항생제가 개발되어 많은 전염병이 치료되면서 의학의 흐름은 급격히 바뀌게 되었다.

정밀한 기계를 사용하여 병을 진단하고 정확한 해부학적 지식을 바탕으로 수술을 하거나 약을 이용해서 치료하는 서양 의학은 과거에 비하면 매우 객관적이고 우수하였다. 또한 위생의 발달로 주변 환경에서 세균이 많이 줄어들었으며 식량 혁명에 힘입어 음식도 풍족해지게 되었다. 과거엔 잘 먹지 못해, 영양 결핍과 세균 전염이 병의 주된 원인이었으나 지금은 그렇지 않다. 세균이 없는 염증과 2챕터에서 제시한 체열의 과다 즉, 영양의 과다가 중요해졌다. 아울러 지속된 활동, 스트레스와 긴장 등도 주요 원인이 되고 있다.

◆106 클라우디오스 갈레노스, A.D. 129~199(?), 고대 로마의 의학자이며 철학자이다.
◆107 1822~1895년 프랑스의 생화학자. 로베르트 코흐와 함께 세균학의 아버지로 불린다.
◆108 1843~1910년 독일의 의사, 미생물학자.

'과유불급'이란 말이 있다. 넘치는 것은 모자라는 것과 같다는 뜻이다. 양생에 노력하다 보면 우리 몸에 영양이 부족한 건 채우기 쉽지만 넘치는 것은 덜어 내기 어렵다는 걸 느낄 때가 많다. 이것이 현대인들이 처한 상황이다. 지나친 영양과 생활로 인한 병은 고치기가 매우 어렵다. 이것은 의사가 해결해 줄 수 있는 성질의 것도 아니다. 사람들은 병과 환경에 대해 점점 두려워하고 나약해져 가고 있다. 환자는 의사에게 모든 걸 의지한 채 판단력을 상실하고 있지만 정작 의사는 환자를 지도해 줄 능력이 부족하다. 이제 양생의 문제를 다루어야 병을 치료할 수 있다. 자신에게 맞는 음식이 양생의 기본이며 그다음이 운동이다.[27]

현시대의 의사는 객관적인 사실에 의한 진료만 하다 보니 인간과 철학은 의사가 다루어선 안 될 영역이 되고 말았다. 많은 환자들에게 철학을 이야기하는 것은 개인의 주체성을 침범하는 월권이며 의사도 환자도 경제 활동에 집중하기 위해서 이런 사실을 간과하고 있다. 우리에겐 갈레노스가 남긴 '최고의 의사는 철학자다.'라는 말이 생소하게 들릴지도 모른다. 인도의 고대 의학인 〈아유르베다〉에서는 일상적 인간 행위의 중요성을 강조하면서 질병의 가장 큰 원인으로 무엇보다 지혜의 결핍을 꼽는다.[28] 질병과 지혜가 관련성이 있다니 놀란 독자도 많을 것이다.

여러분은 이런 류의 이야기를 옛날 이야기로 치부하고 현대와 맞지 않다고 생각할 수 있다. 그러나 필자는 현시대의 병을 치료하기 위해서는 이제 의학의 기본으로 다시 돌아가야 할 때가 되었다고 생각한다. 우리는 서양 고대 의학을 재발견하고 현대까지 살아 있는 한의학에서 지혜를 얻어야 한다. 이 책에선 한의학과 고대 의학의 관련성을 설명하고 한의학을 현대적으로 재해석하여 과학적으로 의미를 밝혀 나갈 것이다.

사상 의학을 창시한 이제마는 자신이 죽고 백 년이 지나면 사상 의학이 사람들에게 널리 쓰이는 시대가 올 것이라는 말을 남겼다.[29] 과연 그렇게 될까? 그것이 옳다면 결국 그렇게 될 것이다. 현대 서양 의학은 연구할 때 모든 사람들을 동일하게 보고 '몇 퍼센트에서 효과가 있었다.'고 말한다. 사람에 따라 약도, 음식도 달리 써야 한다는 것은 이런 문제와 관련 있다. 연구에서 100%의 사람에게 효과가 없고 부작용이 생기는 이유를 설명할 수 있을지도 모른다. 개인은 각자 자신의 체질을 알고 있어야 한다. 그래야 병을 치료하고 예방하기 위하여 음식을 참고해서 먹을 수 있고 양생술에 이용할 수 있을 것이다.

1600년경 허준은 중국의 많은 의학 서적을 총정리하고 독창적으로 재해석한 《동의보감》을 집필하였다. 우리나라는 중국의 동쪽에 있다. '동의'라는 말은 동쪽의 의학을 뜻하며 '보감'은 필요할 때마다 볼 수 있는 거울이란 의미를 담고 있다. 우리나라 사람들의 생활과 병에 맞추고 대중이 양생술을 익혀 각자가 자기 병을 스스로 치료할 수 있도록 적은 책이다. 그 뒤 300년이 지나, 이제마는 사상 의학을 발견하고 허준과 비슷하게 지역성과 대중성을 담아 《동의수세보원》을 집필한다. 그는 한반도라는 지역성에서 한 단계 더 나아가 개인별로 의학이 필요하다고 역설하였다.

"집집마다 의학을 알고 사람마다 병을 알게 된 연후라야 가히 장수하게 될 것이다."[30]

서양에서 세균이 병의 원인이라고 밝혀지고 있을 때 우리나라에선 사상 의학이 발견된 것은 흥미롭다. 사실 이 발견은 인류 최초가 아니다. B. C. 400년경, 서양 고대 의학인 4체액설4 humors theory과 거의 흡사하기 때문이다. 4체액설은 고대 그리스와 이집트 문명의 번성기에 의술의 기본이 된 체질 이론이었다. 지금부터 사상 의학을 기본으로 한 사상 체질, 4체액설 그리고 이 둘 간의 유사성에 대해 알아보도록 하자.

네 가지 체질과 장기

이제마에 의해 창시되고 후대 한의사들에 의해 발전된 사상 의학에서는 인간의 체질을 자연의 원리를 본받아 태양, 소양, 태음, 소음의 네 가지로 나눈다고 말한다. 장기의 상대적 크기를 볼 때, 태양인은 폐가 크고 간이 작은 사람, 소양인은 비장이 크고 신장이 작은 사람, 태음인은 간이 크고 폐가 작은 사람, 소음인은 신장이 크고 비장이 작은 사람에 해당한다. 장기를 자세히 관찰한 것은 고대 중국의 한의학 서적인 《황제내경(黃帝內經)》[109] 이후, 오장[110]을 중시하는 한의학의 전통 때문이었다.

사상 의학에서는 큰 것과 작은 장기가 조화를 이루게 해 주는 일을 치료의 원칙으로 삼고 있다. 즉, 작은 장기를 돕고 큰 장기를 억제하는 방향으로 처방하는 것이다. 사상 의학에서는 특히 정신적인 면도 체질과 관련시켰다.[111] 우리나라에서의 인구 비율을 보면 태음인이 약 50%, 소양인이 30%, 소음인이 20%, 태양인은 0.1%라고 한다.[31] 이는 대략적인 비율이며 사실 정확한 통계는 알 수 없다. 필자의 관찰에 의하면 소양인은 더 많이, 소음인은 더 적게 있으며 태양인은 더 많다고 생각하고 있다. 또한 위도가 높아 추운 북한에는 소음인이 더 많을 것으로 예상된다. 여러분은 태음인과 소양인을 중심으로 생각하기 바란다. 외국인 중에도 태음인과 소양인이 다수를 차지한다고 추측하고 있다.

1챕터에서 음식과 관련하여 설명하였듯이 열이 잘 쌓여 문제가

◆109 중국 전통 의학 서적으로 가장 오래되고 중요한 책으로 평가받는다. B. C. 200 년경에 만들어졌다.
◆110 다섯 개의 주요 장기. 심장, 간, 비장, 폐, 신장을 말한다.
◆111 사상 의학에서는 체질에 따라 욕망의 네 극단이 나타난다고 하였다. 곧 태양인에게는 무례함, 소양인에게는 경박함, 태음인에게는 탐욕스러움, 소음인에게는 게으름이다. 필자는 이것이 바른 음식으로 체질이 잘 강화되지 못했을 때 생기는 현상으로 생각한다. 이 네 가지 성격을 깊이 생각해 보면 각 체질적 특성과 밀접한 관련이 있다. 이런 특성이 나타나면 건강하지 못한 것이다.

되는 사람이 소양인이며 균형을 위해서는 한성 식품이 필요하다. 태음인은 열의 축적을 비교적 잘 견딘다. 소음인은 차갑고 잘 식기 때문에 열이 있는 음식을 항상 좋아하고 필요한 체질이라고 기억하도록 하자.

이제마 선생이 《동의수세보원》에서 현재 우리가 알고 있는 모든 것을 이야기한 것은 아니다. 체질에 따른 기질적 특성은 후대 한의사들에 의해 보다 현대적으로 표현되었고 체질 구분법도 외모에 따라 구체화되었다. 음식과 약은 시대에 따라 달라지므로 새롭게 설명되었고 체질과 열에 따른 관계도 정리되었다고 추정된다. 일반적으로 한약을 먹을 때는 가려야 할 음식을 적어 준다. 체질에 따른 음식은 이런 부분에 활용되고 있다.

4체액설
4 humors theory, humorism

4체액설은 히포크라테스 학파가 4원소설의 영향을 받아 구축한 학설이다.[32]

4원소설을 먼저 살펴보면, 엠페도클레스◆112가 주창한 것으로 만

◆112 B.C. 490(?)~430(?), 고대 이탈리아의 물리학자, 철학자.

물을 구성하는 근원적인 힘은 공기, 불, 물, 흙이라는 가장 단순하며 필수적인 부분으로 되어 있다고 믿고 있다.

4체액설은 네 종류의 체액을 신체의 기본적인 구성 요소로 간주한다. 계절의 변화에 따라 이 체액들이 인간 내부에서 늘었다 줄었다하며 이들의 균형balance에 의해 건강 상태가 정해진다고 보았다. 4체액은 혈액blood, 황담즙yellow bile, 점액phlegm, 흑담즙black bile이며 이후, 그에 상응하는 장기(심장, 뇌, 간, 비장)와 기본 성질(온warm, 냉cold, 건dry, 습wet)이 편입되었고 계절, 기질, 나이에 따른 차이 등이 추가되었다. 질병은 체액들이 잘못 혼합된 상태였으며 보통은 몸이 직접 자연스럽게 이들의 균형을 복구하려고 애를 쓴다고 보았다.

4체액설은 19세기의 현대적 의학 연구가 출현할 때까지, 유럽 내과의들 사이에서 인체를 바라보는 중심 이론이었으나 현재는 신뢰되지 않고 있다.

사상 체질과 4체액설의 관련성[33)

사상 체질과 4체액설은 여러 모로 관련점을 찾을 수 있다. 예를 들어 계절에 대해 설명하면 봄엔 얼었던 땅이 녹으며 습해진다. 겨울에는 눈이 오며 습하다. 가을에는 추워지며 건조해서 감기가 오기 쉽다. 이와 같은 사항을 표로 정리해 보았다.

사상체질	장기대소	맞는 음식	4체액설	중심 원소	기본 성질	기질	닮은 계절
태양인	폐대간소	양성식품	혈액	공기	온, 습	낙천적	봄
소양인	비대신소	한성식품	황담즙	불	온, 건	까다로움	여름
태음인	간대폐소	온성식품	점액	물	냉, 습	둔중	겨울
소음인	신대비소	열성식품	흑담즙	흙	냉, 건	우울,멜랑콜리	가을

표-3 사상 체질과 4체액설의 관련성

4체액설과
기본 성질

고대 시기에 지구 상의 여러 지역에는 5원소설, 3체액설 등 비슷한 여러 이론이 나타났으나 4체액설이 가장 중심이 되는 이론이었으며 사상 체질과 매우 흡사하다. 잠시 한의학과 고대 의학을 설명하기 위해 다소 비과학적인 설명도 하려 한다.

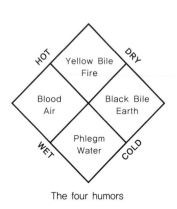

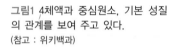

The four humors

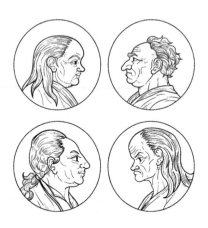

그림1 4체액과 중심원소, 기본 성질의 관계를 보여 주고 있다.
(참고 : 위키백과)

그림2 4체액설을 보여 주는 고대 그림
(왼쪽 위부터 시계 방향으로 점액질형, 황담즙형, 흑담즙형, 혈액형을 나타내고 있다.)

네 가지 체질에
대한 **설명**

필자는 소양인으로 황담즙형에 속한다. 황담즙이 몸에 많은 체질이기 때문에 아포크린샘에서 노란색 분비물을 많이 배출한 것이다. 4원소 중에 '불'과 닮아 몸은 늘 뜨겁고 건조하다. 성격은 까다롭고 신경질적이다. 몸이 뜨겁다 보니 차가운 식품을 주로 먹어야 몸을 식히는 데 도움이 되며 열이 많은 음식은 대체로 해롭다. 또한 머리를 많이 쓰는 성격이다 보니 에너지가 많이 필요하여 일차적 에너지원이 되는 탄수화물이 석합하고 신경세포에 필요한 물과 소금($Na+$)이 많이 필요하다. 이 두 가지는 습기 부족에도 도움이 된다.

소양인은 신장이 작고 기능이 약하기 때문에 이러한 전해질을 잃기 쉽고 소화 기능은 약한 편이다. 비장◆113은 면역 작용과 관계있으므로 비장이 크다는 의미는 염증을 잘 일으킬 수 있음을 뜻한다. 앞에서 설명하였듯이 염증은 열 발산과 관계있으며 유기물을 태우

◆113 비장은 오장의 하나이지만 소화 기관은 아니다.

는 작용이라 할 수 있다.

　수가 가장 많은 태음인은 대부분의 음식을 잘 소화하는 체질이다. 간이 커서 술에 대한 해독이 뛰어나고 열에 대한 처리 능력이 좋다. 소화 기능이 뛰어나 열이 있는 음식을 잘 흡수하여 골격과 근육이 발달하게 된다. '불'인 소양인과는 반대로 '물'과 가장 비슷하여 '차갑고 습한' 성질을 갖고 있다.

　태음인은 점액질이 많다. 점액은 물이 많이 포함된 물질이다. 물은 비열[114]이 크기 때문에 열을 많이 함유할 수 있다. 따라서 열성 식품에 대한 처리 능력이 가장 뛰어난 소음인보다 열에 대한 내성이 더 좋을 수 있지만 열이 너무 과도해지면 잘 빠지지도 않아 질병이 깊게 올 수 있다. 고로 태음인은 열성 식품보다 온성 식품이 더 적당하다. 성격은 둔중하고 지구력 있으며 참을성 있는 편이다.

　소음인은 열이 많은 음식을 좋아하는 체질이다. 열성 식품을 적게 먹는 경우 가장 쉽게 영향을 받는 뇌에서, 열 부족 증상인 우울증이 생길 수 있다. '흙'을 닮아 태양을 받으면 온기를 가지게 되지만 열이 없어지면 빨리 식어 차가워질 수 있다. 사람에게 태양을 받는 효과는 직접적인 것도 있지만 간접적으로 열성 음식을 먹는 것과 동일하다. 땅은 차고 건고하다. 그래서 햇빛과 비를 늘 받아야 생명이 싹틀 수 있다. 이 말은 열이 많은 지방질이 필요하다는 의미

◆114 어떤 물질 1g을 1도 올리는 데 필요한 에너지. 물질의 종류에 따라 다르다.

이다.

신장 기능이 발달하여 노폐물과 수분이 잘 배출되는 편이다. 건조한 체질이기 때문에 열이 있는 음식을 먹으면 살이 찌기보다는 에너지 넘치는 활동으로 소모하게 되어 체형이 날씬한 편이다. 소화력이 좋고 매운 음식을 잘 먹으며 도수 높은 술을 좋아한다. 기근에 가장 취약하여 영양이 부족한 상태에서 병이 생기면 치료가 어렵다. 과거엔 살아남기 어려운 체질이었으나 영양이 풍부해진 현대에 와서는 가장 유리해진 체질이다.

아름답고 날씬한 외모와 넘치는 건강미로 인해 사람들의 호감을 받는다. 소음인, 소양인 모두 먹어도 살이 잘 찌지 않는 체형이 되기 쉽지만 소음인이 살이 찌게 되면 지방질이 많은 살이 생기는 것으로 추정된다.

마지막으로 수가 가장 적은 태양인에 대해 알아보자. 태양인에게 맞는 양성 식품이란 개념이 모호한 점이 있다. 양성 식품에는 육식이 없고 식품의 수가 비교적 적다. 태양인은 대체로 육식을 싫어하며 음식을 잘 가려 먹고 적게 먹는 경우가 많다. 맞는 음식 수가 적기 때문에 음식 감별력이 부족한 태양인은 생존이 어려웠을 가능성이 높다. 이제마 선생도 태양인이었고 중병에 걸리고 말았다. 성공한 유명인 중에 태양인이 제법 있다.

4체액설에서 태양인은 혈액형에 해당한다. 혈액은 산소를 나르는 역할을 하므로 혈액형이란 공기와 관련 있다. 즉, 태양인이란 공기(산소)같은 사람이다. 혈액이 많고 폐가 커서 공기 중의 산소를 많이 흡수함으로써 적은 양의 음식으로도 충분한 에너지를 얻을 수 있다. 에너지를 얻는 방식에서는 에너지 효율이 높은 전자 전달 계를 높은 비율로 이용할 가능성이 있다. 네 가지 체질 중, 먹지 않고도 산다는 신선에 가장 가까운 사람이다.[115]

산소는 혈액이 많이 필요한 뇌에 영향을 끼쳐 성격이 낙천적이고 포부가 크고 마음이 넓다. 혈액이 많으면 수분도 많으므로 '습하다.'고 할 수 있다. 맞는 음식은 그 사람의 체질과 반대여야 균형이 잡힌다고 하였다. 고로 태양인은 음식은 차고 건조한 음식이 잘 맞는다. 따라서 양성 식품은 차고 건조한 성질을 가진 음식이다.

그림1을 보며 다시 정리해 보면 소양인은 차고 습한 성질의 음식이, 태음인은 따뜻하고 건조한 성질의 음식이, 소음인은 따뜻하고 습한 성질의 음식이, 태양인은 차고 건조한 성질의 음식이 잘 맞는다고 할 수 있다. '한성, 온성, 열성, 양성'이란 열만 고려하여 명칭을 붙였지만 습기까지 고려하면 이렇게 설명할 수 있는 것이다. 소음인의 습함이란 물뿐 아니라 지방질의 의미를 포함하고, 태양인의 건조함은 혈류량을 줄이는 색다른 관점으로 보아야 한다.

4체액설의 경우 해부학적 개념이 발달하지 않다 보니 장기와의 관련성은 다소 부정확한 면이 있다. 반면 한의학에서는 해부학이

◆115 신선이 먹지 않고도 장기간 생활할 수 있는 이유를 방사선, 자외선 등을 받아 전자 전달계를 활용하여 에너지를 얻는다고 보는 시각이 있다.

제법 발달하였다. 16세기경, 의학도 르네상스를 맞으며 파라셀수스Paraselsus◆116가 나타나고 베살리우스Andreas Vesalius◆117에 의해 해부학이 발달하게 된다. 그러나 4체액설에서 기본 장기 중, 간과 비장을 중시한 점은 간과 비장의 크기로 네 가지 체질을 나누는 사상 의학과 닮은 점이 있다고 하겠다.

지금까지 사상 의학과 4체질론을 관련지어 각 체질별 특징을 설명하였다. 약간의 과학적인 설명이 있었지만 이런 식의 설명은 대체로 직관적인 방식에 의존한 것이다. 필자는 사상 의학과 4체질론, 이 두 가지를 발견한 사람이 비슷한 것을 보았다고 믿고 있다. 서양 고대 의학에서 섭생을 통하여 사람의 냉·온·건·습을 조절하는 것은 흥미롭다. 음식을 통하여 어떻게 수분이 생기게 하고 건조하게 하며, 어떻게 덥게 하고 차게 하는지를 아는 사람은 계절에 따른 적절한 치료를 할 수 있다고 한다.[34] 앞으로 체질 음식, 기본 성질의 조절, 한의학적 원리에 대해서도 알아보려 한다. 또한 과학적인 사실과 결부시킨 설명도 계속 진행할 것이다.

◆116 1493~1541, 갈레노스 의학의 권위에 도전한 인물
◆117 1514~564, 현대 해부학의 창시자

우리나라 한의학의
흐름

사상 의학(1894년) 이전의 한의학은 허준의 《동의보감(1610년)》으로 설명된다. 《동의보감》은 중국의 사상과 의학을 총정리하여 우리나라에 맞는 의술의 지침을 마련한 역작이었고 사상 의학은 중국과는 차별화된 이제마가 정립한 의학이었다. 기존 한의학에서는 목·화·토·금·수의 오행(五行, 다섯 가지 우주의 기본 원리)을 오장(다섯 가지 인체의 기본 장기)과 계절의 변화(풍·한·서·습·조·화의 여섯 가지)와 관련지었다.

사상 의학에서는 네 가지 체질로 사람을 분류하고 열과 냉을 장기와 관련지어 병을 치료하였다. 열은 건조와 관련 있고 냉은 습기와 관련이 있기 때문에 건조와 습기의 개념도 있었다고 볼 수 있다. 사상 의학과 4체질론을 구체적으로 연결한 것은 필자의 생각이다. 그리고 음식 활용법에 대한 가능성을 발견하였다. 한의학의 사상 체질 내용과 냉·온·건·습의 네 가지 기본 성질을 이용하여 계절에 변화에 따른 음식을 활용하는 방법을 찾아가고 있다.

사상 의학에 따른
체질 음식

	태양인, 양성 식품	소양인, 한성 식품	태음인, 온성 식품	소음인, 열성 식품
곡식	메밀	팥, 녹두	일부 콩류, 감자	찹쌀, (찰)옥수수, 고구마
고기		돼지고기	소고기, 우유, 양고기	달걀, 닭, 오리
해산물		대구, 돔, 광어, 우럭, 게, 새우, 낙지, 굴, 조개류 다수, 갑오징어	오징어, 명태, 참치, 연어	홍합, 장어, 고등어, 멸치, 다수의 해조류
과일	사과, 포도, 무화과, 키위	딸기, 참외, 멜론, 토마토, 바나나	배, 수박	오렌지, 복숭아, 망고
채소		상추, 오이, 시금치, 숙주, 배추, 가지, 더덕	호박, 콩나물, 무, 도라지	부추, 파, 마늘, 양파, 고추, 깻잎
기타	포도주	홍차, 아몬드, 블루베리	커피, 매실, 밤, 설탕	땅콩, 꿀, 코코아, 들기름

표-4 체질별 음식의 예 : 표에 모든 음식이 분류되어 있는 것은 아니며 인터넷이나 책을 찾아보면 약간씩 차이가 난다.

체질 판별법과 활용

지구 상의 다수의 사람은 태음인과 소양인이라고 추정된다. 필자의 추정으로는 약 70%에 가깝다. 독자 여러분은 자신이 태음인과 소양인 둘 중 하나라고 생각하고 이 글을 읽으면 도움이 될 것이다.

소양인인 필자는 옥수수를 좋아하지 않는다. 표에 보면 차진 옥수수가 열성이라고 나와 있는데 일반 옥수수도 열성으로 추정된다. 차진 옥수수는 일반 옥수수보다 더 열이 많을 가능성이 높다.

고구마 역시 싫지는 않았다. 그런데 고구마를 먹으면 방귀가 많이 나오며 배에 부글부글 가스가 찬다. 고구마가 열성 음식이기 때문이다. 체질에 맞지 않은 음식은 싫어하는 음식이 많고 먹었을 때 트림이나 방귀가 발생한다. 변도 풀어져서 바나나 모양으로 나오지 않는다. 좋아하는 음식과 싫어하는 음식을 생각해 보고 배 속의 반응을 확인해 보면 자신에게 맞는 음식을 찾을 수 있다. 사상 체질을 판별하는 전통적인 방법은 외모나 병의 증상, 성격을 참고하는 방법이었다. 하지만 틀리는 경우가 많아 체질 판별이 쉽지는 않다. 각자 음식에 대해 생각하며 다음 글을 읽어 보도록 하자.

식당에서 고기를 먹게 되면 상추와 깻잎이 함께 나온다. 어느 것이 더 좋은지 생각해 보라. 상추는 소양인, 깻잎은 소음인의 음식이다.[118] 좋아하는 과일이나 채소도 체질을 찾는 데 도움이 된다. 딸기, 참외, 멜론을 좋아하면 소양인, 시큼한 오렌지를 좋아하고 생마늘이나 생양파를 잘 먹는 사람은 소음인일 확률이 높다. 식탁 위에 있는 시금치나 오이에 먼저 손이 가면 소양인이다. 또 소양인은 깍두기보다 배추김치를 좋아한다. 바다의 지방질이 적은 생선, 게, 새우, 굴 등은 소양인 음식이 많다. 바다의 등푸른생선은 온성 혹은 열성 음식이다. 알다시피, 등푸른생선에는 꽁치, 연어, 참치, 정어리, 멸치, 고등어, 청어, 장어 등이 있다. 태음인은 중간에 위치하여 한성 식품과 열성 식품을 대체로 다 잘 먹는다. 그렇다고 지나치게 많이 먹으면 한성 식품과 열성 식품은 병과 비만을 일으킬 가능성이 높다.

요즘 우리는 커피를 자주 마신다. 태음인에게 커피는 보약과 같아서 아주 좋아한다. 심장이 두근거리는 카페인 증상이 없으며 커피를 마실수록 힘이 난다. 소양인은 커피를 마신 뒤 심장의 두근거림과 잠이 오지 않는 증상이 많은 편이다. 태음인 특유의 골격이 발달된 외형도 판정에 도움이 된다. 또 김치보다 깍두기를 좋아하는 사람은 태음인일 가능성이 높다. 밤, 호도와 같은 견과류를 좋아하는 편이며 특히 소고기를 좋아한다. 온성 식품에 나와 있는 소고기

---

[118] 살찐 소양인 중에는 지질이 많은 깻잎을 좋아하는 경우도 있다.

와 우유는 소가 원래 먹는 풀을 먹었을 때를 말한다. 옥수수 사료를 많이 먹이면 소고기는 열성 식품이 될 것이다.

장어, 삼계탕 등 건강에 좋다는 음식들은 대체로 열이 많은 소음인 음식이다. 꿀과 들깨도 사람들이 몸에 좋다고 하는 것들이다.

어릴 때 몸이 약했던 필자를 위해 어머니는 들깨를 떠 먹도록 주신 적이 있다. 들깨를 먹으면 토할 거 같은 기분이었다. 장어, 들깨에는 기름기가 많은데 소양인은 이 기름기를 싫어한다. 열매인 들깨에는 깻잎보다 열이 더 많다. 꿀은 설탕이 농축되어 있어 많은 열을 가지고 있다. 영양이 부족하던 시절, 많은 열을 가진 음식은 귀한 음식이었다. 서양에서도 꿀을 매우 귀한 음식으로 여겼다. 히포크라테스 시대에 꿀은 처방으로도 등장한다. 꿀은 포도주, 알코올, 식초와 각각 혼합하여 섭생 처방에 이용되었다.[35]

앞에서 체질 음식은 80% 선에서 지키는 것이 좋다고 하였었다. 일종의 기준을 제시한 것이다. 필자도 처음엔 완벽히 지키는 것이 좋다고 생각하였다. 그러나 체질별 음식의 상관관계를 더 자세히 알게 되면서 체질에 맞지 않는 음식에 대한 활용법을 알게 되었다.

체질에 맞지 않은 살이나 영양소가 많은 사람은 최대한 음식을 지키는 것이 좋다. 과거에 먹은 성분이 몸에 계속 남아 배출되지 않고 영향을 끼치고 있기 때문이다. 소양인의 경우 열이 짧고 강하게 영향을 미치며 태음인은 열이 더욱 오래 지속된다. 열이 많은 음식에 의해 몸이 뜨거워지면 자신의 체질과 맞지 않는 음식을 조금만 먹어도 몸에 미치는 영향이 크다. 소양인은 이런 영향을 보다 확실히 느낄 수 있지만 태음인의 경우는 완충력이 좋아 모호하기 때문에 스스로 음식의 문제를 알기 어렵다.

정상적인 사람의 기준인 체질 음식 80%와 나머지 20%는 체질에 맞지 않는 음식도 때론 필요하다는 것을 의미한다. 소양인에게 온성 식품이 필요하고 열성 식품은 약이 될 수 있는 것이다. 반대로 태음인에게는 일부 한성 식품이나 열성 식품이 필요할 수 있다. 돼지고기의 많은 기름은 태음인에게 해가 될 수 있다. 이것이 섭생을 통한 처방의 원리이며 서양 고대 의학과 한의학의 기본적인 치료 원리이다.

음식표에서 소개한 사상 체질별 음식들은 한의학에서 경험적이고 직관적으로 알아낸 것이지만 현대의 과학적인 사실과 일치된 관련성을 지닌다. 사상 체질의 음식들을 여러 가지 관점에서 재조명하고자 한다.

생활의 팁(이 항목은 이 책의 흐름과는 상관없이 일반인이 생활에 활용하기 쉽게 설명한 부분입니다.)

....

체질 판단은 전문가의 도움을 받는 것도 좋습니다. 음식에 대한 선호도를 조사하면 체질을 쉽게 찾을 수 있습니다. 그런 다음에는 음식표를 잘 보시고 무엇이 체질 음식인지 아닌지를 구별할 줄 알아야 합니다. 그래야 80%의 법칙을 지켜 건강할 수 있습니다. 80%니까 다른 말로 대충일 수도 있습니다. 그러니 지나친 집착은 마십시오. 주위 사람들이 매우 힘들어할 수 있습니다. 대부분의 사람은 체질을 네 가지로 나눌 수 있습니다. 그러나 이 책에선 체질 음식만 먹어야 한다고 이야기하지 않습니다. 과학적으로 볼 때 나머지 20%의 활용도 중요합니다.

우리가 몰랐던
체질 음식의
과학

우리 조상들은 산이 많은 한반도의 특성상 식품을 구하기 힘들었고 다양하게 영양분을 활용하는 방법을 개발한 것으로 보인다. 소의 뼈와 내장까지 먹는 나라는 흔치 않다. 그러나 현대에는 음식 환경이 변해서 풍부해졌다는 사실을 알아야 한다. 그 음식이 맛있다면 다른 음식의 섭취를 줄여야 한다. 살이 찐 사람은 대체로 국물을 싫어한다. 소금과 물이 있기 때문이다. 그러나 국물에는 물에 녹을 수 있는 지방산이 존재할 수 있고 다량의 인이 녹아 있을 것이다. 지방산은 장점이고 인은 음식이 부족할 때는 장점이고 풍족할 때는 단점이 된다.

오신채
five hot (or spicy) vegetables

불교에서는 술과 고기와 오신채를 금하고 있다. 오신채란 다섯 가지 매운 채소를 뜻한다. 금하는 음식을 보면 불교를 창시한 석가모니Buddha는 소양인이었다고 추정할 수 있다. 현대의 오신채에는 마늘, 파, 부추, 달래가 있으며 인도에만 있는 식물 하나가 빠지고 양파가 추가되었다. 불교 경전에 보면 이런 내용이 있다.

"오신채를 익혀 먹으면 음란한 마음이 일어나고, 날로 먹으면 성내는 마음이 더하게 된다…… 신선들은 다 떠나고 악귀들이 입술을 빨고 핥을 것이니……."36)

오신채는 육체를 흥분시키고 성욕을 일으키는 작용이 있다고 한다. 옛날엔 병을 귀신으로 보았다. 노란색 진물이 나는 입술 주변의 염증을 '악귀가 입술을 핥는다.'고 표현한 것으로 추정된다. 이것은 필자도 경험했던 아포크린샘의 염증이다. 체질을 고려하면 이런 작용은 주로 소양인에게 해당된다. 체질별 음식표를 보면 오신채들은 열성 식품이다. 전에 술에 대해 설명하면서 단시간에 몸의 열이 증가하면 정신에 대한 작용이 강해진다고 설명하였다. 오신채로 인해 정신의 흥분성이 나타날 수 있는 것이다. 필자는 오신채가 식사 후 담배를 피우게 되는 원인 중 하나로 생각하고 있다. 오신채 중에서는 양파, 마늘, 파가 음식에 제일 많이 쓰이고 있다.

양파에는 두 종류가 있다. 매운맛이 강한 것은 조리할 때 쓰며 매운맛이 약한 것은 보라색을 띠고 생식할 수 있다. 양파의 매운맛은 황화 알릴 같은 황화물 때문이라고 한다.[37] 마늘의 매운맛은 알리인alliin이 알리신allicin과 디알릴 디설파이드diallyl disulfide로 분해될 때 나타난다고 한다. 디설파이드는 황이 두개 있다는 뜻이다.

황이라는 원소의 성질을 주목해 볼 필요가 있다. 황은 화약, 성냥, 살충제, 살균제의 성분이 된다.[38] 황은 불을 일으키며 살충, 살균 작용도 불의 성질을 이용한 것이다. 원소의 성질은 식품에도 반영되어 식품의 맛과 열에 영향을 끼칠 수 있다. 황이 든 음식을 지나치게 먹으면 강한 열의 영향을 받을 수 있는 것이다. 황은 생명에 필수적인 요소이다. 비료의 주성분이 되고 단백질의 재료인 아미노산 중 두 가지에 황이 포함되어 있다.

오신채 공통의 맵고 자극적인 맛의 원인은 황화합물 때문이지만 고추의 매운맛은 다르다고 한다. 오신채와 비슷한 것으로 생강이 있다. 생강의 맛 역시 황 때문이 아니라 '진저론'이란 성분 때문이다.

양파는 우리나라에 1900년경에 들어와 현대 식생활에 많은 영향을 끼치고 있다고 생각된다. 우리나라에는 파, 마늘, 부추를 설익은 상태로 먹는 음식이 많기 때문에 양파의 도입은 음식의 열을 한

층 강화시켰다고 생각된다.

태음인은 열에 대한 내성이 있으므로 황을 어느 정도 이용할 수 있지만 소양인에게 황은 부담 가는 식품이다. 소화되어 흡수되면 강한 흥분 작용을 일으키므로 소장에서 흡수한 뒤 대장에서 최대한 배출시키려 할 것이다. 황은 장내 세균의 작용에 의해 냄새나는 가스와 트림으로 발산된다. 입 냄새의 주된 원인도 황화합물로 알려져 있다. 생으로 먹거나 덜 익은 오신채에는 많은 양의 황이 들어 있어 섭취를 줄이는 것이 여러모로 도움이 된다. 익은 오신채라도 전체적인 섭취량을 줄일 필요가 있다.

음식 조절에서 오신채는 비중이 크고 중요하다. 성욕◆119, 화 등과 관련 있을 뿐 아니라 우리를 불편하게 하는 가스의 주된 원인이기 때문이다. 황은 몸에 열기를 줄 수 있지만 체질에 따라 부작용도 많은 것이다.

◆119 오신채의 성욕과 화에 대한 작용은 빠른 정신적 열 작용과 함께 교감 신경을 자극하기 때문이라고 생각한다.

인이 많은
음식

인phosphorus은 뼈, 핵산[120], 인지질, 효소의 성분이 되며 ATP의 주성분으로 에너지 대사에 중요하다. 인이 많은 음식에는 우유, 생멸치, 잡곡, 옥수수, 견과류, 장어, 달걀 노른자, 초콜릿, 로열 젤리 등이 있다고 한다. 인이 많은 음식은 대부분 소음인 음식이며 태음인 음식도 일부 보인다. 옥수수 사료를 먹인 젖소의 우유는 인이 더 많을 것이고 견과류 중에는 열성 음식이 많다. 따라서 대부분 열성 음식으로 생각된다. 사상 체질의 열성 음식과 인의 함량이 깊은 관련이 있다고 추정되는 이유이다.

원소의 성질을 보자. 인은 반응성이 높아 자연 상태에서 순수한 인의 형태로는 존재하지 않으며 화약, 성냥, 농약, 세제 등에 쓰인다. 원소의 성질을 보아도 많은 열을 매개할 가능성이 높은 것이다. 인은 농작물에 꼭 필요하여 비료의 중요한 성분이기도 하다.

우리나라에는 뼈를 삶아 국물을 먹는 음식들이 있다. 갈비탕, 설렁탕 등이다. 뼈를 끓인 국물에 고기를 곁들여 먹는 음식이다. 뼈에

◆120 세포의 핵에 있는 유전물질로 DNA와 RNA가 있다.

는 인과 칼슘 그리고 혈액(단백질들과 헤모글로빈)이 많다. 국수나 라면에 사용되는 육수[121]도 동일한 원리이다. 우리 조상들은 산이 많은 한반도의 특성상 식품을 구하기 힘들었고 다양하게 영양분을 활용하는 방법을 개발한 것으로 보인다. 소의 뼈와 내장까지 먹는 나라는 흔치 않다. 그러나 현대에는 음식 환경이 변해서 풍부해졌다는 사실을 알아야 한다. 그 음식이 맛있다면 다른 음식의 섭취를 줄여야 한다. 살이 찐 사람은 대체로 국물을 싫어한다. 소금과 물이 있기 때문이다. 그러나 국물에는 물에 녹을 수 있는 지방산이 존재할 수 있고 다량의 인이 녹아 있을 것이다. 지방산은 장점이고 인은 음식이 부족할 때는 장점이고 풍족할 때는 단점이 된다.

사상 체질에 의하면 소음인은 인을 많이 섭취해야 하지만[122]나머지 체질의 사람들은 문제가 생길 가능성을 예상할 수 있다. 인을 많이 섭취할 경우 신장(콩팥)에 큰 무리가 갈 수 있다. 신장에서 과량의 인을 배출하기 때문이다. 인이 체내에 많을 경우 뼈를 약하게 만들기 때문에[39)][123] 신장에서 열심히 배출하는 것이다. 특히 신장이 작은 소양인의 어려움이 예상된다. 이는 신장 질환의 주된 원인

◆121 육수란 음식의 바탕이 되는 국물을 말한다. 생선 말린 것이나 동물의 뼈를 우려낸 물로서 뼈나 살의 성분이 포함되어 있다. 육수에 면과 고기, 채소 등을 첨가해 만든 음식이 많다.
◆122 소음인은 신장의 기능이 뛰어나 인이 많더라도 잘 배출할 수 있다.
◆123 혈액 속에 인과 칼슘은 1:3으로 존재하여 인이 늘어나면 뼈의 칼슘이 혈액 속으로 나와야 한다. 이것은 성장기 아이들이 쉽게 뼈가 골절되는 원인일 가능성이 높다. 인이 많은 음식은 키의 성장과 관계된 것으로 보인다. 길이가 길어질수록 부러지기도 쉬워진다. 그리고 특히 폐경기 여성에게는 골다공증을 가중시키는 요인이 될 수 있다.

일 가능성이 높다. 만성 신부전 환자의 경우 가려움증이 생기는 경우가 있다. 그 원인은 신장에서 인을 잘 배출하지 못해 혈액 내 인 수치가 상승하기 때문이라고 한다.[124]

과도한 인의 문제는 체질별 음식의 문제일 뿐 아니라 비료의 과다한 사용과 관련이 있다고 생각한다. 비료를 사용할 때 적정량을 사용한다는 것은 쉽지 않다. 쓰고 남은 인이 토양에 잔류하는 것이 문제이다. 과다하게 사용하면 농작물의 성장은 빨라질 것이다. 현대 자본주의는 효율을 추구한다. 비용 대비 효과와 시간의 효율성이 중요하다. 그러나 인을 많이 필요로 하는 농작물만 키워서는 안 된다. 인이 적은 농작물도 사람에게 필요하기 때문이다. 농사에도 더 깊은 고려가 필요하고 비효율적이더라도 자연적으로 키우는 것이 최선이다.

[124] 필자는 배출되지 못한 인을 면역 세포가 탐식했다고 추정하고 있다. 인의 탐식은 열 상승에 대한 면역 작용일 가능성이 높다. 다른 각도에서 보면 소음인은 인을 배출하고 소양인은 인을 태우는 것이다. 인을 없애는 방법도 사람에 따라 여러가지라 할 수 있다.

산소를 함유할 수 있는
시토크롬 C

시토크롬 C[40]는 산소를 잡을 수 있는 헴분자를 가지고 있는 단백질 ◆125을 말한다.

다수의 온성 식품은 시토크롬 C가 풍부하여 지속적으로 힘차게 움직이는 동물들이다. 시토크롬 C는 붉은색을 띠어 우리 몸의 적색 근육에 많다. 우리 몸에는 적색근과 백색근이 일정 비율로 함께 존재하고 있다. 적색근은 산소를 이용하는 전자 전달계를 이용하여 시간은 걸리지만 에너지를 효율적으로 생성한다. 백색근은 단순한 해당계glycolysis를 이용해 에너지를 순발력 있게 소모하는 근육이다. 이런 차이는 전자 전달계가 일어나는 미토콘드리아의 수와 관계있다. 세포는 미토콘드리아의 수가 많으면 전자 전달계를 많이 활용하고 적으면 해당계를 이용하게 된다.

기능도 차이를 보여 백색근은 평소엔 가만히 있다 움직일 때는 빠르며 적색근은 장기간의 힘 있는 운동을 담당한다. 이런 사실은

◆125 혈액에 있는 헤모글로빈이 대표적이다. 헤모글로빈은 철 원소를 가지고 있으며 철이 부족하면 빈혈이 생길 수 있다.

우리에게 두 가지 시사점을 준다. 첫째는 빠르고 느린 행동의 특성이고 둘째는 에너지를 소진하느냐 축적하느냐의 문제이다. 두 가지 근육에 대해 정리하여 표를 만들어 보았다.

세포의 에너지 사용법은 민첩성의 차이를 만들어 내고 에너지를 효율적으로 사용할 수 있도록 남는 에너지를 지방으로 저장할 수 있게 된다. 왜냐하면 전자전달계의 전단계인 TCA 사이클[126]을 보면, 에너지 생성이 충분할 때 중간 산물을 이용해 지방산을 형성하

	적색근	백색근
산소 사용 여부	○	×
에너지 생성법	전자 전달계	해당계
신속성	백색근보다 느림	빠르다.
특성	지속적이고 힘차다.	가만있다 갑자기 움직인다.
에너지 소모	적다.	많다.
살과의 관계	찐다.	빠진다.
부산물	지방 합성 증가	젖산
생활의 예	유산소 운동[127]	화낼 때, 단거리 경주
식품의 예	소, 참치, 가다랑어	대구, 광어, 돔

표-5 적색근과 백색근 : 이 표는 많은 것을 설명해 주고 있다. 이러한 동물의 행동 특성은 사람의 체질 음식과도 관련 있다고 할 수 있다.

◆126 Citric acid cycle이라고도 함. 미토콘드리아에서 포도당을 분해할 때 거치는 전자 전달계 이전의 단계
◆127 유산소 운동이란 호흡을 계속적으로 반복하며 지속적으로 하는 운동이다. 단거리 달리기는 무산소 운동이고 장거리 달리기는 유산소 운동에 속한다.

기 때문이다. 지방은 좁은 공간에 많은 에너지를 담는 고밀도 에너지원이다. 이런 사실을 응용하면 살찐 사람의 체중 조절법(다이어트)과 마른 사람의 건강 운동법을 알 수 있다. 이 부분은 많은 사람들이 관심 있어 하는 부분인데 다음 챕터에서 설명될 것이다.

태음인의 음식인 소와 참치는 유산소 운동을 하여 오랜 기간 힘 있는 운동을 할 수 있다. 반면 백색근을 주로 이용하는 생선인 대구, 돔 같은 어류는 평상시에는 움직임이 없다가 먹이를 잡을 때 순간적으로 움직인다. 단백질의 함량은 높지만 시토크롬 C는 적은 이들 식품은 한성 식품으로 소양인에게 적합하다.

껍질에 기름기가 있지만 살이 담백하면 소양인 음식이고 살에도 기름기가 있는 등푸른생선은 대체로 열이 많다. 다만 조리법을 활용하면 소양인에게 필요한 영양소를 얻을 수 있다. 이 부분도 다음 챕터에서 소개하려 한다.

갑자기 화를 낼 때는 숨을 쉬지 않는다. 화를 내는 것은 무산소 상황에서 단번에 많은 에너지를 소진하는 열 발산 작용이다. 이 경우, 해당계를 활용하여 에너지를 생성하게 된다.

체질 음식의
기타 의미

과일을 깎아 놓고 시간이 지나면 산화되는 특성은 다양한 체질의
과일에서 나타난다. 태양인, 소양인, 태음인의 과일 중에는 산화되
는 것이 있다. 한성 식품 중에 딸기, 참외, 멜론 등은 시간이 흘러도
변화가 적은 반면 바나나는 변화가 빠르다. 변화가 적은 음식은 대
체로 순하다. 일찍 수확해 설익은 토마토는 소양인이 먹기에 좋지
않으며 바나나도 덜 익은 상태에서 먹으면 좋지 않다. 보관하여 시
간이 경과하며 익히는 것도 좋고 과일을 불에 굽거나 요리에 넣어

익혀 먹는 것도 좋다. 토마토를 끓는 물에 데친 후 갈아 먹는 방법이 있다. 부담되는 영양소는 줄이면서 효과적으로 영양소를 섭취하는 방법이다.

한성 식품인 게, 새우, 낙지, 굴 그리고 돼지고기는 콜레스테롤이 많지만 소양인에게 적합하다. 필자는 그 이유로 두 가지 정도를 생각하고 있다. 조리법에 의해 콜레스테롤이 감소될 수 있으며 소양인의 뛰어난 배출 능력 때문일 수 있다.

배출 능력이 뛰어나다는 것은 '대사 속도가 빠르고 많이 소비하고 필요로 한다.'는 의미이기도 하다. 또한 콜레스테롤은 중요한 물질이어서 배출이 잘되는 사람은 식품으로 보충하면 도움이 될 수 있다.

콜레스테롤의 주 사용처는 부신 호르몬과 성호르몬을 생성하는 것이다. 따라서 정신 활동이 많고 교감 신경 작용이 많은 소양인에게 콜레스테롤이 많이 필요하다. 또 성호르몬의 원료이기 때문에 음식을 통해 흡수되면 성적 욕구가 높아질 가능성이 높다. 몸이 자연적으로 합성하는 속도보다 빨라지는 것이다.

어류보다는 육류가 콜레스테롤의 흡수율이 높고 불에 구운 것이 물에 삶은 것보다 콜레스테롤이 많다. 이것이 기독교에서 물고기 섭취를 권장하는 이유기도 하다. 그들은 물고기를 섭취하면 성적, 정신적으로 절제력이 높아진다는 것을 안 것이다.

태음인이 한성 식품의 콜레스테롤이 과다해지면 해롭다고 추정된다. 이런 특성도 체질 음식이 갖는 의미이다. 우리 몸의 콜레스테롤의 80%는 몸 안에서 스스로 합성한다고 알려져 있다. 그러나 어떤 체질은 외부에서 더 많이 받아들이고 어떤 체질은 내부에서 더 많이 합성할 가능성이 높다. 우리 몸은 핵심 성분까지 창조할 수는 없기 때문에 체내에서 합성한다는 것은 배출하지 않고 재활용한다는 의미를 지니고 있다.

태음인은 소화 기능이 좋고 간이 커서 합성 능력이 뛰어나다. 음식 속 단백질의 소화 흡수가 뛰어나고 지질 흡수 능력도 어느 정도 지니고 있다. 영양소를 받아들이려고만 하는 태음인은 버리는 배출 기능이 약할 가능성이 있다. 지질의 일종인 콜레스테롤은 수용성의 특성도 있는 특이한 물질이다. 몸에 지방질이 쌓이면 물보다는 지방질에 침착될 가능성이 높다.

'암내(액취증, body odor)'라는 것이 있다. 주로 겨드랑이에 분비물이 증가하여 세균에 의해 분해되어 좋지 않은 냄새가 나는 것이다. 암내의 분비물은 무색무취이며 아포크린샘의 분비물이다. 그리고 암내가 있는 사람은 아포크린샘의 수가 증가한다고 한다.[41] 이 사실을 고려해 볼 때, 아포크린샘은 반드시 노란색의 물질만을 분비하지는 않으며 신체 내의 유기물의 필요도에 따라 내용물이 달라져 투명한 색상의 분비물이 더 많다고 추정된다. 소양인도 무색의 분비물이 가능하지만 특히 태음인은 더욱 그럴 것이다.

분비로 인해 냄새가 나면 불편하다. 하지만 분비는 몸을 정상화하기 위한 배출 작용이라고 생각할 필요가 있다. 먹은 음식이 문제인 경우가 많으므로 자신의 체질을 알고 음식을 돌아보아야 한다. 그러나 그렇게 하더라도 안 되는 경우가 있다. 현대의 음식은 우리가 생각하는 것 이상으로 정도를 벗어나 있기 때문이다. 음식의 문제는 다음 챕터에서 더 구체적으로 논의될 것이다.

생활의 팁

몸에서(주로 겨드랑이나 사타구니에서) 냄새가 많이 나는 경우 음식과 생활에 문제가 없는지 생각해 봐야 합니다. 기름기 많은 육식과 체질에 맞지 않는 음식에 대한 절제가 필요합니다. 그리고 이완된 상태에서 충분히 쉬고 잠을 자는 것은 배출이 잘되도록 합니다. 해로운 음식을 피하는 것이 상당히 중요합니다.

과거 히포크라테스 시대에는 몸속은 보지 못하고 분비물을 관찰하였을 것이다. 사람에 따라 노란색 물질이나 투명한 액체를 분비하는 경우가 달랐을 것이고 몸속에 그런 물질이 많아 분비된다고 생각한 것으로 추정된다.

태음인의 경우 단백질의 활용력이 좋기 때문에 유기물이 많은 노란색 물질을 분비하는 경우가 적다. 피부 염증 시 생기는 고름도 일종의 노란색 분비물로 볼 수 있다. 태음인은 피부 염증이 적으므로 심장과 혈관과 췌장의 무리가 올 수 있다. 혈류의 확대와 신진대사의 활성화로 열을 발산하려고 하기 때문이다.

체질 음식의 많은 부분은 소화할 수 있는 지질의 양과도 관련 있다. 한성 식품의 채소에는 오메가 3 지방산이 많고 온성 식품에는 오메가 3와 오메가 6 및 약간의 포화 지방[*128]이, 열성 식품에는 많은 포화 지방과 오메가 6 지방산이 존재하고 생각된다(이 부분도 다음 장에서 더 깊이 논의될 것이다.).

곡류에도 지질이 포함되어 있다. 지질은 곡물을 차지게 만든다. 쌀에도 여러 종류가 있다. 우리나라에는 일반 쌀(자포니카 쌀)과 찹쌀을 많이 쓴다. 더운 남쪽 지방에는 인디카 쌀(안남미)이 재배된다. 우리가 먹는 쌀은 사실 소수 부류이고 전세계 쌀의 90%가 인디카 쌀이라고 한다.[42] 인디카 쌀은 점성이 거의 없고 찹쌀은 점성이 제일 높다. 그래서 찹쌀은 열성 식품으로 분류된다. 고구마가 감자보다 열이 많다고 보는 이유가 당도도 높지만 차진 부분의 차이가 있다. 견과류 중에는 소화하기 힘든 지질의 함량에 따라 다양하게 분류된다. 아몬드가 열이 가장 적고 땅콩이 가장 많아 알레르기가 생기는 경우도 있다.

생활의 팁
....

몸에 열이 많은 소양인과 대사성 질환이 있는 사람은 찹쌀과 고구마 같은 열성 탄수화물의 섭취를 줄이는 것이 도움이 됩니다. 대신 팥과 녹두를 자주 먹는 것이 좋습니다. 요즘 귤이 흔해져 여러 개를 계속 먹는 경우가 있는데, 인을 과다 섭취할 수 있으니 지나치게 먹지 않는 것이 좋습니다.

[◆128] 일반적인 몸의 기름 즉, 지방질이라고 생각하면 된다. 포화 지방은 상온에서 고체이며 저장성 있는 열원이다.

다음으로 비타민의 함유를 생각해 볼 수 있다. 비타민 B1인 티아민은 수용성으로 에너지 대사에 중요하여 에너지 섭취와 소모가 많은 사람에게 부족하기 쉽다고 한다. 열이 많은 소양인이 부족해지기 쉬운 것이다. 티아민은 돼지고기와 현미에 많다고 한다.[43] 돼지고기에 수용성 비타민이 많다는 것은 의외다.

일반적으로 육류라고 하면 단백질과 지방 덩어리라고 생각한다. 그만큼 돼지고기는 열이 적고 물과 친하다. 열 대사를 촉진하고 돕는 티아민과 같은 수용성 성분이 많기 때문이다. 아쉬운 점이 있다면 티아민은 열에 약해 오랫동안 가열하면 파괴될 수 있다. 하지만 티아민의 존재는 돼지고기가 한성 식품으로 소양인에 좋은 또 다른 이유가 될 수 있다.

마지막으로 가공식품을 생각해 보아야 한다. 가공식품에는 식감과 맛을 위해 많은 양의 설탕과 포화 지방 및 콜레스테롤을 함유하고 있다. 아이스크림, 초콜릿, 과자, 케이크, 기름 많은 빵 등은 현대판 열성 식품이라 할 수 있다. 가공식품은 열이 많기 때문에 열이 많은 소양인에게 특히 좋지 않다. 열이 찬 태음인도 마찬가지이다. 건강을 위한 식이 조절에서 가공식품의 섭취를 줄이는 것은 중요하다. 많이 알려진 내용이기 때문에 이 책에선 비중 있게 설명하지 않을 예정이다.

지금까지 우리는 체질 음식의 과학적 특성에 대해 알아보았다. 이제는 몸의 원리를 지구 과학적으로 생각해 보려 한다.

3

열과 습
그리고
지구

우리에겐 지구의 온난화보다 개체의 온난화가 더 심각한 문제다. 지구에 열이 쌓이면 어떤 현상이 생기게 될까? 열을 발산하는 화산과 태풍이 늘어나고 지진도 생길 수 있다. 지구의 열은 지각 활동이 많아지고 기후의 변화가 생기는 원인이다. 인체를 생각해 보자. 화산의 모양은 사람의 여드름이나 종기와 흡사하다. 뜨거운 온천이 배출되는 것은 땀이 나는 것과 유사하고, 아토피성 피부염에서 피부가 건조해지고 갈라지는 것은 지구의 사막화나 건조한 지대와 닮았다. 피부염을 통한 열의 소진과 배출은 이렇게 지표면의 작용과 닮은 점이 많다. 평상시 열이 많이 쌓인 사람은 폭발하기 전의 화산과 같다고 할 수 있다.

몸과 지구는
닮았다

동서양을 막론하고 예로부터 사람의 몸을 '작은 우주'라고 보는 학자가 많았다. 파라셀수스(1493~1541)는 대우주와 소우주인 인간이 서로 연결된다는 세계관을 가지고 있었다. 고대 중국 책인 《주역(周易)》의 동양 철학을 바탕으로 한 한의학도 동일한 관념을 기본으로 하고 있다. 몸의 이치를 우주의 원리에서 찾는 것이다. 그만큼 지구와 몸은 서로 많이 닮아 있다. 지구 상의 모든 생명의 근원이자 에너지의 근원도 태양이다. 지구의 70%가 물인 것처럼 몸의 70%도 물이다.

지구에는 대기와 해수의 흐름이 존재한다. 그 힘의 근원은 태양열과 지구의 자전이다. 햇빛을 수직으로 받는 적도 지방은 태양열이 강하고 극지방은 태양열이 약하다. 열은 서로 평형을 이루려 하기 때문에 적도의 열은 극지방으로 향하게 된다. 열을 이동시키는 수단은 대기와 해류이다. 이러한 큰 공기의 흐름은 지구의 자전으로 인해 휘게 되어 기류가 형성된다. 우리가 사는 한반도에서 편서풍이 이런 원리로 발생한다. 지표에는 동서남북으로 바람이 불 수는 있지만 대기의 높은 곳에서 동쪽을 향하는 일정한 기류가 편서풍이다. 이 바람으로 인해 봄철, 중국에서 황사가 날아오게 된다.

대기에 비해 바닷물은 저장할 수 있는 열의 양이 많아 천천히 뜨거워지고 해류는 매우 느리게 이동한다. 이것이 다가 아니다. 바다의 물은 균질한 덩어리가 아니다. 대서양의 염도가 태평양보다 높아 밀도가 커서 가라앉는다고 한다.[44] 바닷물의 밀도는 함유할 수 있는 열의 양과 이동 속도에 영향을 준다. 대서양의 느린 이동 속도로 인해 유럽의 따뜻한 겨울이 만들어진다고 하니 신비로운 지구가 아닐 수 없다.

사람의 몸도 그러하다. 음식의 열은 위와 장에서 흡수되어 혈관을 타고 간을 거쳐 심장으로 이동한다. 이것이 몸의 중심에 있는 열이다. 몸의 변두리 지역인 피부와 근육의 살들은 외부와 맞닿아 있어 지구의 지표면(지각)과 같다. 몸의 모든 지역으로 기류와 닮은 혈류가 열을 나르는 역할을 한다.

일반적으로 혈액은 영양분과 산소를 나른다고 알고 있지만 피 자체는 열이 많아 뜨겁다. 신체의 어느 부위든 영양소와 산소가 공급되면 즉시 열이 발생하기 때문에 혈류의 흐름은 열의 흐름이라고 할 수 있는 것이다. 몸도 다량의 소금물을 함유하고 있어 해류처럼 느린 이동이 일어난다. 몸이 작으므로 열의 흐름이 빠를 듯하지만 사실 시간이 제법 걸리게 된다.

열의 이동에 시간이 걸리는 것은 다른 의미에서 중요하다. 너무 빨라도 너무 느려도 안 된다. 너무 빠르면 열을 놓치게 되고 너무 느리면 열이 정체되기 때문이다. 소양인과 소음인은 물이 적은 건조한 체형이 많으므로 빠르며 태음인은 느리다. 또 살이 찐 사람이 마른 사람보다 열의 이동이 느리다. 이런 특성은 각 사람의 성격에까지 영향을 미치게 된다. 그래서 마른 사람은 살이 붙는 것이 좋고 비만한 사람은 살을 빼는 것이 살아가는 데 도움이 된다.

열의 흐름은 신체의 구조물에 의해 장애가 생겨 열의 사각지대(열이 부족한 지역)도 발생하게 된다. 열의 도달이 적은 곳은 기능 장애를 동반하며 통증이 생기게 되는 것이다. 사람의 신체 구조는 비슷하기 때문에 흐름의 장애가 발생하는 위치도 비슷하다. 필자는 이것이 한의학에서 말하는 경혈(經穴)[129]로 보고 있다. 그리고 이 경혈에서 막히지 않고 열과 물이 잘 흐르도록 자극을 주는 것이 침의 원리이다.

우리 몸의 기관과 세포들은 영양분과 산소를 보내 주면 저온 연소가 일어나 열이 발생한다. 이렇게 몸의 구석구석까지 열이 도달하여 세포들은 기능하며 살아갈 수 있다. 몸의 대사 작용을 통해 발생한 물질들의 회수도 동일하다. 이산화탄소의 회수가 빨리 이루어져야 하고 노폐물도 천천히 이동하게 될 것이다.

◆129 침을 놓기에 적당한 자리

염증과 배탈의
의미

그렇다면 몸의 변두리 지역의 입장에서 반대로 생각해 보자. 열이 부족할 땐 애타게 열을 기다리는 입장이지만 오늘날엔 영양 과다로 인해 열이 넘치기 쉽다. 우리의 몸은 어떻게 열을 처리할까?

피부 깊은 곳에 열이 많은 살이 쌓이면 처리가 곤란할 수 있다. 단식의 기회라도 생기면 저장된 것을 꺼내 쓸 수 있지만 계속 열성 음식을 섭취하는 경우엔 문제가 된다. 체열이 과다한 상황이다. 이럴 때 에크린과 아포크린 땀샘이 도움이 된다. 그러나 그것만으로는 부족할 수 있다.

앞의 글에서 염증은 태우는 것이라 하였다. 체내에 열이 쌓인 곳에서는 염증을 통해 태워 없애게 된다. 피부의 염증과 자가 면역 질환으로 불리는 염증이 생기는 것이다.[130]

염증은 국지적으로 그리고 전체 몸을 통해 해소될 수 있다. 염증

◆130 아보 도오루 교수는 늘어난 과립구가 자기 세포를 공격하여 염증을 일으킨다고 하였다. 자가 면역 질환의 원인을 과립구로 본 것이다. 필자는 교감 신경 작용 시와 열이 많을 때 과립구가 늘어날 가능성이 높다.

이 생기면 소화 기관은 억제되고 온몸이 피곤해지게 된다. 감기의 경우, 온몸에서 열이 발생할 수도 있다. 고열을 일으키는 발열 시엔 면역 세포의 성능이 향상되어 세균도 잘 처리할 수 있지만 더욱 중요한 것은 자기 몸을 정리하는 좋은 기회가 되는 것이다. 이것이 염증과 단식에 의한 자가 포식 작용autophagy◆131이다.

발열을 통해 체질에 맞지 않는 영양소를 태울 수 있다. 몸의 밖에서 온 것이든 안에서 생긴 것이든, 모든 이상 물질이 정리된다. 세균이든 암세포든 불필요한 물질이든 하나의 시각에서 보는 것이 중요하다. 불필요한 물질에는 체질에 맞지 않는 지방과 단백질도 포함될 것이다. 이때, 먹는 것은 좋지 않다.

음식의 열은 단백질과 지방으로 저장될 수도 있지만 자신의 체질과 맞지 않으면 연소되거나 배출되어야 한다. 체질에 맞는 영양소도 교감 신경이 발달한 사람은 저장하지 못하고 사용하게 된다.◆132 이때는 소량의 열이 발생한다. 반면 체질에 맞지 않은 영양소는 과량의 열을 발생시켜 신체에 부담을 주게 된다. 과량의 열은 빨리 배출하기 위해 심장이 빨라지며 피부는 붉어지고 뜨거워진다. 고혈압이 생기고 심장의 과로로 심장 질환이 생길 수 있다.

혈당을 낮추려는 췌장의 작용도 바빠진다. 체질에 맞지 않는 단

◆131 자가 포식 작용이란 자기 자신의 몸을 먹는 것을 말한다. 단식의 경우 자가 포식을 말하는 사람들이 있지만 염증의 자가 포식은 필자가 처음이라고 생각된다.
◆132 이것은 '체질에 맞다.'의 다른 의미이다. 마른 체형이 맞는 사람이 있다면 마른 체형이 되기 위해 과량의 영양소를 태운다.

백질과 지방이 쌓여 혈당을 높이려고 하는 상황에서, 음식으로 먹은 당분으로 인해 몸의 열이 과도해지기 때문에 췌장은 늘 바쁘다. 교감 신경의 작용이 많아져 열이 계속적으로 상승하면 더욱 문제다.

심한 경우 열이 많은 음식에 대해 알레르기가 발생하여 식품에 대한 거부가 나타나게 되거나 소화 기관(위나 소장)이 정지될 수도 있다. 몸의 변두리에서 열이 정체되면 열이 흘러갈 수 없어 소화 기관의 온도가 상승하고 효소의 작용이 약화되어 기관 자체가 정지하게 된다. 이것이 과열에 의한 배탈(장 정지)의 원리이다.

저온에서도 효소의 작용은 약해지고 불완전 소화의 가능성이 높다. 따라서 배탈은 차가운 음식을 많이 먹어도 생길 수 있다. 일단 배탈이 나면 먹지 않는 것이 좋다. 음식의 소화가 거의 불가능한 상태에서 먹는 것은 부담스런 짐이며 독이나 다름없다. 시간이 지나고 식욕이 좀 생기면 소화하기 쉬운 것부터 먹으면 된다.

히포크라테스 시대에는 환자의 섭생법을 세 가지로 나누었다. 딱딱한 음식은 건강한 환자에게, 순전한 액체는 허약한 체질의 환자에게, 끓여서 묽혀진 음식(죽과 국)은 중간 정도의 환자에게 처방하였다고 한다.[45]

많이 알려진 민간요법으로 배탈에 매실액이 효과가 좋다. 냉에 의한 경우 매실액을 바로 먹으면 된다. 열에 의한 복통의 경우 일단 먹기를 멈추고 시간이 지나면 열이 줄게 된다. 그때 매실액을 먹으면 된다. 온성 식품인 매실과 설탕으로 농축된 매실액은 열이 많다.

매실액은 장을 안정시키고 열이 많기 때문에 위장을 자극할 수 있다. 다른 열성 식품도 비슷하게 쓰일 수 있다. 예를 들어 소량의 매운 음식이나 꿀물이 가능하다.

교감 신경의 작용이 강할 때(가령 스트레스와 신경이 쓰이는 일이 있어 집중하고 있을 때) 소화 기관은 억제된다(임파구의 수도 적다.). 이때 소화하기 힘든 음식을 먹거나 과식하거나 상하기 쉬운 음식을 먹으면 불완전하게 소화된 음식이 체내로 흡수되면서 식중독이 생기기 쉽다.

식중독 물질(예를 들어 히스타민)은 혈관을 타고 온몸으로 퍼져 근육통과 두통을 일으키게 된다. 열이 나며 면역 기능도 활성화된다. 온몸에 퍼진 이상 물질은 면역 세포들이 하나씩 청소를 하게 될 것이다.

배탈이 나면 복통이 심하게 발생하며 식은땀도 흐른다. 배 속에서는 설사를 통해 모든 것을 버리려 한다. 설사가 일어나지 않으면 더욱 문제다. 장의 길이가 길어 음식 소화에 시간이 많이 걸리는 사람은 변비가 있는 경우가 많다. 그런 사람은 설사가 잘 생기지 않는다. 물질은 계속 흡수가 일어나 장기간에 걸쳐 온몸의 근육통과 두통, 고열이 이어질 수 있다.◆133 이것이 신선하지 못한 음식을 먹거나 소화가 잘못되었을 때 일어나는 배탈에 대한 설명이다.

◆133 그 물질들이 근육에 퍼지면 근육통이 생기고 머리에 퍼지면 두통이 생긴다. 이것은 온몸의 염증을 통해 흡수된 이상 물질을 처리하는 과정이다.

그 위험성이 크므로 음식의 신선도는 중요하고 식사를 할 때는 다른 일이나 생각을 하지 말고 식사를 즐기는 습관을 갖는 것이 좋다.

일반적으로 배탈의 원인을 현대 의학에서는 세균이나 바이러스로 생각한다. 해산물이 상하여 균이 늘어나 있다면 그것을 먹었을 때 창궐 된 세균과 히스타민에 의해 급격한 장염이 발생할 것이 분명하다. 그러나 위생이 발전되어 이런 경우는 드물어졌다. 그래서 필자는 열에 의한 장 정지를 설명을 하고 있는 것이다. 심한 배탈의 경우 병원에서 수액을 맞아야 한다. 장의 문제가 지속되면 영양이 공급되지 못해 개체가 위험해질 수 있다. 혈액을 통해 직접 전해질[134]과 영양을 공급하는 수액은 이런 중대한 문제를 해결해 줄 수 있다. 일상적으로 우리에겐 크고 작은 배탈이 생기고 있다. 심하지 않은 것은 가정에서 해결하는 것이 여러 가지 면에서 장점이 있다. 감기와 마찬가지로 배탈도 잘 극복하면 장이 튼튼해져 건강에 도움이 된다.

◆134 이온 균형을 맞추는 데 필요한 무기물

문명이
발달했을 때

염증이 있을 때, 감기 걸렸을 때, 배탈이 났을 때 먹지 말아야 한다는 말을 자주 하였다.♦135 아플 때 먹지 않으면 병을 이겨내지 못하고 위험해지지 않을까 걱정하는 사람들이 많다. 그러나 최근 유행하고 있는 단식법에서도 배고픔을 느껴서 먹는 것이 중요하다고 말한다. 필자 역시 배고파서 먹고, 피곤해서 자는 것이 중요하다고 믿고 있다. 건강은 자연스러운 리듬이다. 리듬 있는 생활을 위해서는 배고픔과 피곤함을 느낄 수 있는 감각을 살리는 것이 중요하다. 식사 시간이 되었다고 억지로 먹거나 몸에 좋은 음식이라고 적극적으로 먹는 것은 건강에 좋지 않다(뒤에 나올 '음식과 생활' 부분을 보고 음식을 통한 양생법을 계속 공부하다 보면 그 이유를 알게 될 것이다.).

히포크라테스는 이런 말을 했다고 한다.[46]

"지나치게 먹어서는 안 된다. 오히려 속을 완전히 텅 비워 버리는 편이 좋은 경우도 있다. 육체의 대청소가 되지 않은 상태에서 늘

♦135 더 구체적으로 말하면 처음엔 금식하다 나중에 식욕이 생기면 소화하기 쉬운 음식부터 먹는 것이 필요하다.

과식하다 보면 오히려 몸에 해가 된다. 병자가 많이 먹으면, 오히려 병을 키워 가는 형국이 될 수 있다. 정도를 넘긴다는 것은 자연에 반하는 일이란 걸 가슴에 새겨야 한다.”

고대 그리스 시대에도 잘 먹어서 생긴 병이 많았던 것 같다. 필자도 많은 경우 속을 완전히 비우는 것이 건강에 도움이 된다고 믿고 있다. 갈증이 느껴지지 않으면 물도 적게 먹어도 된다. 먹지 않으면 위산이 나와 문제가 일어날까 걱정하는 사람이 많지만 그런 일은 잘 생기지 않는다. 평상시 잘 먹는 사람은 아플 때나 배탈이 났을 때 혹은 정기적으로 속을 완전히 비워야 내장이 휴식을 취할 수 있다. 휴식하는 동안 그 남는 에너지를 활용해 몸을 깨끗하게 청소하는 것이다. 단식이 효과를 보이자 고대 그리스의 의사들이 환자에게 무조건 단식을 하게 해 문제가 생기기도 했다고 한다. 단식이 효과를 보이기도 하고 문제가 되기도 하는 것이다. 과연 그 기준은 무엇일까?

문명이 발달하면 인권과 학문, 건축술 등과 함께 조리법과 음식 문화, 의술이 함께 발전한다. 고대 그리스와 로마 시대에도 그런 물질적 풍요를 누렸다. 그렇지만 긴 인류의 역사 중에는 전쟁과 기근으로 전염병이 창궐했던 시대도 많았다. 전쟁이 일어나면 외과가 발전한다. 기근의 시대에는 영양 부족으로 오는 병이 많다. 위생적이지 못한 환경에서 영양이 부족한 사람들은 전염병에 걸려 쉽게 죽게 된다. A. D. 200년경 서양에 갈레노스가 있었다면 중국엔 장중경(張仲景, 150(?)~219)이 있었다. 장중경의 의술이 그런 배경으로 발전했다. 전쟁과 기근의 시기가 끝나면 사람들은 정신을 바짝 차리고 노력하여 문명의 발전이 뒤따르는 경우가 많다.

풍요의 시대에는 음식으로 인한 병이 늘어나서 내과학이 발전하며 건강 관리에 대한 관심도 높아진다. 서양의 히포크라테스 시대와 현재가 그러하다. 이처럼 역사적인 상황에 따라 유행하는 병이 있어 진단이 유리하지만 예외는 늘 존재한다. 영양의 부족으로 병이 생겼을 때 단식은 신체의 위험을 초래할 수 있다.

한의학에서는 허(虛, lack)와 실(實 ,overflow)의 개념이 있다.[47] '허하다.'는 것은 모자라는 것이고 '실하다.'는 것은 넘친다는 것이다. 사람의 몸은 대체로 영양분이나 열이 모자라거나 넘쳐서 문제가 발생한다. 역사적으로 부족해서 생기는 병이 더 많았다. 그러나 지금은 과해서 문제고 절제하기란 쉽지 않다. 세계적으로도 많은 나라가 과학 기술의 발전과 식량 혁명에 힘입어 풍요로운 생활을 하게 되었다. 전 세계에서 단식이 유행하고 있는 이유가 있었던 것이다. 의학 또한 새로운 관점이 필요하다고 생각한다.

다시 '지구와 몸'으로 돌아가 보자. 위장은 열이 쌓여 정지될 수 있고 간은 열을 받으면 단백질 합성 작용에 문제를 일으킬 수 있다. 심장은 온도가 낮은 폐와 가까이 위치하고 내장과는 횡격막으로 분리되어 있어 유리한 점이 있다. 심장이 열에 의해 멈추면 중대한 문제가 생기기 때문일지도 모른다. 어떤가? 모든 몸의 작용엔 이유가 있었던 것이다.

우리에겐 지구의 온난화보다 개체의 온난화가 더 심각한 문제이다. 지구에 열이 쌓이면 어떤 현상이 생기게 될까? 열을 발산하는 화산과 태풍이 늘어나고 지진도 생길 수 있다. 지구의 열은 지각 활동이 많아지고 기후의 변화가 생기는 원인이다. 인체를 생각해 보자. 화산의 모양은 사람의 여드름이나 종기와 흡사하다. 뜨거운 온천이 배출되는 것은 땀이 나는 것과 유사하고, 아토피성 피부염에서 피부가 건조해지고 갈라지는 것은 지구의 사막화나 건조한 지대와 닮았다. 피부염을 통한 열의 소진과 배출은 이렇게 지표면의 작용과 닮은 점이 많다. 평상시 열이 많이 쌓인 사람은 폭발하기 전의 화산과 같다고 할 수 있다.

지금까지 열에 관해 지구와 몸을 비교하여 생각해 보았다. 열은 몸에서 가장 민감한 부분인 정신과도 밀접한 관련이 있다. 다음으로 열과 정신과의 관계에 대해 알아보도록 하자.

몸과 지구, 염증 배탈 정리

몸과 지구는 닮아 비슷한 열의 순환이 일어나고 있다. 몸에서 열의 흐름에 장애가 생기면 통증이 생길 수 있다. 몸에서 염증이 일어나면 자신의 신체를 정리하는 작용이 생긴다. 모든 이상 물질에 대한 면역 작용과 열 물질에 대한 연소 작용이 함께 일어나는 것이다. 체열이 축적되면 소화 기관에서 장 정지가 발생할 수 있다. 몸의 중심부에서 과열이 발생하여 효소의 작용이 억제되기 때문이다. 장을 정지시키는 것은 음식의 소화 흡수를 막아 열을 낮추는 좋은 방법이 된다.

열과 정신과의 관계

사막과 같은 열대 지방에서는 물이 없는 상황에 처하면 신체의 열이 땀으로 배출되지 못한다. 결국 몸에 열이 축적되어 정신 착란 증세가 오며 죽게 된다. 필자는 생으로 혹은 덜 익은 마늘 양파를 먹으면 마음의 흥분이 오고 신경이 날카로워짐을 느낀다. 그럴 때면 작은 사건에도 민감해져 화를 내기 쉽다.

사람들은 살아가면서 종종 화를 낸다. 화(火)는 한자로 불을 의미한다. 분노와 화는 마치 몸에서 불을 뿜는 것과 흡사하다. 화를 내는 것은 사람이 의도하는 것이다. 그러나 체열의 관점에서 보면 분노의 감정도 에너지를 소진시키기 위한 행위일 수 있다. 자신의 의지로 통제할 수 없는 때가 있기 때문이다. 분노는 강한 에너지를 발산하기 때문에 주위 사람들을 놀라게 한다. 화를 낸 사람도 시간이 지나면 후회를 하는 경우가 많다. '화를 내지 말아야지.' 하고 마음먹어도 막상 그 순간이 되면 뜻대로 잘 되지 않는다. 그래서 좋은 품성을 기르기 위하여 불교에서는 음식을 절제하며 정신 수양을 한다. 현대의 음식엔 열이 많아졌다. 그래서인지 최근엔 사찰 음식에 대한 관심도 높다.

뇌는 혈류가 많고 신경 조직이라 열에 가장 빠르게 반응한다. 고로 음식 속의 열의 강약은 정신 상태에 빠르게 영향을 미칠 수 있다. 갑자기 화가 나면서 싸움을 하거나 사고를 내는 경우, 정신 나간 말과 행동을 하는 경우 그것이 음식의 영향일 수 있다는 것을 안다면 당신은 허무할지 모른다. 그러므로 풍요로운 시대에는 음식을 절제하며 자신의 마음을 지키는 법을 배워야 한다. 생물학적 요인은 생각보다 많이 우리를 지배하고 있다.

특히 열이 많은 채소는 사람의 정신을 지배한다. 고대 이집트에서는 정신 작용이 강한 양파를 숭배하였다고 한다.[48] 정신에 대한 열의 영향은 소양인이 더 민감하다. 소음인의 경우, 열이 부족하면 우울증이 생기기 쉽다. 우울증이 오면 폭식으로 이어지기도 한다. 많이 먹어 열을 상승시키려고 하는 것이다.

신체의 각 부위가 열의 오르고 내림이 있듯이 뇌도 열의 고저와 불균일에 따라 감정이 생길 수 있다고 추정된다. 몸에 열이 많아지면 정신에도 영향을 미쳐 성격과 기질에 영향을 줄 수 있다. 화, 분노, 상상, 망상, 환상, 흥분, 기쁨은 뇌에 열이 많을 때의 증상이고 고통, 우울, 슬픔은 열이 적을 때이다. 열이 불균일할 때 불안함이 생길 수 있고 열의 흐름이 막히거나 염증이 있을 때 두통이 생길 수 있다. 그래서 두통은 몸 상태를 가장 민감하게 나타내기도 한다. 다양한 감정을 만들어 내기 위해 열 이외에 다른 요인이 함께 작용한다고 추정된다.

술과 담배도 정신에 미치는 영향이 크다. 술은 효모를 이용하여 곡물을 발효하여 만든다. 곡물이 에탄올이 되면서 열의 작용이 빨라지고 강해진 것이다. 술은 정신을 흥분시키며 온몸을 데우는 데 좋다. 가을이나 겨울, 추위에 몸이 움츠러들었을 때 술은 몸에 열기를 불어넣는 약이 되기도 한다. 고통과 슬픔이 있을 때 술이 먹고 싶어지는 이유기도 하다. 알코을 의존증이 있는 사람은 평소 음식들을 통해 몸의 열을 적절하게 유지하는 것이 술을 생각나지 않게 하는 데 도움이 될 수 있다.

담배는 조직의 산소 결합을 방해하고 혈관을 수축시켜 몸의 열을 줄여 준다. 뇌와 심장이 진정되는 것이다. 담배의 작용은 혈류에 빠르게 흡수되어 신속히 나타나지만 지속 시간은 짧다. 담배는 스트레스나 음식의 열로 인해 마음이 흥분될 때 효과가 있다. 그래서 담배는 술과 잘 어울리고 식후에 많이 피운다. 담배를 피울 수 있는 소양인이나 열이 쌓인 태음인에게 담배는 효과적인 만큼 끊기 힘든 유혹이다.

담배를 끊는 방법도 이러한 원리를 생각해 보면 찾을 수 있다. 음식 조절이 중요하다. 정신을 흥분시키는 열성 음식을 자제하면 담배에 대한 충동이 줄어들 것이다. 특히 짧은 시간에 강한 열을 일으키는 황을 함유한 채소류를 조심하면 좋다. 운동도 도움이 된다. 운동은 신체 각 부위의 체열의 균형을 잡고 교감, 부교감의 자율 신경 균형에도 도움이 된다.

열성 음식의 과다 섭취로 정신적 과흥분 상태(예, ADHD 주의력 결핍 과다 행동 장애)가 지속될 수 있으며 스트레스로 인해 신경 과민이 더해지면 불균일한 열작용으로 정신적 증상(예, 공황 장애)이 일시적으로 올 수 있다고 추정된다. 신경증과 많은 정신 질환이 열과 관련 있기 때문에 피부 질환, 치아 질환◆136같은 열로 인한 질환들과 함께 나타날 가능성이 높다. 모두 스트레스 조절과 섭생으로 호전될 가능성이 크다.

서양에선 '개의 날dog days'이란 용어가 있다. 기간은 7월 말에서 8월 중순까지로 더운 날씨로 인해 개가 미쳐서 사람들은 개를 희생시켰다고 한다.[49] '개의 날'도 열과 정신과의 관계를 보여 주고 있다.

◆136 열과 치아 질환의 문제는 4챕터에서 자세히 소개한다.

습^{the wet}의 정체

기본 성질에서 냉, 온은 알기 쉬운데 건, 습의 존재는 모호하게 느껴진다. 지금부터 습이란 무엇인지 알아보도록 하자. 체내에 수분의 양이 많은 경우를 '습'이라 보고 적은 경우는 '건'이다. 몸의 수분 비율이 약 70%라고 하지만 사실은 사람마다 일정하지 않다. 살이 찐 사람은 수분이 많고 마른 사람은 대체로 수분이 적다. 흥미롭게도 우리나라 말에 '말랐다.'는 표현이 건조와 비슷한 의미를 지니고 있다.

건, 습은 열과 관련이 깊다. 열이 많으면 건조해지기 쉽고 차가워지면 습해지기 쉽기 때문이다. 일반적으로 여자가 남자보다 습하고 어린이가 노인보다 습하다. 성별과 나이에 따라 달라지는 것이다. 그래서 한의학에서 여성이나 살이 찐 사람에게 '냉'이 오기 쉽다고 보는 것이다. '냉'은 순환 장애로 인해 신체의 일부가 차며 통증이 생기는 것을 말한다. 그러므로 냉은 열이 부족하거나 습이 많을 때 생기기 쉽다.

　사람의 몸은 열이 많다고 마르지만은 않고 열이 적다고 살이 찌는 것만은 아니다. 이 말은 살찐 소양인이 존재하고 마른 태음인이 존재한다는 의미이다. 서양 고대 의학에서는 성별과 나이를 고려하였는데 현대적으로 풀면 호르몬적 영향이라고 설명할 수 있다. 여성과 남성 호르몬의 차이와 사춘기 전후의 호르몬의 차이 그리고 노인이 되면서 호르몬이 변화하는 것을 생각하면 된다. 체질 음식이 아닌 것으로 살이 찔 수도 있는데 그것은 건강에 악영향을 미치게 된다. 살이 찌면서도 열이 잘 차는 소양인이 있고 열이 부족하면서도 살찐 소음인이 존재하는 것이다. 따라서 자신의 원체질과 함께 건, 습을 추가하여 생각하면 개인에 따른 섭생에 활용할 수 있다.

살을 물로 볼 수 있는 과학적인 이유

물의 양이 몸의 열작용에 간접적으로 큰 영향을 끼치는 것은 물의 열용량heat capacity이 크기 때문이다. 열용량은 물질의 열을 포함할 수 있는 능력을 일컫는다. 물질에 따라 열을 함유할 수 있는 능력이 달라 비열specific heat capacity◆137의 차이를 보인다는 것이다. 비열이 큰 물은 열을 많이 함유하기 때문에 온도를 올리는 데 많은 열이 필요하고 온도가 낮아지는 데도 시간이 걸린다. 자연계에서 물은 비열이 아주 큰 물질에 속한다. 물의 비열이 1 Kcal/g ℃ 이며 단백질, 지방은 그보다 낮아 0.5정도이다. 단백질, 지방질은 열을 반만 주어도 온도가 올라가는데 물은 두 배의 열이 필요하다는 의미이다. 그래서 체온의 관점에서 보면 살의 의미는 물이라고 할 수 있다.

◆137 물질 1g을 1도 올릴 때 필요한 에너지

몸의 외형이 어느 정도여야 '습이 있다.'고 할 수 있을까? 골격이 덜 보이고 신체가 부드러운 곡선형이면 '습이 있다.'고 할 수 있고 골격이 많이 보여 각지고 마른 느낌이 나면 '건'으로 보면 된다.

'살이 찐다.[138]'는것은 유기물은 약간이고 물이 늘어나는 것이다. 살이 찐 사람은 날씨 변화에 덜 민감하고 건조한 사람에 비해 더 많은 열이 필요하며 '냉'이 오기 쉽다. 반면 건조한 사람 즉, 마른 사람은 음식의 열에 의해 빠르게 체열이 상승하고 식는 것 또한 빠르다. 날씨가 추워지거나 더워지면 금방 느낄 수 있다.

마른 사람에게
소금이 필요하다

우리 몸은 식염수 즉 0.9% 소금^{NaCl}과 물이 기본 바탕을 이룬다. 따라서 살이 찌면 물과 함께 소금의 양도 많아진다. 살이 찐 사람은 소금의 나트륨 이온의 소모가 적기 때문에 살을 유지할 수 있다. 만약 나트륨 이온을 유지할 수 없다면 삼투압의 원리[139]에 의해 물을 잃게 될 것이다.

◆138 살에는 물살과 지방살이 있다. 살이 찌는 것을 말할 때는 대부분 물살이다. 물론 어느 정도의 지방은 필요하다.
◆139 소금 가는 곳에 물이 간다는 자연의 기본 원리이다. 소금의 농도가 높으면 수분을 흡수하려 한다.

나트륨 필요에 대한 과학적인 설명

마른 사람은 교감 신경의 작용이 강하여 알도스테론◆140의 작용으로 혈압이 상승한다. 이 호르몬은 신장에서 나트륨 이온Na+을 최대한 재흡수하면서 대신 수소 이온H+와 칼륨 이온K+ 을 배출시킨다. 나트륨 이온의 소실을 줄이기 위해 땀샘과 대장에서도 칼륨 이온을 내보내며 나트륨을 거둬들인다. 필자는 이런 모습에서 나트륨을 구하기 위해 애쓰는 몸의 절박함을 느꼈다.

필자는 건조한 체질의 사람에게 소금의 섭취가 필요하다고 믿고 있다. 특히 마른 소양인은 정신 활동이 많아 신경 세포의 작용에 필요한 나트륨 이온을 소모하기가 쉽다.

그러므로 정신 활동과 교감 신경 작용이 많은 마른 사람에게 나트륨은 절실하게 필요한 이온이다. 그러나 건강 상식에서는 고혈압의 방지를 위해 나트륨의 섭취를 줄여야 한다고 말한다. 이 사실은 사람에 따라 일부 진실이지만◆141모든 사람에게 적용해서는 곤란하다. 필자도 과거에 이런 건강 상식을 믿고 짠 국물을 의도적으로 피한 적이 있었다. 그러나 지금은 먹고 싶은 만큼 먹고 있다.

칼륨 이온은 자연계에서 소량 존재하여 세포의 생존을 위해 최대한 잃지 말아야 할 중요한 이온이다. 세포는 생존을 위해 항상 세포막에서 나트륨 이온을 내보내며 칼륨 이온을 흡수한다고 한다. 세포 내에 염분이 과도해지면 삼투압의 원리에 의해 물이 많아져

◆140 부신에서 분비되는 스테로이드 호르몬의 일종
◆141 살이 찐 사람들은 대부분 짠 음식을 싫어한다. 그리고 소금은 물을 끌어당기기 때문에 고혈압을 악화시킬 수 있다. 하지만 이 책에서 설명하듯이 고혈압의 원인은 소금이 아니라 체질에 맞지 않은 열물질이다. 따라서 근본 원인에 대한 접근이 필요하다.

압력이 증가하기 때문이다. 소금의 나트륨 이온이 부족하면 신장에서의 칼륨 배출로 인해 칼륨 이온이 부족해질 수 있다. 고로 스트레스가 많고 교감 신경을 많이 쓰는 현대인은 나트륨과 칼륨을 잃을 위험에 처하게 된다.

교감 신경 항진증◆142인 사람은 소변에서 마그네슘의 배출이 증가되는 특징이 있다고 한다.50) 필자는 칼륨보다 마그네슘의 배출을 더 큰 문제로 보고 있다. 칼륨은 비료에 포함되어 음식을 통해 흡수할 수 있지만 마그네슘은 더 어렵기 때문이다. 마그네슘은 황과 함께 비료의 6원소에 포함되어 있다. 그러나 농작물이 얼마나 흡수해 내느냐의 문제도 고려해야 한다.◆143 또한 사람이 많이 배출한다면 늘 부족한 문제를 겪을 수 있다. 우리 몸에서 마그네슘 이온의 작용은 대사 작용에 관여해 체온을 안정시키는 것이다.

교감 신경의 작용이 강해지면 나트륨을 얻기 위해 대신 같은 양이온인 칼륨과 마그네슘을 버려야 한다. 이온 균형을 맞추어야 하기 때문이다. 이때 소금의 섭취는 나트륨을 공급하여 신장에서 칼륨과 마그네슘을 잃지 않게 할 수 있다.

소금의 섭취는 다른 의미도 지니고 있다. 자연 상태의 소금에는 주성분인 소금과 함께 마그네슘 같은 다른 무기질도 포함되어 함

◆142 앞에서 소개되었듯이 교감 신경의 작용이 늘어나 잘 줄어들지 않는 증상을 말한다.
◆143 이 사실은 식물의 생육 환경과 관련 있다. 식물에게도 적당한 스트레스가 존재해야 마그네슘을 흡수할 가능성이 있다.

께 섭취할 수 있다. 칼륨이나 마그네슘을 섭취할 수 있는 다른 방법은 물을 통해서이다. 물에는 다양한 무기질이 녹아 있기 때문이다. 이것은 기능성 건강 식품을 통해서가 아니라 자연에서 직접 섭취하는 방식이다.

부탁하고 싶은 것은 칼륨과 마그네슘만 보충하는 약을 생각하기보다 자연이 주는 형태로 섭취하라는 것이다. 단순화된 지식으로 인한 우리는 많은 피해를 보고 있기 때문이다. 그리고 필요한 영양소를 갖추고 건강해지면, 자신의 욕망대로 교감 신경을 더 쓰며 무절제하고 무리해서 살아서는 안 된다. 절제, 즉 한계의 설정이 필요하다. 몸을 과도하게 사용하면 결국 장기의 고장을 일으켜 병을 일으키고 수명을 단축시키게 된다. 병이 생겼을 때 자신의 잘못을 깨닫고 고쳐야 한다. 몸에 중요한 뭔가를 계속해서 잃어 가는 생활보다는 채워 가는 생활이 양생법에서 중요하다.

살찐 소양인

'습'에 대해 생각해 보기 위해 살이 찌는 것을 다시 생각해 보려 한다. 소양인과 태음인이 살이 찌면 습, 즉 물이 늘어난다(태양인과 소음인도 마찬가지다.). 아주 마른 여성을 제외하고 여성은 대체로 습이 있다고 보면 된다. 습은 '냉'이다. 불균일하게 몸 일부가 차가워져 통증의 원인이 되지만 섭생에선 몸 전체의 습을 보는 것이 필요하다.

습이 있는 소양인◆144이 체열이 떨어지면 한 단계 위인 태음인 음식으로 열을 보강하는 것이 좋다. 습이 있는 태음인은 열을 올리기 위해 소음인 음식을 먹을 수 있고 체질 음식도 도움이 된다.

습이 늘어나면 필요한 열을 올리기가 더 힘들어지고 순환이 시간이 걸리고 정체가 생길 수 있다. 그래서 살이 찐 사람은 느려지고 몸의 구석구석에 통증이 잘 생긴다. 이럴 때 운동이나 물리 치료나 마사지를 받으면 효과가 좋다. 그러나 냉한 것은 열이 과다한 것에 비해 치료하기 쉽다. 살기 좋아진 요즘에는 한약재나 음식이 발달하여 열을 올리기가 쉽기 때문이다.

소양인은 원래 열이 잘 쌓이지만 살이 찌면 열용량이 증가하여 성격도 태음인을 닮을 수 있다. 이런 경우에도 자신의 고유한 체질로 인해 금방 냉함을 느끼고 강한 열을 원하게 된다. 그러나 소음인에게 맞는 음식을 먹을 경우 지방질의 처리가 곤란해 몸의 원활한 작용에 문제가 생기기 쉽다. 따라서 소양인은 살이 찌면 건강에 해롭다. 살찐 소양인은 태음인에 비해 골격은 가늘며 살이 더욱 두드러진다. 소화력이 약하여 자주 먹게 되고 소화가 쉬운 당분과 열성 식품을 선호하는 경향이 있다. 소양인의 다이어트법을 소개하려 한다.

일반적으로 탄수화물의 비중을 줄이도록 하는 식이 조절을 이야

◆144 습이 있는 소양인은 태양인과 유사한 면이 있다. 성격이 관대해지고 행동도 느려진다.

기하는 경우가 많은데 필자의 생각은 약간 다르다. 소양인은 탄수화물 위주의 식사가 맞고 활동량을 늘리면 도움이 된다.[145] 전체적으로는 음식의 섭취를 줄이고 단식하기보다 음식을 일정 간격으로 먹는 게 좋다. 체질에 맞는 채소나 과일도 좋을 것이다. 탄수화물로는 현미와 백미를 먹는 것이 도움이 되고 찹쌀은 열성이니 피하는 것이 좋다. 몸의 살들은 유지되기를 원하기 때문에 강력한 식욕을 일으킨다. 이때 닭고기 같은 열성 단백질을 먹지 않는 것이 중요하다. 단백질을 얻으면서 지방까지 얻으면 배출의 문제로 살을 빼기가 더 어려워진다. 오히려 태음인의 음식이 따뜻하고 건조하여 도움이 될 것이다. 운동은 무산소 운동법[146]이 좋다(다이어트 방법과 무산소 운동법은 4챕터에서 다시 소개된다.).

소음인(신장이 크다. 냉, 건)은 열이 많고 습한 식품이 맞다고 하였다. 습한 음식이란 지방질을 의미하여 소음인은 더 강한 열원(황, 인 등)을 잘 처리할 수 있다. 피하 지방층은 내부 열의 방출을 줄여 주고 외부 온도의 영향을 막아 준다. 태양인(폐가 크다. 온, 습)의 '습'은 혈류의 풍부한 수분과 관련이 있다. 차갑고 건조한 음식이 잘 없기 때문에 태양인의 음식은 적고 독특하다. 그러나 태양인도 열이 있는 음식에 대한 문제가 존재하며 살은 잘 찌지 않아 대체로 마르다.

◆145 '아무리 먹어도 살이 찌지 않는 사람' 부분에서 나온 원리이다.
◆146 추가 설명 : 감기로 인해 목과 코가 붓고 열이 날 때를 잘 활용하면 다이어트에도 도움이 된다. 염증은 몸의 체질에 맞지 않는 영양소를 태우면서 보다 건강한 면역력과 체형을 만드는 작용이 있기 때문이다.

냉·온·건·습 건강법에서 습이란 물을 말한다. 습이 많다는 것은 '살이 찌다, 몸 안에 물이 많다.'는 말과 동일하다.

물은 열을 많이 함유하는 비열이 큰 물질이다. 그래서 살이 찐 사람은 몸에 부분적으로 열이 부족하여 냉증이 생긴다. 냉증의 시림과 차가움에는 운동과 마사지, 온성 혹은 열성 식품이 도움이 된다.

마른 사람은 소금을 섭취해야 한다. 소금은 물을 함유할 수 있게 하고 마른 사람은 소금과 수분이 부족해지기 쉽기 때문이다. 교감 신경을 많이 쓰는 사람은 마그네슘의 보충도 중요하다. 우리는 자연 소금과 물과 음식을 통해 이런 성분을 얻을 수 있다.

엄마와 자녀의
체질이 다를 때

단백질, 지방, 인, 황 등으로 볼 수 있는 신체의 열원은 성장기와 성인기에 따라 반응이 달라진다. 성장기엔 많은 열원이 필요하고, 이는 성장으로 연결되기 때문에 별문제가 없지만, 성인기에는 여러 가지 병이 생기는 원인이 된다. 성장기도 2차 성징 이전과 이후로 나눌 수 있는데, 성호르몬의 분비가 신체의 큰 변화를 일으킨다. 이 시기엔 콜레스테롤의 대사가 많아지고 정신적으로도 개성화individuation1◆147가 더

◆147 각자 다르게 태어난 자신만의 모습을 찾아 일생을 통해 점차 변해 가는 것, 본질적인 자기가 깨어나는 것

욱 진행된다.

거꾸로 생각하면 아동기에 성호르몬이 분비되지 않는 것은 급격한 성장과 발달을 위해서이기도 한 것이다. 부모님은 자녀의 성장에 관심이 많다. 필자는 사춘기 이전, 특히 초등학교 3~6학년의 기간에 체격이 정해지기 때문에 중요한 시기로 보고 있다. 성장에 도움이 되기 위해서는 첫째, 체질 음식을 잘 먹어야 하고 둘째, 감기와 같은 병에 걸렸을 때 면역력을 극대화할 수 있어야 한다.

엄마와 자녀의 체질이 다르면 자녀의 성장은 순조로울 수가 없다. 우리나라에서 흔한 문제는 태음인 엄마와 소양인 아이 사이에서 일어난다. 이런 경우 아빠를 보면 대체로 소양인이다. 엄마는 자신이 좋아하는 것이 가족에게도 좋을 것으로 보고 식단을 준비할 가능성이 높기 때문에 그 음식이 아이의 체질과 맞지 않게 되는 것이다. 요즘과 같이 풍요로운 시대에도 못 먹어서 성장이 안 되는 아이가 있다는 것은 놀랍다. 치과에서나 주변에서 그런 아이들을 종종 만난다.

소양인이 열이 많은 음식을 주로 먹게 되면 몸에 쌓인 열을 해소하지 못해 머리와 손이 뜨겁고 얼굴이 검붉은 빛을 띤다. 먼저 식욕이 사라지고 식사 투정이 심해진다. 소량만 먹고 소화가 쉬운 단것만 찾게 되기도 한다. 간식을 자주 먹으며 밥을 먹지는 않으려 하는 경우이다. 오히려 열이 높은 달걀이나 빵도 좋아하게 된다. 이런 경우 식사량이 더 줄어 소화 기능은 더 약해진다. 이런 상황에 이르면 아이의 성장은 이루어지지 않고 왜소한 체격을 갖게 된다. 이때 아이가 몸이 약하다고 생각하여 비싼 보양식을 먹이면 역효과만 날 뿐이니 조심해야 한다. 이런 아이는 대체로 소양인이며 차가운 음식이 몸에 맞다.

아이들이 식사 시 음식에 대해 투정하는 경우가 있다. 어떤 사람은 자신이 좋아하는 음식을 잘 가려내고 어떤 사람은 그렇지 못하다. 필자는 미각이 살아 있는 것이 중요하다고 생각한다. 그리고 음식을 가려 먹는 능력은 후각이 발달된 사람이 훨씬 뛰어나다고 추정된다. 후각도 미각에 중요한 영향을 끼치고 있기 때문이다. 그래서 예를 들어 코에 비염이 있다거나 입으로 호흡을 하는 경우 음식을 판단하는 능력이 약해질 수 있다. 후각과 미각이 발달된 사람은 자신의 체질에 맞는 음식을 가려 먹어 건강할 가능성이 높아진다. 아이들이 음식에 대해 투정하는 경우 귀 기울여 들을 필요가 있다. 음식표를 생각해 보면 체질 판단에 도움이 되기 때문이다. 다만 가공식품과 패스트푸드를 원하는 것은 절제를 시킬 필요가 있다.

사랑니의 통증은 사춘기가 끝나고 성인이 됨을 의미한다. 성장의 마지막 단계에서 사랑니의 출현은 열에 의한 성장이 벽에 부딪히는 순간이다. 보통 사랑니가 나는 길이 막혀 통증이 일어나게 되는데 이것은 체열이 과다하면 통증이 생긴다는 신호이다. 그래서 성인기에는 음식의 절제와 조절이 중요하다.

요즘 많이 먹지 않는 아이의 대표적인 원인은 몸에 열이 넘치기 때문입니다. 부모는 자신의 부모님이 키우신 방식대로 자신의 자식을 키우는 경향이 강합니다. 먹지 않으려고 하는 아이의 입에 계속 밥을 떠먹이는 엄마를 보면 딱한 마음이 듭니다. 이런 경우 먼저 이 책에 소개된 열성 음식을 차단시켜 주셔야 합니다. 단것도 좋지 않습니다. 평상시에 체질 음식을 잘 먹이고 아플 때는 약을 아끼며 정상적으로 몸이 정리하도록 도와주면 아이는 성장이 잘 일어나며 살도 찝니다. 먹기 싫어한다고 자주 먹이면 아이의 소화 기능은 풍족함 속에 약해집니다. 의외로 간헐적 단식은 살이 찌도록 만드는 비결이 됩니다. 저녁에 좀 많이 먹고 아침을 거르는 방식이 현대 생활과 맞는 쉬운 단식법입니다. 인간이 하루 세 끼를 먹은 것이 100년이 안 된 일이라고 합니다. 간식을 너무 자주 섭취하는 것도 문제입니다.

체질 판단의
어려움

앞에서 체질의 의미를 과학적으로 설명하였듯이 체질은 영양분에 대한 대사 능력의 차이와 몸의 구성이 일치하는지를 의미한다. 이런 능력은 당연히 유전되기 때문에 가족의 체질을 알아보는 것도 도움이 되었다. 체질에 있어서는 가족력이 중요한 것이다. 부부간에 체질이 같은 경우가 많은데 그럴 경우 자식들은 그 체질을 벗어나는 경우는 거의 없었다. 부부의 체질이 다를 경우에 아이들은 부모 중 한 사람의 체질을 닮는다.

전통적으로 외모를 보고 판단하는 것이 우세한데 그것은 틀릴 가능성이 높다고 생각한다. 필자의 경험에 의하면 외모는 틀린 경우가 많았다. 소양인이면서도 뚱뚱한 사람도 많았고 태음인의 외형을 지닌 소양인, 소양인의 외모를 지닌 태음인도 흔하다. 태양인, 소양인과 소음인도 비슷하다.

　우리나라에서 체질 판별은 한의사의 진단을 중요하게 보고 있다. 하지만 환자들과 이야기 나누다 보면 한의사의 진단에 의구심이 들 때가 종종 있다. 필자의 체질도 소음인으로 판단하는 한의사가 많았다. 이런 체질 판단의 어려움은 사상 체질을 제대로 이용하는 데 가장 큰 장애였다. 소양인이라고 그 정도가 다 똑같지는 않고 태음인, 소음인도 마찬가지이다. 점진적인 특성도 존재하여 태음인에 가까운 소양인도 있고 반대의 경우도 있다고 생각하고 있다. 체질을 네 가지로 나누는 데 대한 부정적 의견도 존재하여 현새 한의학에는 더 다양하게 나누는 방식도 존재하고 있다.

　일반적으로 분석적인 지능이 발달하지 않은 사람들은 나누고 규정하는 것을 좋아하지 않는다. 그럼에도 불구하고 체질을 찾아내면 그 사람의 특징이 더욱 선명해져 다루기에 좋다. 체질은 네 가지로 나누는 것이 단순성이나 정확성에서 도움이 된다고 생각한다. 외형과 음식 성향과 '습'과 대사 능력 등을 종합적으로 보면 어느 쪽인지 쉽게 판별이 간다. 이 책에서는 체질론에만 중점을 두지 않고 과학적으로 분석하여 다른 의미를 던져 주게 될 것이다.

결론적으로 음식에 대한 선호도와 반응을 보고 판단하는 법을 추천하고 싶다. 또한 각자가 자신의 체질을 판단하는 것이 좋다고 생각한다. 조금만 관심을 기울이면 자식과 가족의 체질을 판단하는 것은 그렇게 어려운 일이 아니다.

추운 **북부 지방**과
따뜻한 **남부 지방**

우리나라 국가의 시조인 단군에 대한 신화에는 마늘과 쑥이 등장한다. 한민족의 특성이 이런 음식과 밀접하다고 생각하기 때문에 사람들은 이런 음식을 비교적 열심히 먹는다. 파와 마늘과 같은 오신채가 음식에 많이 사용된 것은 한반도의 중부와 북부 지역이 북쪽 시베리아의 영향을 받아 겨울에 매우 추웠기 때문이라고 생각된다. 사람들은 육류를 좋아하지만 추운 겨울을 견디기엔 부족했을 것이다. 오신채는 음식이 귀하던 시절 태음인과 소음인에게 열을 공급할 수 있었다.

남부 지방 해안가는 환경이 전혀 다르다. 해양성 기후로 겨울에도 영하로 잘 내려가지 않고 쌀과 어류가 풍부하여 살기 좋다. 이 지역엔 소양인들이 주로 살고 있다. 필자의 부모님도 이 지역 출신이다. 크지 않은 남부 지방 내에서도, 해안가와 내부 산악 지방은 먹는 음식과 식사 문화가 다르다. 해안에서 조금만 들어가면 산악 지대이고 절제적인 음식 문화가 형성되어 있다. 예를 들어 전북, 경북, 강원이 그러하다.

사람의 체질은 지역을 반영한다. 이처럼 한반도는 남부와 중부 그리고 북부 지방 기후의 확연한 차이로 인해 다양한 체질의 사람들이 살게 되었고 체질 의학도 발전할 수 있었다. 체질은 지역의 기후와 동식물과 밀접한 관계를 지니고 있기 때문에 사람은 자신이 태어난 곳에서 살며 그곳의 음식을 먹을 때 건강할 수 있다.[51] 후생 유전학이 말하듯이 엄마 배 속에 태아로 있을 때 지역의 기후와 음식에 대한 준비가 이루어질 가능성이 높다. 지역과 체질의 관계는 문화와 종교에까지 영향을 미치고 지역별로 다른 외모와 성격까지 형성하며 국가를 나누는 단위가 되기도 한다.

대표적인 소양인의 나라인 일본은 마늘을 쓰지 않는다. 양파는 충분히 열을 가해 먹고 파도 소량으로 사용한다. 필자는 일본 음식이 잘 맞아 즐겨 먹는 편이다. 일본에선 회, 우동을 먹으며 돼지고기 육수를 이용한 라멘도 먹는다. 우리나라도 돼지고기 육수를 이용한 면 요리가 남쪽 끝 제주도에 남아 있지만 대부분은 멸치 육수나 소고기 육수를 사용한다. 일본의 초밥은 미국과 서구 유럽인에게 인기가 높다. 필자는 그 이유가 같은 소양인이기 때문이라고 생각하고 있다. 참고로 동남아시아도 소양인이 주를 이루고 있다. 유럽의 기독교 지역은 금육의 전통이 남아 있다. 금육은 육류를 먹지 않지만 어류는 허용한다. 흥미롭게도 일본도 A.D. 600년경 금육을 명한 왕이 있었다. 그때부터 일본에서는 생선 요리가 발전하였다고 한다.[52]

중국에도 남쪽 지방 출신이 중심이 된 송나라 때에는 물고기를 이용한 요리가 발전하지만 몽골족의 원나라가 들어서며 육류와 불을 이용한 요리가 많아지게 된다.[53] 중국도 추운 북부와 따뜻한 남부가 많이 달라 음식 문화와 의학이 다르다. 고대 중국의 의학은 북쪽과 남쪽이 나누어져 발전하였다. 주진형(朱震亨)은 남쪽을 대표하는 의사였다. 주진형은 이런 글을 남겼다.

"남쪽 사람들의 체질은 비교적 약하였다. 부자들은 기름진 음식을 먹으며 술과 식욕에 빠져 화가 치성한 사람들이 많았고 가난한 사람들은 질이 낮은 음식과 근심이 많아 울화로 인해 병이 생기는 경우가 많았다."

약한 체질, 근심 많은 성격은 소양인을 이야기하고 있다. 그리하여 남쪽의 의술은 차고 서늘한 처방이 주를 이루게 되었다고 한다.

몽골을 비롯한 대륙 북쪽에는 추운 기후로 인해 소음인이 많이 살고 있다. ◆148 몽골 사람들은 대머리가 없는 소음인이 대부분이다. 육류 위주의 식사와 불에 굽는 요리는 콜레스테롤과 포화 지방을 섭취하는 좋은 방법이다. 지방질을 섭취하면 겨울을 따뜻하게 견

◆148 자크 주아나Jacques Jouanna의 《히포크라테스》에는 북쪽 추운 지방에는 담즙질이 많이 산다고 하였다. 담즙질은 건조한 체질로 소음인과 소양인이다.

디게 해 줄 것이다.

최근 열성 식품이 많아지게 되면서 몸의 이상을 감지한 우리나라의 소양인과 태음인의 움직임도 만만치 않다. 특정한 음식이 맛있다며 집중적으로 찾고 있는 것이다. 최근 팥죽, 팥빙수의 인기가 엄청나 전문점이 늘며 TV에도 많이 소개되고 있다. 돼지고기 육수를 사용하는 대중 라면도 등장하게 되었다. 돼지고기 육수는 일본에서 발달하였으며 중국의 남부에도 남아 있다고 한다.

소음인과 태양인은 한반도 북부 지방에 많다고 추정된다. 북부 지방의 겨울은 매우 추우며 고지대는 산소가 희박하다. 춥고 습한 곳에는 소음인이, 산간 고지대에는 태양인이 알맞다. 고지대에는 사람들은 산소가 부족하여 폐가 발달하고 적혈구 수가 증가한다. 월드컵 축구 대회가 고지대에서 열리면 적응을 위해 고산 지대에서 훈련이 필요하다. 고지대에 적응을 못하면 좋은 성적을 내지 못하는 경우가 많듯이 고도의 차이가 사람에게 미치는 영향은 상당하다.

한반도의 중부와 남부는 여름철에 습한 특징이 있다. 장마와 태풍 때문이다. 우리의 음식은 습한 문제와도 밀접한 관련이 있다. 소위 이열 치열법이다. 더운 여름철에 열이 많은 삼계탕을 먹는 것이다. 더운 몸에 열이 많은 음식을 먹는 것은 열을 가중시키기 때문에 상식적으로 좋지 않다. 필자는 그 이유를 여름철 습한 날씨 때문으로 보고 있다. 습기를 제거하기 위해 열이 있는 음식을 먹는 것이다. 몸은 열의 과부족도 문제지만 사실 습 즉, 수분의 과부족도 중요하기 때문이다. 덥고 습한 여름에 열이 많은 음식을 먹는 것은 차고 습한 태음인의 식습관으로 소양인에게는 맞지 않는다. 소양인은 열을 올려서는 위험하고 습기만 제거하면 된다.

북부와 남부의 기후와 체질의 차이는 중국, 한국뿐 아니라 여러 나라에서 나타나는 현상이다. 이탈리아, 그리스, 프랑스 등 유라시아에서 바다와 맞닿은 나라에서 흔히 나타나고 있다. 그리스에서 히포크라테스의 4체질론이 발달할 수 있었던 것도 북쪽으로는 차고 건조한 대륙성 기후가 존재하고 남쪽으로는 따뜻하고 습한 지중해가 있었기 때문이었다. 이렇게 한반도와 그리스 지역의 닮은 점 때문에 네 가지 체질의 사람이 좁은 지역에 살게 되었고 의학의 발달로 이어져 사람의 체질의 차이에 대해 알려 주게 된 것이다.

보통 세상에는 한 가지 혹은 두 가지 체질의 사람으로 구성된 나라가 더 많다. 지역과 사람은 서로 밀접한 관련이 있기 때문에 지역이 단조로우면 체질도 단조로워진다. 사상 체질은 전 세계적으로 모든 분야에서 활용될 수 있는 가치가 있다.

지금까지 가족 내에서 체질의 문제와 국가 지역적인 관련점을 생각해 보았다. 이 내용은 여러분에게 아마 흥미롭고 재미있었을 것이다. 체질론을 알면 자녀의 성장에 대한 방법을 찾을 수 있고 나라 간의 차이를 이해할 수 있다.

3챕터에서는 체질에 대한 구체적인 공부를 하였고 과학적인 증명을 살펴보았다. 체질론은 18세기까지, 거의 2000년간 서양 의학을 지배하였다. 다시 과학적으로 생각해 봐도 체질론은 상당한 진실을 갖고 있다고 말할 수 있다. 2000년이란 역사의 이유가 있었던 셈이다.

이 책의 마지막인 다음 챕터에서는 병의 문제를 더욱 심도 있게 설명하면서 음식의 활용법에 대해서도 계속 알아보게 될 것이다. 지금까지 2, 3챕터에서 공부를 잘하였다면 4챕터의 광범위하고 중요한 내용을 잘 이해하리라 생각한다. 여러분들은 4챕터에서 매우 의미 있는 화두를 접하게 될 것이다.

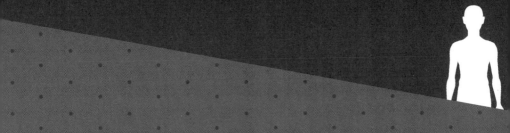

Food and Heat
from a Korean dentist

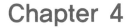

Chapter 4

음식과
생활

1

생활과
열

음식의 문제는 병과 관련이 깊다. 지금보다 덜하겠지만 과거에도 음식으로 인한 병은 많았다. 인간의 절제할 수 없는 식욕은 예나 지금이나 병의 주된 원인이다.

의성 히포크라테스는 "음식으로 치료할 수 없는 병은 약으로도 고칠 수 없다."라고 말했다. 고대 중국의 명의 손진인(孫眞人)은 "의사는 병의 근원을 밝혀 무엇이 잘못되었는지 알면 먼저 음식으로 치료해야 한다. 음식으로 안 될 때 약을 써야 한다."고 하였다.

제일 좋은
약은 음식

아주 오래전, 배워서 알 수 없을 때, 초기 인류는 생존하기 위해 먹을 수 있는 재료부터 찾았다. 날 것을 나눠 먹고는 강하고 거친 성질 때문에 혹독하게 앓아야 했다. 강한 성질의 음식을 소화시킨다면 성장과 건강으로 이어지지만 못 시킨다면 고통, 질병, 죽음에 이를 수 있었다.[54]

사람은 무척 연약하고 소화력이 약해 다른 동물들에게 괜찮은 음식도 사람에겐 탈이 많았을 것이다. 그런 과정에서 인간은 원리를 깨우쳐 가며 식품의 성질을 약화시키기 위해 삶거나 굽고 섞어 보며 조리법을 하나씩 발견하였다. 또한 이런 실수를 반복하지 않기 위해 알아낸 사실을 후손들에게 열심히 교육하였다.

우리는 매일 음식을 먹으면서 살아간다. 그러나 우리는 그 음식이 갖는 의미를 잘 모른다. 몇 가지 음식만 정해서 반복해서 먹으며 살아도 되는 건지 다양한 음식을 골고루 맛보면서 살아야 하는지 알려 주는 사람은 없다. 맛있어서 즐기며 먹는 사람도 있지만 일이 바빠 최대한 빨리 간단히 먹는 사람도 있다.

이런 상황에서 비록 음식의 수가 적긴 하지만 체질별 음식표는 자신이 어떤 방향으로 가야 하는지 알려 주는 나침반이 될 것이다. 그것을 안 뒤에는 나머지 많은 음식에 대해 식별할 수 있는 눈을 키워야 한다. 날 것, 삶은 것, 구운 것, 섞은 것, 발효시킨 것, 국물과 건더기 등 다양한 요리법이 갖는 의미는 무엇일까? 맛을 아는 사람이 많지만 맛을 모르고 먹는 사람도 있다. 조미료의 맛에 익숙해진 사람들도 많다. 맛의 의미는 무엇일까?

음식의 문제는 병과 관련이 깊다. 지금보다 덜하겠지만 과거에도 음식으로 인한 병은 많았던 것으로 보인다. 인간의 절제할 수 없는 식욕은 예나 지금이나 병의 주된 원인이다.

의성 히포크라테스는 "음식으로 치료할 수 없는 병은 약으로도 고칠 수 없다."라고 말하였다. 고대 중국의 명의 손진인(孫眞人)은 "의사는 병의 근원을 밝혀 무엇이 잘못되었는지 알게 되면 먼저 음식으로 치료해야 한다. 음식으로 안 될 때 약을 써야 한다."고 하였다.[55]

음식은 많은 병의 원인이기 때문에 원인을 고치는 것이 병을 고치는 기본적인 수단이란 의미이다. 현재의 일반적인 건강 상식, 예를 들어 가공식품, 콜레스테롤, 포화 지방과 트랜스 지방 등이 몸에 좋지 않다는 것으로는 부족하다.

사상 체질에서는 조리법에 의해 음식에서 포화지방과 같은 나쁜 성분을 제거하더라도 그 음식의 근본적인 특징은 바뀌지 않는다고 생각한다. 그 의미는 과학적으로 볼 때 황과 인의 함유량, 구성하는 단백질의 차이, 비타민의 함유량, 불포화 지방산◆149의 차이, 지방의 존재 여부에 따른 소화 흡수의 차이 등으로 생각해 볼 수 있다. 모든 생물은 체질에 따라 황에 대한 처리 능력, 인의 배출 능력, 간의 대사 능력, 친수성◆150의 정도가 차이 난다.

히포크라테스 시대에도 식이요법을 연구하여 같은 음식이라도 환자와 건강한 사람의 반응이 다르며 환자들은 음식의 양을 줄이고 죽이나 더 약한 음료를 먹는 것이 필요하다는 사실을 알았다.[56]

일반적으로 건강이 나빠지면 미각이 더 민감해져 음식을 구별하는 능력이 커진다. 음식을 먹지 말아야 할 때는 맛이 없어지고 자신에게 필요한 음식은 달게 느껴지게 된다. 그러나 이것도 원재료의 맛이 최대한 살아 있을 때 가능하다.

근대 이전에는 직접 기르거나 키워서 혹은 사냥하고 채집하여 음식을 마련하였지만 현대에는 대부분 돈을 주고 산다. 또한 식품은 세계 각지로 이동한다. 그래서 생산자가 잘못 생각하면 음식의 해는 세계에 있는 많은 사람에게 미칠 수 있다. 자신이 알지 못하는 사이 타인에 의해서도 건강이 나빠질 수 있는 것이다. 정도를 벗어난 식재료의 문제는 심각하다. 이것은 현대인의 병을 악화시키고

◆149 먹어도 되는 기름, 즉 식용유로 알려져 있다. 참기름, 옥수수유 등이 있다. 불포화 지방산 중에 필수 지방산은 세포막을 이루는 구성 성분이 된다.
◆150 물과 친한 정도, 영어로 hydrophilic, 물과 친하면 물과 잘 섞인다. 반대말은 비친수성hydrophobic이다. '수용성'은 물에 녹을 수 있는, '불용성'은 물에 녹지 않는, '지용성'은 기름에 녹는다는, 조금씩 다른 의미를 지닌다.

있는 중요한 문제이다. 다행히 몇 년 전부터, 건강에 해를 끼치는 음식을 퇴출시키고 식재료를 정상적으로 생산하는 노력이 많은 나라에서 진행되고 있다.

우리나라도 더 관심을 가져야 한다. 우리 사회는 상품에 대한 정당한 가격보다는 싼 것을 미덕으로 생각한다. 상품의 질이 떨어질 수밖에 없다. 음식에는 투자하지 않으면서 보신재에 대한 관심은 높다. 강한 약재를 무분별하게 먹고 약초도 스스로 처방하다 보니 문제가 생기지 않을 수 없다. 다른 사람들이 좋다고 하는 것을 다 먹는다고 건강해지는 것은 아니다. 자신의 체질에 맞아야 하고 약보다는 평상시 먹는 음식이 중요하다. 한의학에서는 열이 많고 부작용이 적은 것을 약으로 쓰고 있다. 병은 열의 과부족으로 생기는 경우가 많기 때문에 통상 열을 보충하여 치료한다. 그렇지만 사람을 살리는 약도 너무 많이 먹으면 열이 넘쳐 해가 될 수 있다. 그래서 자신의 상태를 정확히 모르고 보신재와 약을 쓰는 것을 조심할 필요가 있다.

이번 챕터는 마지막 챕터로 병에 대해 더 알아보면서 온순한 성질의 음식을 활용하여 건강을 어떻게 유지할 수 있는지 알아보고자 한다.

냉온건습
건강법

우리가 음식을 먹고 살아가는 생활을 생각해 보자. 음식을 먹는 것은 열을 섭취하여 증기 기관과 같은 몸을 움직이기 위함이다. 사계절을 지내며 우리 몸은 열을 가하거나 식히는 과정을 반복한다. 차가워지면 데워야 하고 더우면 식혀야 한다. 마치 아궁이에 불을 일정하게 유지하는 것과 같다. 불이 꺼지려고 하면 나무를 넣어 주어야 하고 너무 강하게 타오르면 나무를 줄여야 하듯 음식을 먹는 것도 비슷하다. 몸의 열을 조절하여 체온을 일정하게 유지하여야 하는 것이다.

더운 여름에는 딸기, 참외, 토마토, 오이 같은 한성 식품을 먹는 것이 도움이 된다. 냉수 샤워나 피서를 가는 것도 좋을 것이다. 사상 체질에서 음식은 주로 열에 의해 나뉘어 건, 습까지 완전히 고려하지는 못했다. 한성 식품은 소양인에게 맞는 음식으로 몸을 차고 습하게 하는 음식이 많다. 그래서 한성 식품은 덥고 건조한 초여름에 적당하다. 여름철 비가 많이 오며 기후가 습할 때는 열이 있는 음식을 먹어 습을 줄일 수도 있다. 태음인의 음식인 온성 식품은 몸

을 따뜻하고 건조하게 하는 것이 많아 적당하다. 또한 자연의 원리
상 열이 많은 음식을 먹으면 몸의 '습'은 줄어들게 될 것이다. 온성,
열성으로 갈수록 일반적으로 열이 증가한다. 습한 여름에는 강력
한 열을 가진 삼계탕 같은 보신재를 먹는 것도 도움이 된다. 습이
많은 태음인의 경우 더욱 해당된다.

　몸에 습이 있는 사람은 살이 찐 사람이다. 몸의 부피가 증가하면
물의 양도 증가하기 때문에 몸이 커질수록 데우기 위해서는 많은
열이 필요하다. 열을 가하는 다른 효과적인 방법이 있다. 습을 제거
하는 것이다. 건조한 성질이 있어 붓기를 줄여 주는 음식을 먹으면
몸이 가벼워지고 열을 가하기 용이해진다. 몸 안에는 저장된 열원
이 존재하기 때문에 몸의 수분을 줄여 주는 음식은 간접적으로 열
을 올리는 효과를 낼 수 있다. 이것이 건, 습을 이용하여 몸을 더 효
과적으로 관리하는 방법이다. 계절에 따라 열을 올리거나 내리고
건조하게 하거나 습하게 하는 방법을 안다면 히포크라테스의 섭생
법을 알게 된 것이다('냉온건습'의 명칭은 남아 있지만 구체적인 자료
가 남아 있는지는 불확실하다. 지금 소개하는 방법은 필자가 연구한 부
분이다.).

　모든 생물은 냉·온·건·습의 변화에 민감하다. 가을이 되면 날
씨가 추워지고 건조해진다. 여름에서 가을로 넘어갈 때는 냉온과
건습이 동시에 바뀌기 때문에 몸의 큰 변화가 필요하다. 이때는 감
기가 생겨 면역력을 훈련시키는 기회가 되기도 한다. 여름엔 몸에

열이 너무 많아 식히기에 바빴는데 어느새 몸이 식어 열이 있는 음식이 먹고 싶어지게 된다. 이렇듯 기후의 영향은 사람에게 미치는 바가 매우 크며 냉·온·건·습으로 거의 설명될 수 있다.

마른 소양인은 술을 한잔하거나 열성 식품을 조금만 먹어도 금방 몸이 뜨거워진다. 열성 식품은 습한 음식이 많다. 그러나 습하다는 것은 지방질도 의미하기 때문에 너무 많이 먹는 것은 부담될 수 있다. 태음인과 소음인은 높은 도수의 술을 원하게 될 수 있다. 태음인은 먹어도 금방 데워지지 않고 열이 차면 금방 빠지지도 않는다. 그러니 열이 필요할 때 좀 천천히 먹어 주고 급한 열은 지속 시간이 짧은 당분이 도움이 될 것이다.

마른 사람이 포도주를 먹을 때 지방질이 있는 음식을 함께 먹으면 술이 덜 취하고 영양분의 흡수에 도움이 된다. 포도는 태양인의 음식으로 몸을 살짝 차게 그리고 건소하게 하는 성질이 있다. 알고올은 단기간에 열을 상승시키지만 포도의 성분이 몸에 오래 남아 열이 축적될 수 있는 문제를 줄일 수 있다. 마른 소양인은 건조에 약하다. 건조의 의미는 수분 소실과 함께 지방의 분해라는 두 가지 의미를 가지고 있다고 하였다. 그래서 안주로 지방질이 있는 견과류나 고기를 먹으면 좋은 느낌이 드는 것이다. 그러나 술이 늦게 깨고 살이 찐 사람은 안주를 많이 먹는 것이 좋지 않다. 알코올은 단기간에 몸의 냉을 줄여 주고 포도는 장기적으로 차게 하므로 포도주는 열이 축적된 마른 사람과 '습' 즉, 살찐 사람 모두에게 도움이 될 것이다. 맥주에 사용되는 보리도 약간 찬 성질을 가지고 있다. 건조하게 하는 것은 포도주보다는 약하여 알코올의 열에 의해 일시적으로 건조해지게 되는 것이다.

이렇게 열과 물은 미묘한 상관관계를 지니며 생명체를 살아가게 하는 것이다. 앞으로 음식의 성질과 활용법을 연구해 나간다면 좀 더 좋은 전략을 수립할 수 있을 것으로 예상한다.

우리가 사는 일반적인 지역에도 날씨에 의해 고지대와 비슷해지는 날이 있다. 저기압이 생길 때이다. 날씨가 흐리고 습해지면 산소 압력이 약해져 나른하고 우울해지기 쉽다. 이런 날엔 건조한 태양인의 음식이 도움이 된다. 온성 식품도 따뜻하고 건조하게 하는 것들이 많다. 다만 음식을 활용할 때는 제철에 나는 것을 활용하는 것을 추천한다. 태양인의 음식은 습을 제거하는 기능이 대체로 양호하다. 태양인의 과일은 산간 지대에서 잘 자라는 것이 많다. 모든 음식의 특성은 그것이 자라는 기후 환경과 밀접한 관련이 있다.

소금, 설탕을 활용하여 건, 습을 조절하는 것도 하나의 방법이다. 둘은 작용이 빠른 특징이 있다. 염분은 몸을 습하게 하는 음식이고 설탕은 몸을 따뜻하게 하는 음식이다. 달리 생각하면 반대로 습한 사람은 염분을 덜 먹고 열이 많은 사람은 설탕을 적게 먹어야 한다. 현대에는 소금과 설탕이 풍부해 활용하기 좋지만 과다 섭취의 문제가 생기기도 쉽다.

온천이나 반신욕, 사우나, 모래찜질, 온돌찜질(찜질방)을 활용하는 방법도 있다. 몸이 추위를 느끼고 피곤할 때에는 습이 있는 사람은 건식 사우나, 건조한 모래찜질이나 온돌찜질이 도움이 되고 마른 사람은 온천, 습식 사우나, 반신욕을 이용하여 물과 열을 함께 가하면 몸이 편안해지고 컨디션 회복에 도움이 될 수 있다.

유산소 운동과
무산소 운동

히포크라테스 시대에도 섭생 다음으로 중요한 것이 운동이라고 하였다.

일본은 소양인이 많은 나라이다. 살찐 소양인에게 적합한 운동법이 있다. 일본의 이즈미 타바타 박사는 고강도로 간헐적으로 운동하는 것이 도움이 된다고 하였다. 이것은 강하고 빠른 운동과 휴식을 반복하는 무산소 운동법이다.

무산소 운동은 에너지 생산 방식에서 해당계의 이용을 늘려 빠른 속도로 당분을 소진시킬 수 있다. 당분이 소진되면 몸은 지방과 단백질을 분해하여 에너지로 사용하게 될 것이다. 해당계 작용의 결과로 젖산이 생성되면 금방 피로해지게 된다. 천천히 지속적으로 하는 유산소 운동의 경우 적색 근육을 발달시킨다. 적색근은 전자 전달계를 통해 에너지를 더 효율적으로 소모하게 된다. 에너지

효율이 증가하면 살을 빼기 힘들어진다. 또 적색 근육의 발달은 산소를 이용하는 단백질이 많은 소고기의 섭취를 자극할 수 있다. 식욕이 더 강해지는 것이다. 그래서 운동 뒤 식욕 상승으로 다이어트에 실패하는 경우가 많다. 무산소 운동은 그동안 운동으로 살을 빼지 못한 사람들에게 신선한 방법이다. 지방살보다 물살을 많이 가진 소양인과 태음인에게 추천되는 방법이다.

마른 체형의 소양인은 유산소 운동을 하는 것이 도움이 된다. 에너지를 효율적으로 쓰는 적색 근육이 늘어 지구력이 증가하게 된다. 마른 태음인도 의외로 많은데 유산소 운동은 체질에도 맞아 특히 좋다.

지금까지 강조되어 온 유산소 운동은 살찐 소음인에게 적합하다. 유산소 운동을 하면 현대에 섭취가 증가한 지방질을 태울 수 있다. 산소를 필요로 하는 적색 근육은 늘고 지방질이 많은 살은 타는 것이다. 소는 풀을 먹는다. 풀잎의 오메가 3 지방산이 소에게 농축될 것이다. 소는 적색근이 풍부하고 오메가 3 지방산이 많아 영양가 높은 동물이다. 이것이 소의 원래 특성이고 소양인과 태음인에게 좋은 음식이다. 그래서 좋은 소고기를 생산하려면 소를 키울 때 운동을 많이 시켜야 한다. 다만 소음인에게는 기름기 많은 소고기가 도움이 될 수 있다. 현대의 소 키우는 방법은 소음인에게 완벽한 단백질을 제공하게 되었다고 할 수 있다. 과거 우울증에 시달리던 소음인은 현대에 와서 살기 좋아진 것이다.

태음인의 유산소 운동은 수분을 배출하고 지방질을 태워 건강에 도움이 된다. 물이 많은 돼지고기와 기름기가 많은 닭고기가 만든 살이 타게 될 것이다. 운동을 하여 땀이 나면 나트륨을 배출하여 일시적으로 살이 빠져 몸이 가벼워진다. 그러나 생명의 특성상 빠진 만큼 보충하려고 하기 때문에 식욕이 상승하여 음식과 물을 섭취하게 된다. 또한 잃을 때를 대비해 체격이 더 커지며 먹는 음식에 따라 살이 더 찔 수도 있다. 우리나라 음식에는 보통 염분이 많아 물만 먹어도 살이 찌게 된다. 식욕을 이겨 내는 것은 매우 어려운 일이다. 그러므로 살찐 태음인에게는 무산소 운동이 도움이 된다. 적색근의 비율을 줄이고 백색근의 비율이 늘어나게 될 것이다.

보통 단식으로는 살을 뺄 수가 없다. 오히려 저염식과 당분이 적은 음식을 일정 간격으로 먹는 것이 좋다. 식물성 식품은 단백질이나 지방이 적기 때문에 도움이 된다. 단식은 몸을 정리하고 음식에 대한 흡수력을 올리므로 살찐 사람들에게는 좋지 않다. 마른 사람은 오히려 단식을 활용하여야 한다. 단식을 하면 위장이 휴식할 수 있고 식욕이 상승한다. 유산소 운동은 특히 마른 사람들에게 좋다.

단식의 다른 의미는 불규칙적인 식사이다. 일반적으로 여성이 집에 있으면 아침을 거르기가 쉽다. 아침에 입맛이 없기 때문이다. 이런 여성이 직장에 출근하며 일정한 식사와 일을 반복하면 살이 빠지게 된다. 일반적으로 살찐 사람은 먹을 때 많이 먹고 식욕이 없을 때는 쉬는 식사를 한다. 자신도 모르게 간헐적 단식IF, intermittent fast-ing◆151을 활용하고 있는 것이다. 반면 마른 사람에게는 계속 먹으라고 재촉한다. 의식적으로 살찐 사람은 식사를 쉬려 하고 마른 사람은 계속 먹으려 하는 경향도 있다. 사실 정반대의 방법이 필요한 것이다.

살을 빼는 것은 신체의 활동량과도 관련이 있다. 특히 머리를 쓰면 살이 잘 빠진다. 지나친 스트레스도 살이 빠지게 만든다. 히포크라테스의 책에는 이런 구절이 있다.

"운동에는 자연적인 운동도 있다. 보기, 듣기, 생각하기를 말한다. 특히 생각하는 것은 수분 소모를 통해 운동을 하며 육체를 비워서 사람을 여위게 만든다. 사람은 데워지고 건조해진다."57)

생각과 스트레스는 사람을 마르게 만든다는 의미이다. 또 이 글을 보니 마른 소양인이 생각이 많은 이유를 알 것 같다. 소양인이 생각과 걱정이 많아 주변 사람들을 성가시게 하는 경우가 있지만 간혹 뛰어난 업적을 이루어 낸다. 네 가지 체질 모두 단점이 장점이 되어 전체를 위해 필요한 일을 하며 사람들 간의 조화를 이루는 데도 필요하다.

소음인에게도 유산소 운동은 축적되기 쉬운 지방질은 타고 지구력을 주는 적색근을 발달시켜 건조한 몸에 수분을 증가시킨다. 이

◆151 일주일에 두 번 24시간 단식을 하는 것

책이 이해를 위해 태음인과 소양인 위주로 진행하고 있지만 지구
상에는 소음인도 상당히 많이 존재한다. 추운 북쪽 지방엔 소음인
이 많이 살고 있고 바다 근처엔 소양인도 산다. 머리카락을 보면 알
수 있다. 소음인은 대머리가 없고 소양인은 모발이 대체로 약하고
대머리가 많다.

생활의 팁

운동은 중요합니다. 마른 사람에게는 체력을 키우고 식욕을 일으키지요. 살찐
사람에게는 느려진 몸을 움직이게 하고 몸을 가볍게 만듭니다. 자신의 체질과
건, 습에 맞는 운동을 통해 최상의 컨디션이 될 수 있습니다.

지금까지 계절에 따라 음식을 먹는 법과 체질에 맞는 운동법을
알아보았다. 흥미롭고 유익한 정보였을 것으로 생각된다. 다음으
로는 화제를 바꿔서 열이 몸에 쌓였을 때의 증상에 대해 알아보려
고 한다.

2

몸의 열이
구강병의
원인이다

구내염이 생기면 특징적으로 음식을 먹을 때 통증이 심하다. 통증은 열이 있는 음식(신 음식, 매운 음식)을 먹을 때 심하게 느껴진다. 그럴 땐 억지로 먹으려 하지 말고 아프지 않은 음식을 먹으며 체질 음식을 배우는 것이 좋다. 어떤 음식을 잘 못 먹어서 갑자기 열이 쌓였는지까지 파악할 수 있다면 그 사람은 더욱 건강해질 수 있다. 이런 문제를 풀자면 체질별 음식 구분이 큰 도움이 될 것이다.

입안에 생기는
구내염
aphthous ulcer

한의사들은 몸이 냉하다거나 열이 많다는 설명을 자주 한다. 특히 여성들은 냉증이 많다. 앞에서 설명하였듯이 '냉하다.'는 것은 열이 도달하지 못하는 곳이 발생하여 통증이 생기는 것이다. 물살이 많은 사람은 냉증이 오기 쉬우니 무산소 운동이나 식이 조절을 통해 빼는 것이 건강에 좋다.

열이 많으면 보통 소화 기관의 기능 장애가 올 수 있다. 구강도 소화관의 일부이다. 일반적으로 입안에 생기는 구내염은 간에 열이 찼을 때의 문제로 보고 있다. 열이 잘 쌓이고 피부가 얇은 소양인[◆152]에게 흔히 발생한다. 소화 기관에서 흡수된 음식은 간으로 모여 심장으로 간다. 간은 영양분이 모이는 위치이므로 열이 쌓일 가능성이 높다. 간은 생체 물질의 합성과 분해를 맡고 있는 중요한 기관이다. 그러므로 간의 기능 장애 이전에 열에 약한 수용성 비타민

◆152 소양인은 진피층이 얇고 피하 지방이 적다. 열을 발산하기 용이한 구조라고 생각한다. 살찐 소양인은 마른 소양인보다 지방질을 더 많이 함유하고 있다.

(비타민C, B 등)의 파괴가 먼저 일어난다고 추정된다. 비타민C의 감소로 간에서 콜라겐을 합성하지 못하게 되면 입안에서 구내염이 생길 수 있다. 구내염은 일종의 세포 제조상의 하자(불충분)이다.

구내염이 생기면 특징적으로 음식을 먹을 때 통증이 심하다. 통증은 열이 있는 음식(신 음식, 매운 음식)을 먹을 때 심하게 느껴지며 아프지 않은 음식도 있다. 열성 식품의 섭취를 막는 것은 간에 열이 쌓이는 것을 막는 좋은 해결책이 될 것이다. 구내염이 생기면 먹을 때 고통스럽다. 그럴 땐 억지로 먹으려 하지 말고 아프지 않은 음식을 먹으며 체질 음식을 배우는 것이 좋다. 어떤 음식을 잘못 먹어서 갑자기 열이 쌓였는지까지 알 수 있다면 그 사람은 더욱 건강할 수 있다. 이런 문제들을 풀자면 체질별 음식 구분이 큰 도움이 될 것이다. 구내염은 비타민을 보충하면 신속히 해결되는 경우가 많다. 하지만 간의 열이 빠지는 것이 우선이니 일정 기간 참고 기다리는 것이 필요하다.

열이 축적되었을 때의 기본적 증상

체질에 맞지 않는 영양소로 인한 열의 축적을 생각해야 하는 이유는 비만과 다르고 일반 영양소와 다르기 때문이다. 이러한 물질은 독소라는 개념으로 보는 것보다 체질에 맞지 않다고 보는 편이 옳다. 어떤 사람에게는 체질에 맞지 않는 것이 다른 사람에게는 영양소가 되기 때문이다. 체질과 체열의 문제는 현대 의학이 지금까지 알지 못했던 중요한 의미를 갖고 있는 것이다.

열이 찼을 때 증상은 다양하고 많아서 거의 모든 신체에서 반응이 존재한다. 앞에서 말한 '장 정지'도 그중 하나이다. 많은 염증이 과다한 열로 인해 일어날 수 있다. 열에 의한 단순 증상은 특히 소양인의 증상이 많다.

첫째로 보통 열이 찬 사람은 손과 머리가 뜨겁고 입술이 마르며 피부가 건조하다. 이것은 감기로 인한 고열의 증상과도 동일하다. 열이 많은 음식을 자주 먹어 체열이 쌓이면 평상시에도 이런 모습을 보이게 된다. 심한 경우 아토피성 피부염이 생길 수 있다. 소양인인 아이들이 마르고 왜소하기 때문에 몸에 좋은 보양 음식을 많이 먹고 열 증상이 심해지기도 한다. 필자도 그런 경우였다.

아이들이 좋아하는 설탕, 초콜릿, 치킨, 피자, 달걀, 아이스크림 등은 모두 열이 많은 음식이다. 아이들의 식생활 문화가 소양인에겐 특히 좋지 않은 것이다. 열이 많은 아이의 특징은 입맛이 없고 배가 고프지 않다는 것이다. 열이 많이 있는데 밥이 먹고 싶은 것이 이상한 것이다. 식탁에 앉으면 차가운 음식인 오이에 손이 간다. 그리고 소량의 열성 식품으로도 충분한 열을 얻을 수 있기 때문에 소화 기능은 더욱 쇠퇴할 수 있다. 이런 경우 열이 있는 음식을 피하고 체질에 맞는 차가운 음식을 먹는 것이 좋다. 열을 빼는 한약 치료도 도움이 될 수 있다.

어린아이인데도 이마 위쪽 앞머리가 가늘고 모발이 적은 경우도 있다. 두부에서 열 발산이 많은 경우 이마 위쪽 앞머리가 줄어들 수 있다고 추정된다. 조금만 흥분하거나 움직여도 이마에 땀이 쉽게 맺히기도 한다. 얼굴은 황색이나 적색을 띠며 붉은 반점이 잘 생긴다.

둘째는 출혈이다. 잇몸이나 코에서 피가 나는 경우이다. 필자도 경험하였지만 코에서 피가 나면 시원한 느낌이 든다. 우리나라에선 코에서 피가 날 때 '열이 터진다.'는 표현을 쓴다. 전통 한의학에서 코피를 열이 발산되는 현상으로 보기 때문이다. 잇몸에서도 피가 잘 난다. 치아와 잇몸은 건강하고 깨끗한데 피가 나는 것이다. 양치할 때 뱉으면 피가 제법 나온다. 잇몸이 나빠진 사람은 잇몸 염증이 악화되며 심하게 붓게 된다. 먹은 음식에 따라 몸에 열이 차서 잇몸에서 피가 나거나 염증이 생기는 것이다. 환자 중에서도 건강한 잇몸에 출혈을 보이는 사람을 종종 만난다. 예전엔 보이지 않는 치석이 있다고 생각하였는데 지금은 그것이 자연 출혈이라는 것을 알고 있다.

눈에서 실핏줄이 터지는 경우도 있다. 뇌중풍도 뇌의 혈관이 터지는 출혈 현상이다. 심한 열이 쌓여 있고 혈관이 약하거나 경화되었을 때 일어날 수 있다. 출혈을 통해 열을 해소하려는 목적은 동일하다. 피부염이 생기면 살에서도 피가 날 수 있다. 뜨거운 피가 빠지게 되면 체열이 줄어들어 몸은 부담을 덜게 된다.

셋째, 작은 떨림과 경련이다. 필자는 열이 많을 때 눈꺼풀이 파르르 떨리거나 머릿속이 삐치는(번개 치듯) 현상을 종종 경험하였다. 이러한 증상은 작은 경기(경끼) 혹은 경련이다. 신체 일부가 이유 없이 빠르게 움직이거나 소리를 내는 경우를 틱^{tic}이라고 한다. 필자는 틱이 스트레스와 관련된 열 증상일 가능성이 높다고 보고 있다.

경련은 두 가지로 나뉜다. 분노성 경련과 열성 경련이다. 분노를 표출하다 경련이 오는 경우가 분노성 경련이고 어린아이가 보통 고열로 경련이 생기는 경우가 열성 경련이다. 중요한 문제가 생기면 교감 신경이 작용하여 체열이 증가한다. 분노는 정신적으로 열이 작용하는 현상이며 경련이 뒤따를 수도 있다. 아이가 감기에 걸려 경련을 일으키면 부모는 매우 놀란다. 그러나 다치지만 않으면 문제 되지 않는다. 경련을 통해 열을 발산하면서 시간이 지나면 경련이 저절로 멈추기 때문이다.

안구 건조증은 교감 신경의 과도한 작용으로 인한 체열의 상승과 순환 장애가 원인인 것으로 추정하고 있다. 겨울철, 건조해지며 입술이 갈라져 피가 나는 사람들이 있다. 이것도 체열에 의한 자연 출혈의 일종이다. 몸에 열이 차 있지 않으면 입술이 건조해져도 갈라져 피가 나지 않게 된다. 눈이 타들어 가는 듯한 '다크 서클'도 몸에 열이 많을 때 진해진다고 추정된다. 그러나 아쉽게도 열이 사라진다고 해도 다크 서클은 어느 정도 남는다.

뒤에 소개되지만 신체의 각 부위에서 축적된 체열이 해소된다는 것은 피로 회복의 의미를 갖고 있다.

생활의 팁

자연 출혈을 지나치게 두려워해선 안 됩니다. 잇몸이 붓는 염증은 치조골이 나빠질 수 있으니 치료를 해야 하지만 붓지 않는 출혈의 경우는 자연 출혈입니다. 코피나 아토피로 인한 출혈도 마찬가지입니다. 열의 해소를 위해 피부나 점막에 생긴 염증이 낫지 않는 경우도 있습니다. 스트레스가 심해지면 몸의 원활한 흐름에 장애가 생겨 열 증상이 생길 수 있지요. 이런 경우 우선 몸에 기본적인 열이 많지 않은지 식습관을 점검하고 스트레스에 대한 관리법을 익혀야 합니다.

아토피성
피부염

경기 지역 다섯 개 초등학교에 다니는 초등학생을 대상으로 한 조사에서 초등학생의 20%가 아토피성 피부염이고 54%가 유사 아토피인 것으로 나타났다는 뉴스 보도가 있었다.[58] 이렇게 많은 환자들이 생긴 이유는 현대에 열성 식품들이 흔해졌기 때문으로 추정된다. 아이스크림, 초콜릿, 우유, 통닭, 달걀, 빵, 사탕, 설탕이 든 음료수, 피자, 고기, 보신재까지 아이부터 어른까지 현대인들은 열의 과다에 시달리게 된 것이다.

필자는 여러 피부 질환들을 경험하며 가렵고 피가 나는 아토피성 피부염의 증상도 있었었다. 어린아이들에게 흔한 아토피성 피부염은 심한 경우 밤에 잠을 못 자며 온몸을 긁는 심각한 질환이다. 최근 한방이나 약초로 치료가 되면서 줄어들고 있다고 추측된다. 아토피성 피부염, 여드름, 건선까지 모두 다 열이 쌓인 증상이다. 앞에서 이야기한 '몸과 지구'를 생각해 보면 열을 발산하는 피부를 이해할 수 있을 것이다.

그런데 아토피성 피부염이 있는 경우 피부가 건조하기 때문에 로션을 발라 주라는 피부과 의사의 조언을 자주 듣게 된다. 이것은 단순히 피부의 입장에서만 생각한 것이다. 로션을 두껍게 바르면 열 발산이 힘들어져 답답하고 다른 부위에서 피부염이 심해질 수 있다. 한쪽을 막으니 다른 쪽이 심해지는 것이다. 이 문제는 음식에 의한 내과 질환으로 생각해야 한다. 그리고 열을 빼는 방법을 고민해야 하는 것이다. '열은 뺀다.'는 것의 의미는 '유기물을 소진하는 것'이며 '유기물을 배출하는 것'이기도 하다.

생활의 팁

대부분의 난치 피부병은 체질 음식을 지키며 간헐적 단식과 감기 몸살과 같은 과정을 통해 체질에 맞지 않은 영양소를 소진하면 좋아집니다. 큰 흐름을 알면 작은 실수로 약간 악화되더라도 불안하지 않을 수 있습니다. 적절한 음식을 통해 오메가 3를 섭취하는 것이 큰 도움이 되고 심하면 의료진의 도움을 받는 것이 좋습니다.

사혈 치료

필자가 어릴 때 배탈이 나서 얼굴이 창백해지면 했던 민간요법이 있다. 바늘로 손가락을 따는 것이다. 피를 빼는 치료를 '사혈 (exsanguination, 방혈)' 이라고 한다. 서양에서 1000년 이상의 역사를 가지고 있고 한의학에서도 중요한 치료 방법이다. 혈액은 뜨겁다. 심장의 뜨거운 피는 혈관을 타고 온몸에 전달된다. 몸의 열이 넘칠 때 피를 빼 주는 행위는 열을 빼는 좋은 방법이 될 수 있다. 일반적으로 사람들은 피가 나면 많이 놀라서 지혈하기 위해 애를 쓴다. 하지만 염증성이든 아니든 피가 나는 것이 필요한 경우가 바로 '자연 출혈'이다. 자연 출혈의 경우는 지혈이 잘 되지 않는 특징도 있다. 자연 출혈의 이유는 주로 열의 발산이다. 열이 빠질 만큼 빠지면 출혈은 자연히 멈추게 된다.

소양인은 일반적으로 소화 기관이 약하고 자주 배탈이 날 수 있다. 설사를 하는 배탈◆153도 있지만 배탈의 원인 중엔 장 정지가 있다. 몸이 처리할 수 있는 능력 이상으로 영양을 섭취하면 열이 축적

◆153 설사는 장의 운동이 과도해지는 것이다.

된다. 위와 소장에서는 열이 차면 효소의 작용이 억제되어 장기가 멈출 수 있다. 장이 정지되면 복통이 발생할 뿐 아니라 피의 흐름이 멈추어 얼굴이 창백해지며 식은땀이 나게 된다. 흐르지 않는 피는 산소 부족으로 검어진다. 이때 피를 빼 주면 열이 빠지며 장이 정상으로 회복되는 것이다. 이것이 필자가 생각하는, 사혈이 배탈을 치료하는 원리이다. 피는 아주 뜨거우며 많은 유기물을 함유하고 있다. 장애 요인이었던 체열이 줄어드니 장기가 다시 작동하는 것이다.

서양 의학이 발달한 요즘에는 이런 경우 사혈을 할 필요가 없다. 위장약을 복용하면 장의 운동을 일으킬 수 있다. 아마도 장 운동을 일으키는 위장약의 원리가 열의 해소와 관계되지 않을까 추측한다.

뇌중풍이 왔을 때, 한방의 응급 처치술에 열 손가락의 손톱 밑을 찔러 죽은 피를 빼 주는 치료법이 있다. 이 지료법의 핵심이 바로 열을 빼 주는 것이다. 그 점을 잘 상기한다면 음식을 되도록 먹지 않아야 하고 땀을 내야 하며 몸을 주물러 순환을 시켜 주어야 한다는 것도 알 수 있다.

고대와 중세 서양에서도 음식 조절, 약초 요법과 함께 사혈은 중요한 치료였다. 과거 몸이 허약한 사람에게 잘못 시행되어 문제가 되기도 했지만 영양이 과도해진 현대의 상황에선 사혈이 다시 의미를 가질 수 있다. 그럼에도 불구하고 현대인은 병원에서 피를 빼는 것을 의술이라고 생각하지 않고 의사들도 비과학적이라고 생각하여 잘 하지 않는다. 또한 비전문가가 의술을 하는 것을 신뢰하지 않기 때문에 민간요법도 사라지고 있다. 이러한 사혈 치료가 한의학에 약간 남아 있지만 현대 서양 의학에서 사혈을 정식 치료로 시행하는 곳이 있다. 바로 치과이다.

치과 치료의
새로운 의미

치과의 대표적인 치료인 잇몸 치료와 신경 치료는 사혈의 의미를 지니고 있다. 치료 과정에서 출혈이 발생하기 때문이다. 체열이 축적되면 그것은 구강 증상과 염증으로도 표현되어 잇몸 질환과 치아의 시림, 치아 상실 등이 심해진다고 추정된다.

필자는 외부에서보다 치과에서 열이 많은 사람을 훨씬 자주 만난다는 사실을 알게 되었다. 치과 질환이 열 문제와 깊은 관련이 있는 것이다. 치과 환자 중엔 정신 질환을 동반한 사람도 많다. 열 문제가 정신 질환과도 관련이 있기 때문이다. 그런 연유로 치과에서는 환자와 마찰이 잦다. 이런 점은 치과 종사자들을 힘들게 한다.

우리는 치과 치료의 의미를 새롭게 생각해 볼 수 있다. 몸의 열을 해소시켜 줌으로써 육체와 정신의 건강을 개선하는 것이다. 치과 치료는 인류 문명의 발달과 함께 등장한 매우 고차원적인 의학이다.

과거엔 치아를 치료하여 수명을 연장하려는 생각을 할 수 없었다.

통상적인 치과 치료가 환자의 구강과 몸에 도움이 되지만 치과 치료만으로는 그 한계가 커서 내과적 치료의 동반 필요성을 느끼고 있다. 환자는 치아 문제를 간단히 생각하고 내원하기 때문에 생활의 문제를 고치지 않는 등 환자로서 기본적인 의무에 소홀한 경우가 많다. 치료가 되지 않고 치료 중 아픈 경험을 많이 하면 환자들은 쉽게 의사를 불신한다. 환자와 정상적인 관계 형성에 어려움이 많다. 최근 약의 부작용도 심해져 약 처방도 조심스럽다. 필자는 최근 음식의 문제가 심해지고 있어서 몸의 증상이 구강으로 표현되고 있다고 생각하고 있다.

지금 열 문제를 생각하는 것은 내과적, 한의학적 측면뿐만 아니라 정신적인 면도 관계된다. 구강의 문제를 보다 깊고 심오하게 치료하려고 생각한다면 통상적인 치과 치료는 대증 치료일 뿐이다. 물론 몸 상태의 표현이 아닌 구강에 국한된 염증도 많이 존재하며 열을 빼는 사혈 치료적인 의미가 있고[154] 치아의 수명을 연장하는 중요한 치료이기는 하다.

◆154 사혈 치료란 몸의 국소 부위의 치료를 통해 몸 전체의 열을 빼는 의미를 지닌다. 국소 부위란 것은 염증이라는 형태로 열이 응축된 몸의 일부분이다. 피부염이든 구강이나 내장의 염증이든 염증 부위의 피는 태워야 할 유기물을 함유하고 있다고 추정된다.

치아의
시림 현상

객관적인 원인 없이 이가 심하게 시린 환자를 종종 만난다. 교합이 좋지 않거나 다른 약점이 있을 때는 더 심하게 나타난다. 필자는 체열이 축적되면 치아의 시림 현상이 심해질 수 있다고 믿고 있다. 한마취 통증 의학과 의사가 치아의 시림 현상이 심장 질환과 관계있다고 하는 것을 들은 적이 있다. 둘 다 열이 많아서 생기기 때문에 강한 관련성을 갖고 있는 것이다.

한의학에서 열증이 있는 사람은 얼굴빛이 노랗거나 붉다고 말한다. 치아가 심하게 시리면 통증으로 느껴지게 된다. 시림이 심해 통증에 괴로워하던, 그 환자도 얼굴에 열이 가득했다. 그 당시 환자의 고통을 해소시켜 주기 위해 신경 치료를 하였다. 아픈 부위인 신경을 제거하면 통증은 사라진다. 지금 생각하면 한약을 이용하는 것이 더욱 좋은 치료였다고 생각된다. 이 경우 양약을 처방하면 먹을 때만 효과 있고 안 먹으면 증상이 동일하기 때문에 약을 먹지 않는 환자가 많다. 약을 먹더라도 마약성 진통제에 대한 사용이 쉽지 않아 고통을 말끔히 제거해 주지도 못한다. 그래서 우리나라엔 아무리 아파도 약을 먹지 않고 견디는 경우가 자주 있다. 우리나라 사람들의 고통을 견디는 능력은 아마 세계 제일일 것이다.

치아의 심한 시림으로 치과에 오는 환자가 꽤 많은데 거의 음식으로 인한 몸의 열을 원인으로 보고 있다. 치과에서는 시린 이에 대한 처치법이 있긴 하지만 시린 증상이 너무 심하다 보니 효과가 없는 경우도 있다. 시린 이 환자는 여름철에 증가되었다. 그것은 여름에 열 문제가 더 심해지는 것과 관련 있다. 시림 현상은 계절이 바뀔 때까지 상당 기간 지속된다. 심한 사람들은 가을에 일시적으로 줄어들었다가 겨울이 되면 다시 나타나기도 한다. 필자는 추워진 몸을 데우기 위해 열이 있는 음식을 먹었을 것으로 추측하고 있다.

스케일링 후 시림 현상이 심해지는 사람이 종종 있다. 잇몸으로 분출되던 열이 잇몸이 좋아지자 치아의 시림 현상을 일으킨 것이다. 보통 환자는 시간이 지나면 좋아지냐고 질문한다. 사실 음식의 문제가 지속되면 시림 현상은 지속될 수 있다. 이런 가능성은 존재한다. 잇몸이 다시 나빠지면 그곳으로 표현되기 때문에 시림 현상이 나아질 수 있다. 그만큼 잇몸의 문제와 치아의 시림은 몸의 열과 관련성이 크다.

지구촌화가 불러온
체질 차이에 의한 **질병**

필자는 종종 국내에 거주하는 외국인을 진료한다. 외국인을 진료하다 몽골인 공포증이 생겼다. 신경(치수)의 염증이 잘 오고 강하게 오기 때문이다. 한국인도 그런 사람이 종종 있긴 하다. 그럴 때는 강력한 마취가 필요해 환자는 큰 고통을 겪어야 한다. 환자가 동의한다면 온 힘을 다해 염증과 전쟁을 해야 한다.

충치나 잇몸 질환 등 정상적인 이유 없이 치아들이 심하게 아픈 환자도 종종 있다. 치열의 좌측 혹은 우측이 아픈 것이다. 이런 경우 원인은 체질에 맞지 않은 음식 때문인 경우가 많다. 물론 스트레스가 열을 일으키므로 관련될 수도 있다. 반대로 몸이 정상적인 사람은 아플 수 있는 원인이 있어도 아프지 않은 경우가 많다. 다시 몽골 사람들을 생각해 보자.

몽골인들은 대부분 소음인이며 육식을 주로 하는 식습관을 가지고 있다. 몽골에서는 아무 문제를 일으키지 않았지만 우리나라에 와서 문제가 발생하고 있는 것이다. 소음인이 비교적 음식의 열에 강함에도 불구하고 문제가 발생하는 것은 심각성을 더한다. 육식을 주로 먹는 특성을 고려할 때 육류의 문제와 관련이 있을 가능성이 높다. 소음인은 체열을 빼는 것이 쉽지 않기 때문에 정상적인 식재료의 사용과 식단 조절, 운동이 더욱 중요하다(몽골인의 얘기에 의하면 요즘 아이들이 크게 출산된다고 한다. 필자도 세 살짜리 애가 다섯 살 정도의 체구를 가진 것을 보았다. 큰 체구를 가짐으로써 열의 과다에 대응하는 변화로 추정된다.).

치과에서 온몸의 피부 질환을 경험한 환자를 만난 적이 있다. 몇 개의 치아를 상실하여 임플란트와 보철 치료를 위해 내원한 그분은 태음인이었다. 태음인은 피부 질환이 잘 생기지 않지만 한번 생기면 아주 오래가는 특성이 있다. 온몸에 붉은 반점이 생겨 7년 넘게 고생하다 자연 치유되었다고 하였다. 큰 병원에서 건선으로 진단받았지만 마땅한 치료법을 제시받지 못하였다.

환자는 병의 원인을 음식의 문제로 추정하고 있었다. 그분은 업무차 중국 북부 지역에 6년간 파견되어 생활하다 피부병이 발생한 내력history을 가지고 있었다. 그 지역 특성상 기름진 음식과 도수 높은 술을 먹는 날이 많았다고 하였다. 체중이 늘고 고지혈증도 생겼다. 그러다 온몸에 붉은 반점이 생긴 것이다. 결국 우리나라로 돌아와 음식과 생활이 정상이 되자 천천히 정상으로 돌아왔다고 하였다.

이분이 시사하는 바가 있다. 세계적으로 교류가 많아진 지금 다른 지역 기후와 자신의 체질이 맞지 않아 병이 생기는 경우가 늘고 있기 때문이다. 중국 북부에서 유학하고 있는 20대 학생이 방학을

이용해 치과에 들렀다. 사랑니 염증과 함께 깨끗한 잇몸에서 염증
이 발생한 경우였다. 문진 결과 그 학생도 기름기 많은 화식(불을 이
용한 요리)과 음주 문화에 힘들어하고 있었다. 동유럽에서 생활하
다 우리나라에 잠시 들른 어떤 여성은 필자의 설명에 공감을 표했
다. 이러한 내용들은 외국으로 간 사람들의 건강이 나빠지는 예들
이다.

생활의 팁

자신이 태어나지 않은 곳에서 살고 있는 사람들은 자신의 체질이 어떤지 알고
음식을 가려 먹어야 건강할 수 있습니다. 맞지 않는 음식을 먹다 보면 몸이 나
빠져 체질에 맞지 않는 음식도 맛있게 느껴지기도 합니다. 몸의 구성이 바뀌
어 그 구성을 유지하기 위해 해로운 음식을 원하는 것입니다. 자신이 피곤이
잘 풀리는지, 하루 일과를 맑은 정신으로 수행할 수 있는지, 삶이 행복하고 상
쾌한지가 건강의 기준이라 할 수 있습니다.

구강병과 열에 대한 기타 내용

필자의 경험에 의하면 체열의 과다는 구강병의 발생과 관련이 깊
다. 그 이유로 태아가 배 속에서 자랄 때 구강 조직이 외배엽ectoderm
과 중배엽mesoderm 기원이 복잡하게 만나서 형성되기 때문으로 본
다.◆155 네 가지 체질 모두에서 열에 의한 치아 질환이 생기고 있다

고 추정된다. 결과적인 얘기지만 잇몸의 염증은 자연 출혈을 몸을 열을 빼는 좋은 장소가 될 수 있다. 태양인도 예외는 아니어서 열이 쌓이기 쉬운 특성상 체열 과다로 병이 생긴다. 많은 환자를 볼 순 없었지만 대체로 소양인과 비슷하여 치아, 피부 증상이 많고 정신도 날카로워진다고 보고 있다.

치과에는 가끔 원인을 알 수 없는 심한 통증으로 내원하는 사람들이 있다. 좌측 혹은 우측 일부 치아들이나 앞니들의 통증이 있지만 원인을 찾을 수 없는 경우이다. 사랑니가 그런 증상을 느끼는 경우도 있다. 이런 경우 일반적으로 의사가 특별한 이상은 없다고 하면 환자들은 그냥 돌아간다. 사랑니가 아프다고 하면 치과에선 무조건 빼길 권하지만 염증 없는 통증의 경우는 빼지 않는 편이 좋다고 생각한다. 신체의 열이 많고 적음을 나타내는 지시자의 역할을할 수 있기 때문이다. 어떻게 해야 할까! 생활의 문제와 음식의 문제를 돌아보아야 한다. 치아를 남겨 주고 알람 벨 역할을 부여하는 것도 좋은 생각이다. 이런 문제를 이야기해 주면 깊이 공감하는 환자들이 많다. 그러나 이 사실을 알지 못한다면 환자의 고통에 의사는 해 줄 수 있는 것이 없고 발치를 권할 수밖에 없을 것이다.

치과에서 겪는 곤란한 경우 중에 틀니 과민증^{denture hypersensitivity}이

◆155 피부는 외배엽, 내장은 내배엽endoderm 기원이며 심장, 혈관 등은 중배엽에 기원이 있다. 필자는 소양인은 외배엽, 내배엽 기원의 조직에 문제가 많으며 태음인은 중배엽 기원의 조직에 문제가 잘 발생하는 것으로 보고 있다.

있다. 이런 경우 틀니를 하고도 치료가 끝나지 않는다. 환자는 잇몸이 아파 씹을 수 없다고 계속 불평한다. 이런 환자는 체질적으로 소양인이 많다. 환자가 틀니에 맞추어 연한 음식을 먹을 생각을 하지 않는 것도 문제지만 체열이 과다한 경우 이런 민감성은 증가될 수 있다. 알레르기 혹은 아토피성 피부 질환을 동반한 경우도 있으며 그런 경우 정신 질환까지 있기 때문에 환자와의 상담은 거의 불가능하다. 치아가 모두 빠진 사람은 뇌중풍이 올 가능성이 4배 증가한다는 연구 결과가 뉴스에 나오는 것을 본 적이 있다. 이해가 가지 않는가? 모두 열이 과다한 내과적 원인이다.

치아에서 염증이 발산되지 못하니 다음 장소를 찾아 돌아다니는 것이다. 이는 알레르기 마치allergy march 이론과 흡사하다. 알레르기 마치는 알레르기 염증이 위치를 바꾸어 가며 끝나지 않는 현상을 말한다. 기관지 천식을 치료하면 아토피성 피부염이 생기고 피부염을 억제하면 천식이 심해지는 것이다. 이제 우리는 염증의 돌아다님 즉, 염증 마치inflammation march 를 생각해야 한다. 열의 발산처로서 염증의 위치를 바꾸어 가며 계속 나타나기 때문이다.

환자 중에 틀니를 하고 2년 정도 지나 뇌중풍 초기 증상으로 입원한 환자가 있었다. 대학 병원에서는 친절하게도 영양사가 환자를 찾아다니며 식이 상담까지 하고 있었다. 그 환자는 그런 설명을 들었다고 하였다. "질 좋은 단백질을 섭취하기 위해 하루에 달걀 한 개씩은 먹는 게 좋습니다." 이런 설명은 지금까지 친절하고 정상적인 내용이었지만 이 글을 잘 읽은 독자라면 충격에 빠질 것이다. 필자는 그 환자에게 체질에 맞는 식이법에 대해 다시 설명해 주었다. 이제 우리는 얕은 지식이 낳은 비극에 대해 더 이상 슬퍼할 수 없다.

다시 설명하면 달걀은 열이 많은 소음인 음식이다. 모든 생물의 알과 씨앗에는 특히 열이 많다. 닭고기보다 열이 더 많은 것이 달걀이다. 특히 노른자에 열이 많다. 성장기 어린이들에게는 도움이 될 수 있지만 열이 찬 사람에게 노른자는 위험하다. 그런 전통적인 영양학을 따른다면 그 환자는 다시 병원에 입원하게 될 것이다.

얕은 지식에 대한 의존을 버리고 자연적인 방법으로 복귀해야 한다. 그것은 미각을 되찾는 것에서부터 시작된다. 평상시 체질에 따라 식사를 하겠지만 때에 따라 다른 음식이 필요하다. 그럴 때 필요한 음식을 찾아내려면 미각이 살아 있어야 한다. 조금 뒤에 미각에 대해 다루게 될 것이다. 2챕터에서 설명하였듯이 체열 과다를 이야기할 때 음식만 생각할 수 있는데 스트레스와 관련된 교감 신경 작용도 함께 생각해야 한다.

지금까지 열과 몸 전체의 증상과 치과 질환에 관해 이야기하였다. 우리에게 있었지만 알 수 없었던 증상의 원인을 이해할 수 있었을 것이다. 지금부터는 이 책의 하이라이트에 해당하는 내용이 펼쳐진다. 지금까지 공부한 내용을 바탕으로 콜레스테롤과 자가 면역 질환, 필수 지방산의 문제를 다루게 된다. 몇 가지 중대 질병에 대한 원인이 더욱 선명하게 밝혀지고 치료법도 제시될 것이다.

3

오메가 3와
콜레스테롤도
체질이 문제였다

체질에 맞지 않은 단백질과 지질 등이 과다해지면 배출의 한계와 수송의 어려움으로 인해 온몸에 특히 세포막과 결체 조직 connective tissue에 축적될 수 있다. 이런 물질들은 몸의 액체body liquid, humor 속에 부유물을 형성하거나 세포막의 통과성을 떨어뜨려 흐름의 장애를 가져와 몸에 부담이 될 것이다. 온몸에 뭔가가 낀 듯, 잘 돌아가지 않는 느낌은 녹슨 것과 비슷하다. 지방이 축적될 수 있는 정도와 장소는 사람에 따라 차이가 날 것이다. 불용성 물질water-insoluble이 결체 조직에 쌓여 그것을 태우기 위해 염증이 생긴 것이 자가 면역 질환autoimmune disease이라고 생각한다.

지루성 피부와
콜레스테롤

피지는 모발에 윤기를 제공하는 긍정적인 작용을 한다. 피지샘은 분비하는 세포가 파괴되면서 배출하는 특성을 지닌다.[156] 분비량이 많아 세포의 파괴가 심해지면 인접한 모근도 손상되어 탈모가 생길 수 있다. 땀샘의 과다 분비와 염증은 교감 신경 항진 및 열이 많은 음식과 관계있다고 하였다. 지루성 피부는 콜레스테롤 과다 섭취와 관계있다고 생각된다.

부교감 신경의 작용이 많을 때는 지방의 축적이 늘어나게 된다. 콜레스테롤이 남아 담즙의 생성에 사용되고[157] 담즙은 지방질의 소화를 더욱 촉진하기 때문이다. 이때 체질에 맞지 않은 살이 늘어나면 분해될 때 과다한 열이 발생하기 때문에 고혈압, 당뇨로 이어진다. 고혈압, 당뇨는 일종의 열 발산 작용이다. 성인에게 흔한 제 2형 당뇨의 경우 인슐린은 정상적으로 분비되지만 혈당이 내려가

◆156 이를 홀로크린샘holocrine gland이라 한다.
◆157 쓰고 남은 콜레스테롤은 담즙산으로 변환된다. 담즙은 소화 기관으로 배출된다. 일종의 콜레스테롤 배출 방식이다.

지 않는 경우인데, 이는 체열의 발산과 관계가 깊은 생리적 상황이라 할 수 있다. 일시적인 높은 혈당은 유기물 수송과 열 발산에 도움이 되겠지만 지속되면 좋지 않으므로 음식을 체질에 맞게 조절할 필요가 있다.

체열 축적은 주로 체질에 맞지 않는 음식의 과다 섭취나 교감 신경의 작용이 늘 때 생긴다. 고혈압, 당뇨가 오래 지속되면 심장과 췌장에도 무리가 가지만 특히 혈관 내피가 손상되어 동맥 경화◆158가 발생할 수 있다. 특히 태음인의 경우 유기물 배출 능력이 약하고 축적하려는 성질이 강해 동맥 경화의 가능성이 높다.

콜레스테롤에 관한 전문적인 설명과 이론 제시

피지샘의 분비물에는 중성 지방triglycerides, 왁스와 스쿠알렌squalene 등이 있다. 그리고 콜레스테롤의 대부분은 우리 몸에서 합성된다. 그 변환 과정은 아세틸 코에이|acetyl-CoA◆159에서 시작하여 마지막 콜레스테롤 전단계가 스쿠알렌이다.[59] 체내 콜레스테롤이 과다하면 스쿠알렌의 배출이 많아질 수 있는 가능성이 높은 것이다. 피지샘으로 스쿠알렌이 배출되면 당연히 콜레스테롤의 합성을 줄일 수 있다. 콜레스테롤은 스테로이드corticosteroids와 성호르몬의 원료가 되기 때문에 교감 신경이 과도할 때 체내에서 오히려 부족해지기 쉽다. 교감 신경이 부신을 자극하여 콜레스테롤을 소모하기 때문이다. 이 사실은 콜레스테롤 수치가 낮은 경우를 설명할 수 있다.

◆158 혈관의 손상과 회복을 반복하며 굳어지는 현상
◆159 콜레스테롤 합성, 당을 분해하는 과정인 TCA 사이클, 단백질, 지방의 합성과 당분으로의 변환 등에서 공통 분모 역할을 하고 있는 물질. 체내 여러 가지 물질의 상호 변환에서 연결고리 역할을 한다.

지용성 배출과
모발

네 가지 체질은 '열'이라는 주된 기준과 '습'이라는 보조 관념을 가지고 있다. 습은 물의 의미가 크다고 하였다. 소양인과 태음인은 수용성의 체질을 가지고 있다. 소양인은 특히 수용성의 성격이 강하다. 소양인 체질 음식은 물에 잘 허물어지고 약하다. 채소류는 습한 날씨에 약해 곰팡이가 피며 피해를 보기 쉽다. 돼지고기도 구워 보면 물이 많이 발생한다.

콜레스테롤과 지용성 배출 정리

현대인에게 흔한 상황인 교감 신경이 과도할 때 체내에 콜레스테롤은 부족해질 수 있다. 그래서 현대인은 콜레스테롤이 많은 육식을 원하게 되고 성욕이 강해질 수 있다. 육식 섭취의 부작용은 지방질의 흡수이다.

인류의 다수를 차지하는 소양인과 태음인은 수용성을 기반으로 하고 있다. 육식으로 인해 수용성의 몸에 체질에 맞지 않은 영양소 즉, 열이 많은 지방이 축적되면 소양인과 태음인에게 병이 생기게 된다. 소양인은 피부 질환과 자가 면역 질환, 땀샘과 피지샘의 분비가 과다해지게 되고 태음인은 고혈압과 당뇨가 생기며 동맥 경화와 뇌중풍으로 이어질 수 있다.

소음인은 지질 대사 능력이 뛰어나 물과 친하지 않은 hydrophobic 포화 지방도 잘 처리한다. 그래서 소음인은 지방을 저장하는 피하 지방층이 발달한다. 피하 지방은 소음인에게 부족하기 쉬운 체열을 보호하고 중요한 열원이 될 것이다. 지질의 대부분은 물에 녹지 않아 체내에서 이동할 때는 단백질[160]과 인지질에 둘러싸여 이동한다.[161] 이러한 특성으로 인해 쓰고 남은 지질을 배출할 때도 특별한 방식을 띠게 된다. 지질, 스테로이드, 중성 지방, 스쿠알렌, 왁스 등 물과 친하지 않은 물질들을 아포크린샘과 피지샘으로 배출하는 것이다.[162] 지용성oil soluble이지만 비교적 물과 친한 것hydrophilic은 아포크린샘으로, 물과 친하지 않은 물질은 피지샘으로 배출하게 될 것이다.

필자는 모발의 형성이 일종의 고체 배출일 수 있겠다는 생각을 하였다. 그 근거는 배출 기능을 하는 아포크린과 피지샘이 모발과 함께 짝을 이루고 있기 때문이다. 단백질은 지질을 둘러싸고 이동하며 분비샘으로 지질이 배출될 때 남은 단백질이 모발을 형성하는 원리이다.

비과학적인 얘기지만 사람은 얼굴을 보면 건강 상태를 알 수 있도록 만들어져 있다. 옛날부터 한의사는 환자의 얼굴을 보고 건강 상태를 판단하며 눈, 코, 입 등과 장기를 결부시켜 생각하였다. 머리카락과 얼굴 피부가 좋으면 모두가 호감을 느끼고 아름답다고 여긴다. 건강한 사람은 표정도 밝고 마음도 긍정적이다. 자신의 진정한 아름

◆160 물, 기름 양쪽 모두 친한amphiphile 인지질이 둘러싸고 중간 중간에 단백질이 박혀 있는 형태를 하고 있다.
◆161 이를 지단백lipoprotein이라고 한다. 예로는 Chylomicron, HDL, LDL 등이 있다.
◆162 체질에 맞지 않는 영양소는 성적 배출로도 배출된다고 추정된다.

다움을 얻는 방법은 체질에 맞는 건강법을 찾아야 가능하다. 기름기가 많거나 모발이 빠지면 아름답게 보이지 않는다. 이는 얼굴을 보고 자신의 건강 상태를 알고 개선할 수 있도록 하기 위함이라 생각한다. 다른 사람을 볼 때, 예를 들어 배우자를 선택할 때도 참고할 수 있다.

사람의 건강은 배출 상태로 확인할 수 있다. 대변과 소변보다 불용성 물질의 배출이 더 중요한 의미를 지닌다. 그러므로 피지샘이 지용성 물질대사의 정상 여부를 보여 준다면 모발은 단백질 대사가 정상인지 보여 준다고 생각된다.

황을 함유한 아미노산

황을 함유한 아미노산은 흥미롭다. 아미노산은 인체의 단백질을 만드는 기본 재료로서 22종이 존재한다. 그중, 황 원소를 함유한 것은 메티오닌methionine◆163과 시스테인cysteine◆164 두 가지이다. 메디오닌은 체내 단백질 합성의 시작과 관계된 중요한 아미노산이고 체내에서 합성할 수 없어 음식을 통해 섭취하는 것이 중요하다. 황이라고 하면 오신채가 떠오른다. 마늘과 양파 등에는 황과 함께 시스테인도 많이 함유되어 있다고 한다.[60] 소양인은 채소의 황을 부담스러워하지만 소음인은 체질에 맞는다. 소양인의 음식 중에서 시스테인이 많은 음식은 돼지고기 외엔 별로 없다. 흥미롭게도 시스테인은 머리카락의 탄성과 관계있어 모발을 만드는 데 매우 중요한 아미노산이다.[61] 그렇다고 머리카락의 건강을 위해서 시스테인만 먹으려 하면 안 된다. 메티오닌을 섭취하면 체내에서 시스테인을 합성할 수 있기 때문이다.◆165 단백질 대사 전체를 보아야 한다. 이런 상황을 종합해 보면 단백질 합성에 쓰고 남은 메티오닌을 시스테인으로 변환하여 불용성, 지용성 물질들을 수송하는 지단백(지질 운반 구조)을 만드는 데 이용할 가능성이 있다. 메티오닌이 많은 음식 중에는 소양인의 음식은 별로 없다. 태음인 음식인 질 좋은 소고기와 참치를 먹으면 좋을 것이다.[62] 일본에서 먹는 참치 초밥이나 회◆166, 소고기를 이용한 탕류가 지방질을 줄여 주어 소화 흡수에 좋다.

소음인은 대머리가 없으며 모발이 튼튼하다. 태음인도 모발이 대체로 양호하다. 소양인의 경우 모발이 약하여 이른 나이에 탈모나 흰머리가 생길 수 있다. 메티오닌 부족은 흰머리와 관계되어 있다고 한다.[63] 흰 모발이나 탈모는 소양인의 단백질, 지방 대사 능력의 부족과 관련 있다고 추정된다.[167] 달리 생각해 보면 더운 기후에 적응한 소양인은 지방을 많이 흡수하면 곤란한 점이 많아 대사 능력이 약해졌을 가능성이 높다.

모발의 문제는 기본적으로 유전과 체질에 크게 좌우되고 나이가 드는 변화와도 관계있다. 또한 그것은 영양소뿐만 아니라 교감 신경 항진과 콜레스테롤을 이용한 대사 물질, 아포크린 피지샘의 배출과도 관계있어 복잡하다. 전두부는 사고를 하는 곳이므로 단순히 발열을 위해 모발이 빠질 가능성도 크다.

◆163 메티오닌은 달걀 흰자, 콩, 닭, 참치, 소고기 등에 많이 있다.
◆164 시스테인은 수용성 성질이 강한 아미노산이라고 할 수 있다. 돼지고기, 달걀, 닭, 양파, 마늘, 브로콜리 등에 많다.
◆165 메티오닌은 체내에서 합성할 수 없는 필수 아미노산이고 시스테인은 필수 아미노산이 아니다.
◆166 태음인 식품인 참치를 날로 먹는 것은 소양인에게 필요한 영양소를 얻을 수 있는 가장 좋은 방식이다. 수용성 성분의 파괴가 가장 적기 때문이다. 익은 참치는 태음인 음식이지만 참치 회는 소양인 음식이 될 수 있다. 고추냉이와 식초를 찍어 먹으면 지방질을 잡아 줄 수 있다.
◆167 대신 소양인은 단백질을 소모하는 다른 장소인 아포크린 배출과 성적 배출이 발달되어 있다.

모발의 문제로 고민하는 분이 많으실 겁니다. 이 문제에 대한 자연적이고 완전한 해결책은 현재로선 없는 상태입니다. 소양인의 경우 나이가 들면서 모발 약화를 막기 위해서는 많은 보조요법이 도움이 되며 양생술을 익혀 몸관리를 잘해야 합니다. 평소 스트레스에 대한 관리를 잘 해나가는 것이 중요합니다.

세포막과 지단백(지질 운반 구조)의 경계를 이루는 인지질◆168의 성분은 투과성(통과성)의 문제로 인해 지질과 콜레스테롤 배출이나 수송에 중요하다. 이 통과성의 문제는 대사성 질환의 핵심이다. 따라서 인지질을 이루는 지방산의 종류에 대해 중점적으로 생각해 보려 한다.

자가 면역 질환에
대해

체질에 맞지 않은 단백질과 지질 등이 과다해지면 배출의 한계와 수송의 어려움으로 인해 온몸에 특히 세포막과 결체 조직connective tissue에 축적될 수 있다. 이런 물질들은 몸의 액체body liquid, humor 속에 부유물을 형성하거나 세포막의 통과성을 떨어뜨려 흐름의 장애를 가져와 몸에 부담이 될 것이다. 온몸에 뭔가가 낀 듯, 잘 돌아가지 않

◆168 인지질은 양쪽 다 친한 성질을 가진다. 이를 영어로 'Amphiphile'이라고 한다. 양쪽이란 물과 기름 둘 다 좋아하는 성질을 말한다.

는 느낌은 녹슨 것과 비슷하다. 지방이 축적될 수 있는 정도와 장소는 사람에 따라 차이가 날 것이다. 불용성 물질water-insoluble이 결체 조직에 쌓여 그것을 태우기 위해 염증이 생긴 것이 자가 면역 질환 autoimmune disease이라고 생각한다.◆169 자가 면역 질환 중 제일 흔한 것이 류머티스 관절염이다. 한때 필자도 관절이 붓고 통증이 오는 증세가 생겨 이 병을 의심하기도 하였다. 다행히 류머티스 관절염으로 열이 배출되지 않고 땀샘의 염증으로 유기물을 배출하는 방향을 선택한 것이다. 일반적으로 자가 면역 질환은 자기 세포를 면역 세포가 잡아먹는 이상한 질환이라고 생각한다. 그러나 그것은 정상적인 열 발산을 위한 염증이다. 염증의 정의에 대해 다른 관점을 가질 수 있게 되었기 때문에 다른 해석이 가능해졌다. 앞에서 염증은 불이라고 설명하였다. 배출이 되지 않는 물질을 태워 없애기 위해 온몸에 염증이 생기는 것이다. 그것이 바로 자가 면역 질환이다.

염증은 속에서 태우는 것보다 겉인 피부에서 태우는 것이 안전하다. 또한 염증을 방지하기 위해서는 불용성 물질의 배출이 중요하다. 배출이 될 수 있다면 태울 일도 줄어들 것이다. 그러나 배출은 쉽지 않다. 지방질이 세포막을 만들기 위해 꼭 필요하기 때문이다. 대체할 수 있는 좋은 재료를 구해야만 좋지 않은 것을 배출할 수 있다. 바로 이것이 핵심(키포인트)이다. 그동안 가장 좋은 것이

◆169 이것은 자가 면역 질환을 획기적으로 설명하는 내용이다. 이에 대한 의료계 관계자들의 오랜 궁금증을 해결하는 설명이다.

없기 때문에 차선책을 사용했던 것이다. 이 대체재는 체질에 맞는 음식을 바르게 조리해 먹음으로써 얻어질 수 있다. 일반적으로 지방질의 주원료인 지방산은 체내에서 합성할 수 있다. 하지만 우리 몸에서 합성할 수 없고 음식을 통해 반드시 섭취해야 하는 지방산이 있다. 이것을 '필수 지방산'이라고 한다. 바로 필수 지방산의 문제가 음식이 일으키는 병에서 중요하다.

필수 지방산도 체질이 있다

우리 몸에는 세포가 60조 개 있다. 세포의 경계를 나누는 세포막의 주성분은 인지질phospholipid이다. 인지질은 인과 지질이 결합된 것이다. 인은 쉽게 섭취할 수 있고 지질의 핵심 성분이 지방산이다. 이 지방산에도 비교적 물과 친한 것이 있고 친하지 않은 것도 있다. 물과 친한 것이 오메가 3(쓰리) 지방산이고 물과 친하지 않은 것이 오메가 6(식스) 지방산이다. 사람의 체질에 따라 맞는 지방산fatty acid의 차이는 대사성 질환의 문제에서 핵심이었다. 지방산들은 친수성의 정도가 다양하다. 오메가 3와 오메가 6가 다르고 같은 오메가 3라도 체질에 맞는 음식인지에 따라 흡수의 차이가 날 수 있다. 오메가 3 지방산이 들어 있다고 다 유효한 것은 아니며 식품에 함유된 다른 영양소에 따라 그리고 조리법에 따라 흡수에 차이가 날 수 있다.

일반적으로 상온에서 액체인 기름이 좋다고 한다. 이것이 불포화 지방산이다. 불포화 지방산이 포화 지방산보다 건강에 좋기 때문에 우리는 불포화 지방산을 식용유로 사용하고 있다. 그러나 불포화 지방산의 종류도 오메가 3, 6, 9으로 다양하다. 앞으로는 이것을 좀 더 구체적으로 생각해야 하는 것이다.

음식을 통해 필수적으로 섭취해야 하는 지방산에는 오메가 3와 6 두 가지가 있다. 오메가 9은 필수적이지는 않다. 오메가 3는 주로 식물의 잎에, 오메가 6는 씨앗에 많이 존재한다고 한다. 식물의 씨는 성장 잠재력을 위해 많은 열을 가지고 있다. 많은 열을 가지려면 지방질의 밀도density가 높아야 하므로 친수성이 줄어들게 된다. 그래서 오메가 3가 오메가 6보다 친수성이 좋다. 또한 오메가 3는 지방 분해에 관여하고 오메가 6는 지방 축적에 관여한다고 한다.[64] 오메가 3냐 6냐에 따라 세포막의 통과성의 차이♦170로 인해 지방질이 배출되기도 하고 배출이 힘들면 축적되기도 하는 것이다. 그래서 오메가 6가 맞는 소음인은 지방을 잘 활용할 수 있게 된다.

지방질의 배출은 열 물질의 배출을 의미하고 열의 해소를 용이하게 하는 의미도 지니고 있다. 열 물질에 대한 부담이 줄어들고 통과성이 향상되면 피로 회복에도 도움이 된다. 작은 것에 실로 놀라

♦170 오메가 6는 지방과 더 친하기 때문에 지방질을 붙잡으려 하고 오메가 3는 덜 친하기 때문에 통과시켜 배출시키는 것으로 추측된다.

운 비밀이 숨어 있었던 것이다. 우리가 주로 먹는 불포화 지방산을 도표로 만들어 보았다.[65]

	식물성	동물성
오메가3	ALA(α -linolenic acid) 시금치, 참깨, 아마인유, 대마실유, 밤, 호두, 보리수나무씨, 해조류 오일 (오메가 3 기름은 고열 불가)	EPA(eicosapentaenoic acid), DHA(docosahexaenoic acid) 등푸른생선의 기름(멸치, 참치, 연어), 오징어, 크릴새우
오메가6	리놀레산linoleic acid 콩, 옥수수, 포도씨유, 곡류(밀, 찹쌀)	아라키돈산arachidonic acid 달걀, 가금류의 고기
오메가9	올리브유-(고열 가능), 아보카도, 땅콩	

표-6 우리가 주로 먹는 불포화 지방산 : 아라키돈산은 동물 고기animal sources를 통해 얻어지며 리놀레산을 이용해 합성할 수도 있다. 지방산 중에 오메가 3와 오메가 6 둘 중 하나는 반드시 필요하며 생체 내에서 합성할 수 없다. 한 가지 음식이 한 가지 지 방산만 가지고 있지는 않고 여러 개를 가지고 있는 경우도 많다. 핵심은 조리법에 따 른 흡수 가능성이다. 식품 내의 다른 성분의 영향도 받는다.

오메가 3 지방산은 가열에 약하고 산소에 노출되면 쉽게 산화per-oxidation가 일어나 비린 냄새rancidity나 좋지 않은 맛이 나게 된다. 따라 서 오메가 3는 조리법이 맞아야 섭취할 수 있다. 산화되면 트랜스 지방이 생성되어 오히려 몸에 해롭고 중요한 것은 오메가 3를 얻을 수 없다는 점이다. 소양인과 태음인의 경우 살아가면서 자신에게 맞는 오메가 3 지방산을 섭취하는 것이 중요하다.

오메가 3는 쉽게 산화되어 식품으로 얻기 어렵기 때문에 사람에 게 잘 전달한다면 열의 과다에 의한 대사성 질환의 치료제가 될 수 있다.[171] 세포막의 통과성에 영향을 주어 몸에 맞지 않은 영양소의 배출을 촉진시킬 수 있기 때문이다. 이것은 서양 고대 의학과 한의학에서 사용한 약초 요법의 원리 중 하나로 추정된다.[172] 열을 빼는 약제는 소양인과 태음인은 대체로 비슷하며 소음인과는 많은 차이를 보인다. 열을 뺀다는 것은 지방산만의 문제는 아니며 열과 관련된 단백질, 비타민, 무기실 등 다양한 것이 개입된다고 추정된다. 이제 여러분은 열을 뺀다는 의미를 이해할 것이다. 체질에 맞지 않은 영양소에 의해 신체에 열이 축적되며 그 열을 태우거나 열 물질을 배출하기 위해 다양한 염증 즉, 병이 생긴 것이다.

표-6과 체질 음식을 생각해 보면 여러가지 사실을 알 수 있다. 먼저 오메가 6의 음식은 소양인 체질에 맞는 음식이 거의 없고 소음인의 음식이 많다. 오메가 3에는 소양인과 태음인의 음식이 함께 포함되어 있다. 이 두 체질 간의 차이는 무엇일까? 음식에 들어 있는 다른 성분의 영향을 받아 흡수 가능성의 차이가 있을 수 있다. 소양인에게 필요한 영양소를 더 잘 전달할 수 있는 음식이 있고 태

◆171 오메가 3가 심장과 혈관 질환에 효과가 있다는 연구 결과가 있다. 그리고 그 실험이 잘못되었다는 반대 여론도 있다. 필자는 이 문제에 대해 체질의 차이와 오메가 3 산화 그리고 오메가 3를 녹이는 용매의 문제를 이야기하고 있는 것이다. 오메가 3를 바르게 섭취하면 환자는 자각하지 못할 정도로 자연스럽게 몸의 모든 열 증상이 좋아진다고 추정된다.

◆172 병은 열이 과하거나 부족해서 생긴다. 부족한 경우 열이 많은 약재는 효과적이다. 그러나 최근엔 과한 상황이 많다. 대사성 질환을 치료하기 위해서는 열을 빼는 약제를 사용해야 한다.

음인에게 더 잘 전달할 수 있는 음식이 존재하는 것이다. 여기에는 조리법도 약간 영향을 미치게 된다. 사실 표-6에 소개된 재료는 일반적인 조리법에 의해 그 성분을 추출할 수 있다는 의미가 전제되어 있다. 이 말은 다른 조리법에 의해 다른 영양소를 추출할 수 있는 가능성을 내포한다.

표-6을 보면 오메가 3는 바다의 등푸른생선에 많다. 등푸른생선은 소음인 음식이 많다. 태음인 음식으로는 연어와 참치 정도이다. 등푸른생선에서 오메가 3를 어떻게 얻어 낼 수 있을까?

오메가 9이 많은 올리브유와 땅콩은 성질이 많이 다르다. 올리브유는 불포화 지방이면서 가열할 수 있기 때문에 튀김용 기름으로 적합하다. 오메가 3에 나오는 참기름이나 아마인유는 가열하면 산화되므로 음식과 섞어 먹는 용도로만 사용할 수 있다. 이런 문제는 과학적으로 매우 복잡하다. 그러나 우리의 소상들은 음식의 조리법을 연구하여 이런 문제를 극복하고 자신의 체질에 맞는 필요한 영양을 섭취하며 살아왔다.

미각이
살아나야
병들지 않는다

건강이 나빴다가 좋아지면 미각의 회복을 경험한다. 그럴 경우 예전에 먹던 음식이 맛이 없어지는 현상이 생긴다. 수많은 음료수, 가공식품, 조미료가 든 음식에서 좋지 않은 느낌을 받는 것이다. 이 회복된 미각이 느끼는 것이 착각에서 벗어난 진정한 맛이다. 미각의 회복이 이루어지면 현대인에게 결핍된 건강에 대한 자신감도 회복될 수 있고 병에 대한 공포를 극복할 수 있다. 자신에게 맞는 음식을 발견하는 것은 정신 건강에도 도움이 되는 일이다.

조리법이
중요하다

세상에는 열성, 온성, 한성, 양성에 이르기까지 다양한 성질의 음식이 있다. 어떠한 음식이든 조리법에 따라서는 성질이 많이 완화될 수 있고 다른 체질의 사람들이 섭취하기 쉬운 형태로 변환이 가능하다. 그렇다고 다른 성질의 음식이 된다는 것은 아니다. 사상 체질에서는 조리법으로 원재료의 특성을 완전히 바꿀 수 없다고 보고 있다. 앞에서 설명했듯이 체질 음식에서 두 단계 위의 음식은 건강이 좋지 않을 때 약이 될 수 있고 한 단계 위의 음식은 조리법에 따라 좋은 영양소원이 될 수 있다.

같은 음식이라도 산지, 신선도, 특히 그 준비 과정에 따라 속성이 바뀔 수 있다.[66] 이 말은 동일한 품종이라 하더라도 산지에 따라 성질이 조금씩 달라질 수 있다는 의미이다. 기본적으로 식물은 그 산지의 기후를 반영하고 각 동물은 그 동물이 먹은 음식에 따라 차이가 날 수 있다. 조상 대대로 그 지역에서 살아왔다면 그 지역 음식을 먹으면 건강할 수 있다. 신선하고 아주 질 좋은 음식은 먹었을 때 다른 결과를 만들어 내기도 한다.

원재료뿐 아니라 조리에 사용되는 물이나 기름에 따라서도 영향을 받기도 한다. 물은 다양한 물질을 녹이고 있어 어떤 물을 쓰느냐에 따라 맛이 달라지기도 한다. 우리가 사용하는 튀김용 기름은 불포화 지방산 중에 오메가 6와 9 성분을 가지고 있다. 당연히 자신의 체질에 맞는 기름을 섭취하면 좋다. 튀김용 기름으로는 소음인은 오메가 6 성분인 기름을, 소양인, 태음인은 오메가 9가 맞고 소양인은 튀김보다는 오메가 3 기름을 직접 섭취하는 것이 도움이 된다. 그리고 기름이 산화되어 트랜스 지방이 많아지면 음식은 좋지 않은 맛이 나며 몸에 해롭다.

열성 식품인 고구마는 기름에 튀겨 설탕을 입히느냐 아니면 물에 삶느냐, 불에 굽느냐에 따라 상당히 달라진다. 돼지고기를 익히는 방법에도 두 가지가 있다. 물에 삶느냐 불에 굽느냐에 따라 달라진다. 화식(火食)은 수용성 성분을 없애고 포화 지방을 늘리는 방법으로 소음인에게 맞는 요리법이다. 반면 재료를 물에 넣고 삶는 '국'은 재료의 과열을 방지하고 수용성 성분을 물에 녹여 섭취할 수 있다. 그뿐 아니라 포화 지방은 물에 녹으며 흩어져 떠오른다. 소고기도 보통 물에 삶아 탕을 만들거나 구워 먹는다.◆173 탕을 만들면 포화 지방과 콜레스테롤을 줄일 수 있다. 우리나라에선 콜레스테

◆173 탕 또는 국과 비슷한 것으로 서양에는 스튜stew가 있다. 고기나 감자, 토마토 등을 큼직하게 썰어 넣고 낮은 온도에서 계속 끓여서 익히는 음식이다. 중요한 건 낮은 온도에서 가열하는 것으로 오메가 3를 살리는 의미가 있다고 추정된다.

롤이 많은 해산물을 굽는 방식보다 국에 넣어 삶는 경우가 많다.

서양에선 보리와 포도주를 활용하는 법을 알아냈다. 보리는 조리법에 따라 성질이 따뜻해지기도 하고 차가워지기도 한다. 포도주는 열이 많은 알코올의 비율에 따라 체질에 맞게 다양하게 즐겼다. 살찐 소양인은 도수가 낮은 포도주를 먹음으로써 추위를 이기고 몸을 건조하게 만들 수 있었다면 살찐 태음인은 도수 높은 포도주를 먹었다. 포도는 약간 차갑고 건조한 태양인 음식이기 때문에 습이 많은 사람에게 적합하며 알코올을 넣으면 성질을 따뜻하게 바꿀 수 있다. 포도주가 유명한 프랑스는 북부와 남부의 기후 차가 있다. 북부가 춥고 습하다면 남부는 따뜻하고 습하다. 전통적으로 북부는 요리에 유지방이 풍부한 버터를 많이 넣었고 남부는 불포화 지방산인 올리브유를 많이 썼다고 한다.[67] 포도주와 보리처럼 성질이 냉, 온을 오갈 수 있는 음식은 약으로도 사용되었다.[68] 병은 열의 과부족으로 생기기 때문에 음식을 환자가 섭취하기 쉬운 형태로 만들면 약이 되고 환자를 회복시킬 수 있었던 것이다. 병을 열의 과부족으로 보는 것은 한의학과 서양 고대 의학의 공통점이다.

요리할 때 양파의 매운맛을 줄이는 방법이 두 가지 있다. 첫 번째는 찬물에 담가 두는 것이다. 양파를 썰 때 황이 기체로 발생한다. 모든 기체는 찬물에 잘 녹는다. 이렇게 함으로써 샌드위치에 들어가는 양파의 매운맛을 줄인다. 요리하는 사람이면 많이 아는 방법이다. 두 번째 방법은 열을 가하는 것이다. 이 방법은 일본식 카레를 만들 때 많이 이용된다. 냄비에 양파를 먼저 넣고 불을 강하게 가하며 한참을 볶는다. 양파는 녹으며 매운맛을 점점 잃고 단맛이 강해진다. 일본 사람들은 카레를 좋아한다. 카레는 원래 인도 음식이다. 일본인은 양파 조리법을 바꾸어 소양인에게 좋은 카레를 완성한 것이다.

카레는 강황을 주원료로 하여 다양한 재료가 들어간 가공식품이다. 생강과에 속하므로 생강과 성질이 유사하다고 추정된다. 앞에서 생강은 매운 성질이 있지만 황 때문이 아니라 진저론^{zingerone} 때문이라고 했다. 강황과 생강이 소양인에게 좋을 가능성이 있는 것이다. 그러나 양파가 문제였는데 해결 방법을 찾아낸 것이다. 뺄 수는 없는 이유가 있다고 추측된다.◆174

채소 중에 맛이 쓴 재료가 있다면 진한 소금물에 담가 두면 된다. 진한 소금물은 수분을 빨아들이고 채소는 수분을 잃으며 함께 쓴맛을 잃는다고 추정된다.

일본 사람들은 회와 초밥을 개발했다. 요리사들은 보통 소화를 돕기 위해 불에 굽거나 물에 삶는 방법을 쓰는데 가능하다면 원재료를 생으로 먹으면 좋다. 물에 삶으면 불보다는 낫지만 재료에 있는 수용성 성분이 물에 녹아 나오고 가열에 의해 일부가 파괴될 수 있는 문제가 있다. 회와 초밥은 어류를 생으로 먹기 때문에 오메가

◆174 여기엔 물과 친한 아미노산인 시스테인이 많을 것이다.

3 지방산과 수용성 성분의 파괴를 최소로 할 수 있는 좋은 방법이 될 수 있다. 초밥에는 식초와 고추냉이가 들어가 날로 먹을 때 생길 수 있는 느끼함을 줄여 소화 흡수를 돕는다.

동서양을 막론하고 등푸른생선을 가공한 것은 예술에 가깝다. 등푸른생선은 오메가 3와 단백질이 많지만 포화 지방이 많고 쉽게 부패하는 특성이 있다. 멸치는 열성 식품이고 등푸른생선이다. 우리나라 남부 지방의 대표적인 음식으로 멸치 국수가 있다. 마른 멸치를 활용해 육수를 내고 밀가루 국수를 넣은 음식이다. 국수 위에 소량의 프라이 된 달걀 흰자나 삶은 호박, 부추◆175 등이 올라간다.

우리나라에서 멸치는 멸치 국수뿐 아니라 많은 국의 육수로 사용되고 있다. 필자는 이 육수에 소금과 단백질과 함께 오메가 3가 녹아 있지 않을까 하는 생각을 했다. 뛰어난 우리의 조상들이 몸에 중요한 오메가 3를 먹을 수 있는 방법을 찾아냈을 가능성이 높기 때문이다. 국수는 우리나라 남부 지방에서 많이 먹고 일본과 동남아시아까지 널리 퍼져 있는 음식이다. 국수를 먹는 지역은 대부분 소양인이 많이 사는 지역이다.

오메가 3는 열에 약하기 때문에 잘 녹여 내려면 고온의 불에 끓여서는 안 될 것이다. 황이 많은 양파와 마늘의 사용도 줄이는 것이 좋다. 멸치 육수 맛있게 만드는 법을 찾아보면 여러 가지 내용이 있

◆175 부추는 오신채에 속한다. 부추는 남부 지방에서 멸치 국수에 곁들여진다. 많이 먹으면 황 성분이 부담될 수 있지만 적정량일 때 소양인에게 도움이 될 가능성이 있다.

다.[69] 그 중엔 강한 불로 잠시 끓인 후 약한 불에 오래도록 끓이는 방법이 나와 있다. 반면 어떤 요리사는 강한 불을 이용하여 끓이며 심한 비린내를 없애기 위해 마늘과 양파를 넣는 방법을 말하고 있었다. 후자의 방법은 오메가 3를 모두 산화시키고 마늘과 양파까지 함유되어 최악으로 생각한다. 원재료의 영양과 맛을 살리자면 약한 불을 이용하고 시간이 많이 걸려야 한다. 이것이 슬로우 푸드가 가지는 의미 중 하나이다. 덧붙이자면 오메가 3를 요리할 때는 뚜껑을 닫아 산소의 접촉을 최소화하는 것이 좋다.

소고기 육수는 태음인 음식이지만 지방질이 줄어들어 소양인이 먹어도 흡수하기 좋을 것으로 생각한다. 육개장, 갈비탕이 대표적이다. 닭고기도 튀김보다는 탕으로 하면 지방을 제거하여 우리 몸에 좋다.

발효

등푸른생선은 상하기 쉽기 때문에 보관을 위해 잡았을 때 바로 소금에 절인다. 이를 '염장'이라 한다. 우리나라 특히 남부 지방에선 염장된 멸치를 발효시켜 멸치젓을 만들기도 한다. 좋지 않은 냄새 때문에 지금은 새우젓으로 많이 대체되었지만 필자는 아직도 어릴 때 배춧잎에 싸서 먹던 멸치젓의 맛을 잊을 수 없다(새우젓으로 과연 대체될 수 있는지 다시 고민해 봐야 한다.). 북유럽에는 청어를 발효시킨 음식이 있고 동남아시아에도 비슷한 것이 있다. 좋지 않은 냄새는 거의 비슷할 것으로 예상된다. 소금에 절이면 수분이 빠져 보관 기간이 길어지고 맛이 좋아지는 효과가 있다. 발효시킬 때는 푸른곰팡이를 주로 이용한다.

우리의 뛰어난 선조들은 발효 식품을 많이 개발했다. 세계에서 최고 수준이라고 생각한다. 콩을 원재료로 발효시킨 된장, 고추장 외에도 많이 있다. 홍어를 삭히면 냄새가 심한 생선이 된다. 이것이 전라남도 지방의 음식인 삭힌 홍어이다. 조리를 하여도 음식의 성질이 변하지 않는다고 했지만[◆176] 발효를 하면 얘기는 달라진다. 음식의 성질이 변한다. 홍어는 소양인의 음식이 아니지만 삭힌 홍어는 소양인에게 맞다. 네덜란드에서 냄새나는, 발효된 청어를 맛있게 먹는 이유와 동일하다. 네덜란드에는 모발이 적은 남자들이 많은데 소양인이다.

일본에는 가쓰오부시(우리말로 가다랑어포)가 있다. 가쓰오부시는 우동의 국물을 만들기 위해 들어가는 재료이다. 가쓰오부시의 원료인 가다랑어는 참치와 유사한 등푸른생선이다. 가쓰오부시는 소금에 절여 건조시킨 가다랑어를 훈제smoking하는 방식으로 만든다고 한다.[70] 훈제를 하면 연기 성분이 흡수되어 생선의 산화를 방지하여 보

◆176 일부 채소들은 성질을 바꿀 수 있다. 예를 들어 양파는 황이 날아가면 순해진다.

존 기간이 일 년 이상으로 늘어난다고 한다.[◆177] '가쓰오부시의 국물 속에도 오메가 3가 다량으로 함유되어 있지 않을까.' 하는 생각이 들었다. 소금에 절여 말리면 지방질이 줄어들고 훈제를 하면 불포화 지방산의 산화가 방지되기 때문이다. 훈제를 통해 등푸른생선의 오메가 3를 추출하면 소양인에게 필요한 성분을 얻을 수 있다.

서양에서는 치즈가 대표적인 발효 식품이다. 좋은 치즈를 만들려면 젖소에게 좋은 풀을 먹여야 한다. 그래서 목초지 관리가 중요하다. 나쁜 풀을 먹으면 소가 병이 들거나 치즈에 고약한 냄새가 난다고 한다(뭘 먹느냐가 역시 중요하다.). 원유에 유산균을 넣어 발효하고 응고되면 소금을 넣고 숙성시켜 치즈가 완성된다.[71] 발효에는 다양한 곰팡이가 활용된다. 홍차도 녹차를 발효시킨 것이다. 녹차는 따뜻한 성질의 식품이지만 홍차는 열을 낮추는 성분이 있어 약으로 쓰기도 했다고 한다.

조리법과 발효는 일종의 화학이다. 조리법에 의해 특정 성분을 추출하거나 발효를 통해 먹을 수 없는 식품을 더욱 체질에 맞는 음식으로 바꿀 수 있다. 그래서 발효 식품은 건강에 좋다. 우리의 조상들은 과학을 알지도 못한 상태에서 어떻게 정확한 조리법을 찾을 수 있었을까? 그 해답은 미각과 후각이다. 동식물을 보는 직관적인 눈도 한몫을 한 것이 분명하다.

◆177 연기 속의 일산화탄소의 효과라고 추측된다. 일산화탄소는 산소보다 결합력이 훨씬 강하다.

다섯 가지
미각의 의미

건강한 사람의 경우 체질에 맞지 않은 음식을 먹어도 별 탈이 없다. 완충 작용을 할 수 있는 몸의 여유와 처리 능력이 있기 때문이다. 건강하지 않은 사람은 체질에 맞지 않은 음식에 반응이 크다. 몸이 안 좋아지면 미각이 민감해져 음식에 대한 감별력이 좋아진다. 몸에 맞지 않은 음식을 가려내서 몸의 악화를 막고 필요한 음식을 섭취하려는 의도로 생각한다. 자신에게 필요한 성분이 있으면 달게 느껴지는 현상도 있다.

혀의 미각엔 보통 다섯 가지가 있다고 한다. 쓴맛, 단맛, 짠맛, 신맛, 매운맛이다.[178] 맛은 혀가 느끼지만 후각도 중요한 역할을 한

◆178 매운맛에는 고추의 매운맛과 양파와 마늘의 매운맛을 포함한다. 요즘 감칠맛을 중요하게 생각하여 주요 미각에 포함시키고 있다. 필자는 감칠맛은 복합적인 맛이라 보고 있다. 여기서는 영양학적인 전통적인 미각을 고려하기로 한다.

다. 후각은 냄새를 맡는 기능과 함께 건, 습을 탐지하는 기능을 하기 때문에 사실상 맛은 혀와 코가 함께 느끼고 있는 것이다. 코를 막고 맛을 보면 맛의 식별력이 많이 떨어지는 것을 확인할 수 있다.

필자는 자연의 힘과 생명의 위대함을 믿으며 몸의 작용을 긍정적으로 바라보려고 노력한다. 미각이 몸에 필요한 음식을 찾아 낼 수 있다고 가정하고 맛과 비교해 음식의 특성인 냉·온·건·습·열을 생각해 보았다.

설탕은 온성 식품이며 단맛은 따뜻한 느낌이 들어서 '온'이다. 매운맛은 뜨거우며 열성 식품이 많으므로 '열'이다. 소금은 습기를 빨아들이기 때문에 짠맛은 '습'에 해당하며 쓴맛은 한성 식품이 많으므로 '냉'에 가깝다. 염증을 치료하는 약들도 쓰다. 불을 끄는 것이 '냉'이기 때문이다.

마지막으로 신맛이 남았다. 신맛이 '건'이 되면 퍼즐이 모두 맞추어진다. 몸이 마른 필자는 신맛을 제일 싫어한다. 살찐 사람들은 신 것을 좋아한다. 식초는 지방을 분해하는 능력이 있다고 한다. 지방을 분해하면 몸은 건조해지기 쉬워진다.◆179 자, 이제 신맛을 '건'이라고 동의하지 않을 사람은 없을 것이다.

정리하면 쓴맛-냉, 단맛-온, 신맛-건, 짠맛-습, 매운맛-열이라고 할 수 있다. 냉·온·건·습·열의 성질은 음식의 맛과 건강을

◆179 보충 설명하면 기름은 물을 보호하는 역할을 한다. 우리 몸에도 기름이 끼어 있으면 물은 잘 빠져 나오지 못한다. 즉, 건조가 방지되는 것이다.

결정하는 요소이다. 우리는 히포크라테스가 냉·온·건·습을 중시한 이유를 알았다. 그런데 왜 우리는 건강할 수 없는 것일까? 그이유는 미각을 잃었기 때문이다.

미각의
상실

미각은 후각과 밀접한 관련이 있다고 하였다. 일단 후각이 약한 사람은 음식에 대한 감별력이 떨어진다. 그래서 후각이 약한 사람이 아무 음식이나 먹다가 건강이 나빠진다. 미각은 대뇌의 기억에 영향을 받는다. 미각은 쉽게 변하여 인공적인 맛에 길들 수 있다고 한다. 만약 미각이 정상이었다면 우리는 몸 상태를 스스로 진단하고 필요한 음식을 찾아 먹을 수 있었을 것이다. 인공적인 맛에는 조미료가 큰 비중을 차지한다. 조미료의 맛에 길들다 보니 미각을 잃게 된 것이다.

현대가 되면서 나타난 각종 가공식품들은 새로운 음식으로 다가왔다. 포화지방, 콜레스테롤이 많은 아이스크림, 초콜릿, 케이크, 빵 등은 새로운 형태와 질감으로 느껴졌고 설탕은 원재료의 맛을 덮어 버렸다. 대뇌가 착각에 빠진 것이다. 원재료의 맛이 사라진 음식은 좋은 음식이라 할 수 없고 건강을 악화시킨다.

우스갯소리를 좀 하자. 초콜릿, 케이크 같은 열성 식품에서 포화 지방과 콜레스테롤을 걸러 내려면 어떻게 해야 할까? 우리는 앞에서 배운 조리법을 활용할 수 있다. 솥에 넣고 끓여야 한다. 발효시키는 방법도 있다. 만약 그렇게 조리한다면 아무도 그 식품을 먹지 않을 것이다.

과일의 경우 색과 느낌으로도 식품이 한성인지, 열성인지, 어느 정도는 구별할 수 있다. 사람은 음식의 색깔이나 질감을 보고도 그 음식의 성질을 감별해 내는 능력이 있다고 추측된다. 그러나 지금은 인공적인 발색제를 사용하기 때문에 이런 능력에 혼란이 생겼다. 현대의 인공적인 향, 조미료들은 우리가 해로운 음식을 먹을 수 있도록 도왔다. 원재료를 덮는 요리법도 마찬가지이다. 화려한 요리법은 원재료의 맛을 살려 내기보다 향신료에 의존하기도 한다. 냄새를 없애기 위해 양파, 마늘 등을 과도하게 사용할 수도 있다. 그렇게 하면 음식에 담긴 열은 증가될 것이다.

설탕 시럽의 남용도 심각하다. 설탕은 온성 식품이다. 그러나 시럽이 되면 꿀처럼 거의 열성이 된다. 피자 같은 가공식품은 너무 복잡하게 섞여 있어 체질을 파악하기 힘들다. 가공식품은 체질을 구별하기 힘든 문제가 있다. 뭐든 많이 들어가다 보면 음식은 열이 증가하기 쉽다. 상황이 이렇다 보니 많은 사람들이 병에 시달리게 된 것이다.

바쁜 현대
생활

바쁘게 움직이는 사회생활은 몸의 작은 소리를 듣지 못하고 보지 못하게 만든다. 시끄러운 곳에서 작은 소리는 묻히기 마련이고 현란한 색상 속에 회색은 가치를 잃고 만다. 정신이 없을 때는 모든 정보를 받아들이지 못하고 작은 것은 지나친다. 우리의 뇌가 중요한 것은 기억하고 작은 것은 생략하기 때문이다. 몸이 어떤 음식을 기억해내면 먹어 주고 몸이 피곤하면 쉬어 주어야 하는데 그것을 알지 못한다. 아무 음식이나 먹고 쉬지 못한 상태에서 무언가를 열심히 하고 있지만 알고 보면 무가치한 삶이다. 정상적으로 보고 느낄 수 없기 때문이다.

또한 보이는 것만 추구하고 보이지 않는 가치 있는 것들을 추구하지 않기 때문이라고 생각한다. 명상을 해 보면 우리의 삶은 비워지고 느려질 때 감각이 새롭게 회복된다. 그 속에 그동안 잃었던 건강도, 행복도, 사랑도, 타인도 존재하고 있었던 것이다.

현대는 전기의 발달로 늦게까지 생활할 수 있기 때문에 에너지를 얻기 위해 더 많이 먹어야 한다. 이런 상황에서 소화 기관은 피로가 누적되고 몸은 열의 과다에 시달릴 수밖에 없다. 많은 정보가 주어지기에 많은 생각을 해야 하고 하루에도 수많은 판단을 해야 한다. 복잡한 현대 생활은 정보를 얻고 결정하는 스트레스를 우리에게 한 아름 안겨 주었다. SNS의 발달로 인간관계의 폭이 넓어져 관계에 의한 스트레스도 많으며 전자 제품의 사용 과다로 많은 에너지를 잃고 있다.◆180 그럼에도 불구하고 우리는 정보를 놓치는 것이 아깝기 때문에 멈출 수 없고 포기하지 못한다. 몸도 쉬지 못하고 먹기를 멈추지 못한다.

　몸과 생명이 회복되기 위해서는 반대의 삶이 필요하다. 건강이 나빴다가 좋아지면 미각의 회복을 경험한다. 그럴 경우 예전에 먹던 음식이 맛이 없어지는 현상이 생긴다. 수많은 음료수, 가공식품, 조미료가 든 음식에서 좋지 않은 느낌을 받는 것이다. 이 회복된 미각이 착각에서 벗어난 진정한 맛이다. 미각의 회복이 이루어지면 현대인에게 결핍된 건강에 대한 자신감도 회복될 수 있고 병에 대한 공포를 극복할 수 있다. 자신에게 맞는 음식을 발견하는 것은 정신 건강에도 도움이 되는 일이다.

◆180 현대에서 많이 사용되는 전자 제품은 피곤해져도 느끼지 못하고 신체의 일부를 계속 사용하게 하는 특성이 있다.

바른 식재료가
절실하다

가축의 생육 환경은 문제가 된다. 스트레스를 받은 가축의 고기에는 어떤 문제가 생길까? 많은 학자들이 우려하듯이 가축의 고통은 인간에게 그대로 전달될 가능성이 높다. 고기에는 스트레스 호르몬이 과량으로 포함되어 있을 수 있다.

그리고 앞에서 교감 신경 항진증의 경우 소변으로 마그네슘이 많이 배출된다고 하였다. 그렇다면 스트레스를 받은 고기에서 마그네슘이 부족해질 가능성을 예상할 수 있다. 인간에게 스트레스와 축적된 체열이 병을 일으키듯이 동물도 건강이 나빠질 가능성이 높다. 건강이 나쁜 가축을 먹으면 그 사람도 그 동물의 체내 구성을 그대로 물려받는다. 그래서 동물을 자연에 가깝게 키우는 것이 중요하다.

사료에 들어가는 조미료도 문제다. 일전에 사료에 사용되는 조미료가 사람에게 유통되어 문제가 된 적이 있었다. 그 조미료를 음식에 넣으면 너무 맛있어져서 유행이 되었는데 알고 보니 그것이 사료에 들어가는 것이었다고 한다. 가축의 사료로 더 강한 조미료가 사용되고 있는 것이다. 현대에는 인간만 미각을 상실한 것이 아니어서 가축들은 더욱 심각할 걸로 예상된다. 가축이 싫어하는 음식에 조미료를 첨가하면 가축들은 맛있게 먹는다. 동물도 인간도 미각을 상실하고 먹고 살찌기 위해 사는 존재로 전락할 위험이 크다.

식재료 생산에도 경제성을 강조하다 보니 사람들은 적은 비용으로 많은 양의 고기를 생산하기 위해 노력하였다. 단백질을 가장 빨리 생산하는 것은 닭이다. 성체로 자라는 데 한 달밖에 안 걸린다고 한다. 닭고기는 싸기 때문에 식재료로 이용이 늘고 있다. 모든 고기를 같은 단백질로 동일하게 보는 것은 잘못된 지식이다.

돼지나 소들에게 과도한 옥수수 사료를 사용하여 가축들의 몸의 구성을 변화시키고 체질에 맞지 않고 배출되기 힘든 영양소를 사람에게 전달하고 있다고 추정된다. 이런 상황은 모든 사람에게 체열을 축적시켜 병을 일으킬 위험이 있다.

열성 식품인 옥수수 사료는 1960년대부터 많이 사용되었다고 한다. 옥수수는 태양 빛을 많이 받아야 하고 대량으로 재배가 수월한 편이다. 식량 혁명the food revolution과 현대의 풍성한 식단에서 옥수수가 기여한 바는 크다. 사료로 혹은 직접적으로 우리는 그동안 옥수수를 많이 사용해 왔다. 식용유나 설탕 시럽까지 옥수수를 원료로 만들 수 있다. 체질을 알지 못할 때 우리는 이런 변화가 인간에게 어떤 영향을 미칠지 알지 못했다. 그러나 지금은 여러분도 짐작이 갈 것이다.

닭고기와 옥수수의 사용에 대한 한 가지 대안이 있다. 오메가 3를 정기적으로 섭취하는 것이다.[181] 오메가 3는 육상의 식물들과 넓은 바다에서 잡히는 등푸른생선에 풍부하다. 앞서 조리법에서 소개했듯이 조리법을 개발하면 충분한 오메가 3를 얻을 수 있을 것이다. 필자는 포화 지방에 녹은 오메가 3는 섭취 시 흡수가 어렵다고 추측하고 있다.[182] 물보다 지방질에 더 잘 녹기 때문에 수용성의 몸에서 흡수율이 떨어질 가능성이 높다. 필자는 세포막 통과성 차이의 원인도 오메가 6가 지방질과 더 친하기 때문에 지방질과 콜레스테롤, 스테로이드의 흐름을 느리게 하는 현상으로 보고 있다. 식물성 오메가 3는 차를 이용하면 좋을 것이다. 높은 온도로 가열하지 않고 물에 녹여 낼 수 있기 때문이다. 등푸른생선은 훈제하여 육수를 만들어 먹으면 된다.

비단 옥수수만의 문제는 아니다. 지구 온난화로 인해 세상은 뜨겁고 습해졌다. 전에는 잘 재배되던 작물들이 지금은 잘 자라지 않고 있다. 대신 일조량이 많이 필요하고 습기에 강한 작물이 늘고 있는 것이다. 이러한 현상은 지구의 온난화가 동식물 모두의 온난화를 가져온 것으로 볼 수 있다.

그러나 앞으로 온난화가 지속되리라는 보장은 없다. 지구의 기

◆181 이 방법은 다큐멘터리에서 옥수수가 주식인 지역에서 사용한 원시적인 방법으로 소개된 것이다. 오메가 3가 많은 풀을 정기적으로 섭취하는 방법이다.
◆182 오메가 3가 흡수될 수 없었던 두 가지 가능한 이유는 녹여 전달하는 용매와 포화 지방과 같은 다른 성분의 방해 그리고 오메가 3의 산화이다. 산화되면 비린 냄새가 난다.

후는 일정 주기◆183로 반복될 가능성이 있기 때문이다. 1450년부터 1850년까지 지구는 매우 추운 소빙기를 겪었다고 한다.[72] 미래에도 소빙기가 찾아올 수 있기 때문에 지금 우리는 온난화로 인한 열의 문제를 잘 처리해야 한다. 현재 인간을 가장 위협하는 병은 비전염성 질환이다. 필자는 많은 비전염성 질환들이 따뜻해진 기후로 인한 열의 상승과 관련이 있다고 생각하고 있다.

장마철에 비가 내려도 단맛이 줄지 않는 수박이 있다고 한다. 농작물이 습기에 강해지면 비가 내려도 과일이 상하지 않아 농민에게 도움이 된다. 내부가 오렌지색인 수박이나 오렌지색 단호박도 있다고 한다. 개량된 품종은 열매의 수정이 잘 이루어지고 떨어지는 과일이 없어 장점이 많다. 이런 성과는 기술의 발전으로 뉴스에 자주 보도된다. 그러나 외모와 색깔이 바뀌면 음식의 차고 뜨거운 성질도 바뀐다고 추정된다. 온성 식품은 열성 식품이 될 수 있다. 기후가 달라지고 일조량이 차이가 나면 새로운 품종이 되는 것이다. 물론 먹어 보고 맛이 없으면 사람들은 찾지 않는다. 소양인의 음식 중엔 습기에 약해 비가 오면 문제가 생기는 것이 많다. 수용성이 강하기 때문이다. 블루베리처럼 공기가 좋아야 자라는 음식도 많다. 음식도 사람을 닮아 민감한 것 같다. 소양인의 음식이 키우기

◆183 지구에 열이 축적되는 시기는 추운 시기이고 방출되는 시기는 온난화의 시기이다. 필자는 주기를 약 800년으로 추정하고 있다. 히포크라테스가 활약했던 시대도 약 2400년 전이다.

어렵고 소음인의 음식이 키우기 쉽다고 쉬운 것만 키워서는 안 된다. 소양인과 태음인이 그 음식을 먹고 병에 걸릴 가능성이 높기 때문이다.

특정 영양소의 결핍

요즘처럼 잘 먹는 시대에는 음식을 통해 에너지를 얻지 못하는 경우는 드물다. 그래서 현대의 많은 병이 주로 열의 넘침에 의해 생기고 있다. 또 다른 원인으로는 특정 영양소의 결핍이 문제가 된다. 비타민과 특정 단백질, 무기질(미네랄)이 열이 많은 사람에게 '상대적으로' 결핍될 가능성이 있는 것이다. 체열의 과열을 피하기 위해 열이 많은 음식을 피하다 보면 그 음식에 포함된 중요한 성분까지 섭취하지 못하게 될 수 있다. 무기질도 물과 음식에 의해 잘 전달되어야 한다. 스트레스로 소실이 많아져 부족해지면 복잡한 문제를 일으킨다. 또한 잘못된 조리법에 의해 영양소가 파괴되기도 한다. 가공식품에는 편리함과 맛을 위해 오메가 3와 같은 특정 영양소가 결핍되고 포화 지방과 트랜스 지방이 많은 경우가 많다.

몸이 약해진 사람에게는 건강한 사람에게 괜찮은 것들이 문제가 되며 체질 음식에도 민감해지게 된다. 첫째로는 열의 과부족이 맞아야 하고 둘째로는 영양소의 균형도 갖추어져야 하기 때문에 우리의 몸은 어려운 상황이 되기 쉽다. 몸은 영양소 조건이 갖추어지면 반응이 증가하게 된다. 자신에게 맞고 더 좋은 영양소를 구하면 합성과 배출이 일어나며 몸이 정상이 될 수 있다.

열과 관련된
다른 이상들

'메니에르meniere's disease'라고 하는 귀의 이상 증세가 있다. 최근 들어 메니에르나 이명tinnitus이라고 하는 사람들이 늘고 있다. 메니에르는 어지럼, 귀울림, 청력 저하 등 귀의 이상 증세가 갑자기 나타나는 병으로 현대 의학으로는 치료하지 못하는 질환이다(현장에서 치료하는 이비인후과 의사의 답답함이 클 것으로 예상된다.). 이 병의 흥미로운 점은 증상이 너무 심한 경우가 있는가 하면 음식 조절로 잘 치료되는 경우도 있다는 점이다. 필자는 메니에르가 스트레스와 음식에 의한 열 상승 및 생활 환경과 관련된 질환이라고 생각하고 있다.

여름철에 증상이 심해지거나 음식을 통해 조절되는 것들은 열 질환일 가능성이 높다. 현대에 있어 열 질환의 증가는 교감 신경 항진을 일으키는 스트레스와도 관계되어 있다. 동일한 이유로 일시적 시력 감소가 오는 경우도 있다. 최근 질병의 추세를 보면 귀, 눈,

구강 등 위치는 다르지만 내과적 문제가 다양한 부위에서 표현되고 있으며 정신까지 영향을 미치고 있다.

우리는 귀에 이상이 생기면 이비인후과로 간다. 의학의 각 파트에서 치료할 수 없다는 것은 다른 의미로 그 파트에서 치료하는 질환이 아니란 의미가 있다. 질병이 여러 과에 걸쳐지면 통합적인 진료는 더욱 어려워진다. 의학은 각 파트로 세분화되어 발전하고 있지만 오히려 병은 단순하고 통합적으로 오고 있다고 할 수 있다.

건강에 좋은
차 요법

여러 가지 차를 마시는 방법은 성질이 온순하기 때문에 선상을 관리하는 데 효과적인 방법이 될 수 있다. 이 또한 냉·온·건·습 건강법의 원리를 이용할 수 있다.

세계적으로 유명한 차가 커피이다. 커피는 태음인 음식으로 몸에 열을 따뜻하게 하며 건조하게 만드는 성질도 강하다. 건조한 몸을 가진 소양인은 커피를 좋아하지 않지만 살찐 사람들과 태음인은 매우 좋아한다. 보통 여성들은 습이 있어 냉이 오기 쉽다. 습이 있는 소양인도 대체로 커피를 좋아한다. 그 이유는 몸에 열을 가해 냉을 줄여 주고 수분을 줄여 몸을 건조하게 만들기 때문이다. 느슨해진 몸과 마음에 긴장을 주는 효과가 있다.

녹차^{green tea}도 우리나라에서 많이 이용한다. 녹차는 열이 많은 식품이어서 차로 마시면 차가워진 몸을 빨리 데울 수 있다. 추운 계절, 몸이 차가워졌을 때 도움이 되어 갑자기 추위를 느끼고 기침이 날 때 녹차를 마시면 기침이 줄어든다. 녹차를 발효시켜 홍차^{black tea}를 만든다. 홍차는 녹차와는 성질이 반대여서 열을 가볍게 식혀 준다. 그래서 음식에 열이 많아진 현대에 홍차가 각광받고 있다. 열이 많은 소양인과 태음인이 특히 기온이 올라 덥거나 음식의 열로 인해 몸에 열을 찼을 때 홍차를 마시면 도움이 된다. 홍차에 우유를 넣으면 밀크티가 되는데 홍차의 차가움과 우유의 따뜻함이 조화를 이루어 좋은 맛이 난다. 홍차에 우유와 설탕을 첨가하면 약간 열을 가진 음식이 된다고 추정된다. 가을 겨울의 추운 계절엔 밀크티가 좋다.

생강차는 요즘 여성에게 인기가 높다. 생강차는 몸을 따뜻하게 하며 염증 완화에 좋다고 한다. 필자는 생강이 습을 제거하는 능력이 있다고 추정하고 있다. 수분의 배출을 촉진시키면 몸의 부종을 방지하고 다이어트 효과가 난다. 남성보다 여성에게 인기 있는 이유이다. 열을 직접 가함으로써 몸을 따뜻하게 하는 것보다 수분을 배출시키면 몸의 열용량이 줄어들어 상대적으로 몸에 열이 많아지는 원리이다.

포도주와 커피도 습기를 제거하는 능력이 뛰어나다. 음식을 먹는다는 것은 그 식품의 구성을 몸의 일부로 받아들인다는 의미가 있다. 음식을 통해 습을 제거한다는 것은 단순한 이뇨 작용(소변의 배출)보다는 몸의 구성을 변화시켜 물의 함유량을 줄인다는 의미이므로 더욱 지속적이라 할 수 있다. 보통 지방을 줄이면 몸의 습은 보호되지 못하고 함께 줄어든다. 포도주와 커피는 지방을 분해하여 습을 줄인다. 커피에 지방질이 있는 우유를 넣으면 성질이 온순해지고 지속 시간이 길어지기 때문이다.

반대로 습기를 증가시키는 대표적인 음식은 짠 음식이다. 소금으로 수분을 증가시키는 것은 지속 시간이 짧은 편이다. 습기를 더욱 오래 머물게 하려면 차고 습한 소양인 음식이 좋다. 필자는 몸이 마르고 열이 많은 전형적인 소양인 체질이라고 하였다. 신 음식과 생강차, 커피를 싫어하며 짠 음식과 홍차를 좋아한다.

강한 열을 가진 음식과 열을 빠르게 식히는 음식은 일반인이 직접 다루면 위험하다. 이것들은 환자에게 쓰는 약이기 때문에 의사의 진단과 처방에 따라 사용되어야 한다. 사람은 변화에 취약하기 때문에 급격한 열과 냉의 변화는 위험하다. 그래서 몸에 좋은 음식을 많이 먹는 것이 건강에 이로움을 주지 못하게 된다. 뭐든 적정선에서 하는 절제의 미덕이 필요하다. 음식을 먹지 않는다고 해도 별 문제는 없다. 요즘처럼 열이 풍부해진 시대에는 오히려 단식이 건강에 이롭다. 차 요법은 열을 가볍게 올리고 내리기 때문에 일반인들이 안전하게 이용할 수 있는 장점이 있다.

음식의
혼합

우리나라 음식의 예에는 차고 뜨거운 재료의 성질이 조화를 이룬 것이 많다. 가령 차가운 원재료에 고추나 마늘을 넣고 혼합하는 형식이다. 주재료의 성질이 차면 열성의 양념을 소량 겉에 발라 찬 기운을 줄이고 조화롭게 만드는 방식이다. 맛있는 요리가 되기 위해선 원재료의 특성이 잘 살아 있고 여러 재료가 함께 잘 어울려야 가능하다. 그것은 결국 전체적인 맛으로 결정된다.

음식을 혼합해도 원재료의 비율에 따라 차고 뜨거운 성질을 가진다. 2챕터에서 음식의 혼합 시 성질을 파악할 때는 양의 비율이 많은 것을 중심으로 보면 된다고 하였다. 맛있는 음식은 여러 가지 좋은 재료가 많이 들어간 것으로 생각하기 쉽다. 그러나 섞을수록 복잡해져 좋지 않은 점도 있다. 음식이건 약이건 한 가지로 섭취하면 순수하여 빠르고 효과가 좋다. 허준의 《동의보감》에 있는 이 구절을 상기할 필요가 있다.

"약을 쓸 때 한 가지 약물로 병을 공격하면 약의 기운이 더욱 순수하고 빠르다. 지금 사람들은 맥을 알지 못하여 마음대로 병을 단정하고 약물을 많이 써서 요행으로 낫기를 바란다. 비유하면 토끼의 특성에 대해 알지도 못하고서 들판에 넓게 그물을 쳐서 하나라도 잡기를 바라는 것과 같으니 의술도 이렇게 엉성한 것이다. 이렇게 하면 한 가지 약이 우연히 적중하더라도 다른 약이 서로 견제하여 오로지 병을 공격할 수 없다. 이것이 낫기 어려운 까닭이다."[73]

5

서양 의학의
새로운
진실

항생제와 약이 병을 치료할 수 있었다면 앞으로의 시대는 다르다. 세균만이 염증을 일으킨다고 생각했던 것이 과거였다면 이제 우리는 세균이 없는 염증에 눈을 떠야 하며 병이 생기는 이유에 대한 다른 해석이 필요해진다. 이것이 반이 아닌 전체를 바라보는 것이다. 의학은 발전 과정에 있다. 한 가지 사실을 가지고 환자들을 치료하고 나니 이제 치료할 수 없는 또 다른 환자들을 생겨났다. 다른 방법을 배워야 한다. 이것이 현시대에 다시 히포크라테스의 의술이 부활하고 있는 이유이다.

칼로리는
낡은 개념

영양학에서 칼로리를 계산할 때 탄수화물, 단백질, 지방의 3대 영양소를 주로 따진다. 그러나 칼로리는 오래되고 영양에 대한 설명에 한계를 지닌 개념이다. 칼로리는 밀폐된 공간에서 식품을 태워 그때 발생하는 열을 측정하거나 사람이 움직일 때 발생하는 열을 가지고 측정한다. 이것은 인체의 복잡한 소화 과정을 단순한 연소와 동일시하여 계산하는 것이지만 이런 실험 과정을 거치는 경우조차 드물다. 대부분의 식품 영양 정보는 탄수화물, 단백질, 지방의 4:4:9의 값을 3대 영양소 성분표에 대입해 계산 값을 표기한 것에 불과하다고 한다.

일반적으로 영양학에서 단백질은 1g당 4kcal이지만 앞에서 공부한 대로 닭고기가 소고기보다, 소고기는 돼지고기보다 더 많은 열을 함유하고 있다. 식품의 종류에 따라 몸에 전달되는 열이 다른 것이다. 황을 함유한 채소를 먹고도 열이 발생하며 인의 함유량에 따라서도 열이 달라질 수 있다. 산소를 받아들일 수 있는 시토크롬 C를 지니고 있으면 에너지를 더 효율적으로 사용할 수 있어서 적은 양의 영양소로도 많은 양의 ATP를 생산할 수 있다. 탄수화물 1g의 의미가 산소를 이용하는 몸의 능력에 따라 달라지는 것이다. 지방은 체질에 따라 이용 가능성이 차이가 난다. 이용할 수 없는 경우, 에너지가 되지 못하고 배출되어야 한다. 그래서 사람은 적은 양을 먹고도 많이 크고 살이 찔 수 있으며 많은 양을 먹어도 활동량이 많으면 마르게 될 수 있다.

이것은 영양학의 칼로리와는 다른 관점에서 보는 것이며 식품이 함유한 열 물질과 구조, 체질을 보는 새로운 개념이 필요함을 의미한다. 또한 생물은 음식으로만 에너지를 얻지 않고 외부의 열 즉, 햇빛(적외선, 자외선, 방사선) 그리고 방사성 동위 원소에 의해서도 에너지를 얻을 수 있다.

농약과 독약

지금까지 살펴본 바와 같이 많은 식재료가 열에 의해 나누어질 수 있다. 음식보다 더 강한 열을 함유한 것은 영양 부족으로 병든 사람을 구하는 약으로 사용될 수 있다. 약보다 열이 더 많은 것에는 농약과 독약이 있다.

농약에는 여러 가지 종류가 있다. 제초제는 잡초를 죽이는 것인데 열의 성질을 이용하는 것이 있다. 강한 열을 가하면 풀이 말라

죽게 되는 원리이다. 황은 많은 열을 함유하고 있다. 살충제에는 황을 이용하는 것이 있다. 따라서 열을 이용하여 풀과 벌레를 죽인다고 볼 수 있다. 농약의 문제는 열과 관련이 깊은 것이다.

제초제를 잘못 사용하여 응급 상황이 생기는 경우가 있다. TEN(toxic epidermal necrosis)은 독성 물질로 인해 피부가 염증성 괴사◆184가 오는 것으로 제초제를 잘못 사용하여 생길 수 있다고 한다.[74] 바로 그 독성 물질은 강한 열 물질이라고 추정된다. 잡초가 열을 받아 죽듯 사람도 체열이 과다해져 피부의 염증을 통해 강하게 발산이 일어나는 것이다. 위독한 환자가 생명을 유지할 수 있도록 도우면 2~3주가 지나 회복되는 경우가 있다. 피부를 통한 열 발산이 끝나고 기적적으로 회복되는 것이다. 우리는 흉측한 피부 염증을 두려워하지만 사실은 그것을 통해 몸이 회복할 수 있었던 것이다.

월남전에 참전한 병사들이 많이 걸린 고엽병은 제초제에 다이옥신을 사용한 결과였다. 고엽병에 걸린 병사들은 돌아와 치아가 빠지고 온몸에 여드름이 돋았다. 앞에서 살펴보았지만 피부와 치아의 문제는 열 증상이다. 다이옥신은 청산가리의 만 배의 독성이 있다고 한다. 다이옥신의 독성은 열과 신경과 관련 있다고 추측된다. 다이옥신은 체내 축적되고 생식계를 변화시켜 이세에게도 영향을 미치는 무서운 물질이다. 좀 더 깊이 있는 연구가 필요하겠지만 필

◆184 조직이 죽는 것, 영어로 necrosis

자는 TEN이나 고엽병의 경우 축적된 체열을 빼는 방법이 효과적일 가능성이 높다고 생각하고 있다.

다음으로는 지금까지 공부한 지식을 바탕으로 인간의 면역력에 대해 다른 관점의 이야기를 진행하려고 한다. 2챕터에서 염증에 대한 새로운 정의는 상당히 놀라운 해석이었다. 지금 이야기하게 될 면역력에 대한 이야기도 상당히 급진전된 이야기가 될 것이다. 그동안 우리가 이해하지 못했던 자가 면역 질환, 알레르기 등을 일관되게 설명할 수 있게 해 주는 내용이다.

식품에 의한 두드러기

일반적으로 소량의 음식으로도 증상이 유발되는 '식품 알레르기'와 신선하지 못한 식품을 먹을 때 유발되는 피부 질환(두드러기)은 다르다고 한다. 과연 그것이 많이 다른 것일까? 이것은 몸의 문제를 해결해 주는 것은 정상 반응이고 불편하게 하는 것은 비정상이라는 시각이다. 하지만 정교한 면역 체계는 일관된 법칙을 갖고 있을 가능성이 높다. 필자는 아토피성 피부 질환뿐만 아니라 식품에 의한 두드러기와 알레르기의 원인도 비슷하게 열과 관련된 현상으로 보고 있다. 두드러기의 경우 이상 열 물질◆185을 태우는 염증 작용이다. 알레르기에서 면역이 지나치게 민감해진 이유는 무엇일까? 아니면 원래 민감한 것은 아닐까? '알레르기가 열이 많이 쌓인 몸을 지키기 위해 열 물질에 반응한 것은 아닐까?' 하는 생각이 들었다.

고등어, 복숭아, 닭고기, 달걀, 메추리알, 돼지고기 등은 알레르기를 일으키는 대표적인 식품이라고 한다.[75] 식품 알레르기를 일으키는 대다수의 음식이 열성 물질이다. 몸에 열이 축적된 경우 음식의 열 물질[◆186]을 면역 세포가 잡아먹고 피부의 염증을 통해서 발산하는 형태를 가질 가능성이 높다. 이것은 지금까지 설명한 자가 면역 반응과 염증을 통해 열 발산의 원리와 동일하다. 위의 알레르기를 일으키는 음식 중에 유일한 한성 식품인 돼지고기는 소음인의 냉에 대한 과민 반응일 수 있다고 추정하고 있다.

의사들은 식품 알레르기와 벌레에 물렸을 때 면역 반응, 꽃가루나 먼지 알레르기, 차가운 공기에 콧물이 흐르는 알레르기성 비염 등은 백혈구 중 임파구의 작용에 의한 것으로 보고 있다.[◆187] 그리고 현대인에게 임파구 반응이 늘어난 것은 세균이 없는 환경에서 세균을 죽이는 과립구가 감소했기 때문일 수 있다.

◆185 식품이 상하면 아미노산 중 하나인 히스티딘이 변화되어 히스타민이 된다고 한다. 히스타민은 염증 유발 물질이다.

◆186 필자는 원인 물질 중 하나로 인으로 추정하고 있다. 인지질은 세포막을 구성하고 있다. 불완전한 세포막의 인이 원인일 가능성이 높다.

◆187 이중 일부는 과립구에 의한 것일 가능성이 존재한다.

면역에 대한
새로운 **정의**

면역이란 병원체나 종양 세포를 탐지하여 죽임으로써 생물체를 보호하는 역할을 한다. 그러나 이 정의는 몸 중심적인 사고가 아니어서 알레르기나 자가 면역 질환의 경우 잘못된 것으로 오해를 일으킬 수 있는 문제가 있다.

지금까지 이 책이 설명한 다양한 알레르기, 음식 두드러기, 열에 의한 염증, 단식과 염증 과정 중의 자가 포식 등을 종합해 보면 면역에 대한 새로운 관점을 생각할 수 있다. 면역의 특징은 세 가지로 요약할 수 있다. 그리고 이 중요한 특징은 정의를 구성할 수 있다.

첫째, 면역은 작은 것도 전체를 통해 해결하려는 특징이 있다. 이것이 면역의 과민적 특성이다. 작은 일에도 크게 반응하여 최악의 경우를 대비하기 위한 것이다. 실제로 최악 전 단계에서 대부분의 문제는 해결된다.

바이러스, 세균, 기생충뿐 아니라 이상 영양소, 꽃가루(일종의 열 물질), 먼지(곰팡이 포자 포함)에 이르기까지 다양한 종류의 물질을 처리하려면 이런 기능은 필수이다. 항원의 복잡성에 대응하기 위한 장치인 셈이다. 앞에 보초병을 두고 알 수 없는 이상이 감지되면 온몸이 전쟁 태세에 들어가고 제거해야 할 물질에 맞는 대항체^{anti-body}의 제작에 들어가는 방식이다. 누런 고름은 백혈구가 대항체를 형성한 결과이다. 우리 몸의 입장에서 보면 전쟁 태세는 열을 일으켜 체온을 올리는 것이다. 체열의 상승은 모든 활동을 활발하게 할 수 있게 한다. 체열이 상승하면 면역력은 향상되고 자기 몸의 이상 물질을 총 점검하는 자가 포식의 기회가 되는 것이다. 또한 염증을 일으켜 태우는 것은 이 물질을 처리하는 효과적인 방법이 된다.

개체가 사는 환경에 따라 보초병은 흔히 일어나는 이상 물질 몇 가지를 기억하기도 한다. 이것을 면역 기억이라고 한다. 알레르기도 면역 기억의 한 예이다. 흔한 이상 물질을 기억해 두면 항체 형성이 빠르고 면역 반응이 빨라질 수 있다. 알레르기 반응이 나타나면 그 음식의 섭취를 빠르게 중단시킬 수 있어 큰 문제를 방지할 수 있다 (우리는 그 반응조차 싫어하고 의지대로 행동하고 싶어 하지만 몸은 정말 지혜롭게 지키고 있다.). 면역에 대한 기억이 어려운 것은 아니다. 면역 세포가 항체를 정해진 기간 동안 보유하고 있으면 되는 것이다. 세균이 줄어든 현대에는 흔한 이상 물질의 명단(FAQ와 비슷하다.)에서 세균이 빠지게 되었다. 영양이 풍부해진 요즘 강한 열을 가진 물질이 이상 물질의 명단에 들어가 소량의 음식으로도 알레르기가 발생한 것이다. 그래서 알레르기 유발 물질은 평생 동일하지 않다. 신체(열)와 외부(세균, 먼지) 환경에 따라 변하는 것이다. 영양이 부족한 상황에서 열 물질은 리스트에서 빠진다. 신체의 열이 많을 때는 열 물질에 대해 면역 반응이 일어난다. 그건 영양소가 아니라 몸에 해가 되는 것이기 때문이다. 이것이 열 물질에 대한 염증이다.

감기에 의해 열을 일으키면 부가적인 이득이 있다. 열 물질을 소진시킬 수 있는 것이다. 면역 세포들은 이 사실도 알고 있었다. 열 물질에 대한 염증은 체질에 맞지 않는 영양소의 소진과도 관련이 있으며 체온과도 밀접한 관계가 있다. 이 모든 것들이 몸을 지키기 위한 반응이다. 면역 세포들은 몸을 지키는 목적에 충실하기 위해 매우 유기적으로 작동하고 있다.

둘째, 열과 냉에 반응한다. 냉온에 대응하는 것은 몸을 지키기 위해 매우 중요하다. 몸은 열이 떨어지면 매우 위험하기 때문이다. 이 특성은 체내 열 물질에 대한 반응도 해당되고 날씨 변화에 대한 대응이기도 하다. 열뿐만 아니라 냉과 건, 습에 의해서도 면역 체계는 가동된다. 예를 들어 한랭 알레르기◆188가 있다. 신체는 변화에 약하여 추위에 대한 대응이 쉽지 않다. 추위(낮은 온도)에 과민 반응함으로써 대뇌에 추위를 피하도록 정보를 주는 것이다. 그리고 다음과 같은 상황도 있다. 추운 날, 따뜻하고 건조한 방 안에 있다가 창문을 열고 차가운 공기를 마시면 반사적으로 기침이 나오거나 콧물이 흐른다. 요즘 흔한 알레르기성 비염과 재채기 등은 추위와 건조에 반응하여 적응하도록 코와 목에 습기를 만들고 외부 영향을 차단하는 의미가 있다. 덥고 건조한 곳에서 코막힘이 잘 생기는 이유도 건조함의 침투를 막아 몸의 습기를 지키려는 작용이다. 열과 냉에 반응하는 면역은 신체를 기후 변화로부터 지키기 위한 것이다. 세균 침투뿐만 아니라 추위를 막지 못하거나 내부 과열을 해소시키지 못해도 몸은 위험해진다.

셋째, 외부 물질뿐 아니라 모든 이상 물질을 탐식한다. 적은 외부에만 있는 것이 아니다. 내부의 적이 더 문제다. 외부 물질도 내부에 들어오면 동일하게 내부 이상 물질이 되기 때문에 외부 물질의 의미는 사라진다. 이렇게 면역력은 기본적으로 자기 검열의 기능이 있다. 내부에 들어온 세균, 손상된 세포, 암세포, 이상 단백질뿐 아니라 배출이 어려운 물질까지 모든 물질을 처리한다. 다양한 면역 세포들은 이런 목적에 충실하게 분화differentiation된 것이다. 면역 세포는 대식세포◆189에서 진화한 것으로 보고 있으며 대체로 독자적으로 활동한다. 피부 염증을 통해 열이 낮은 유기물을 태우고 딱지가 생기며 떨

◆188 신체의 일부가 추위에 노출되면 체온 유지를 위해 열 물질의 연소가 증가한다. 이때 열 발산이 불균일하게 일어나면서 부분적인 과열 작용이 생기게 되고 이를 막기 위한 과립구의 열 물질 탐식이 일어날 수 있다. 이것이 필자가 추정하는 한랭 알레르기의 발생 원인이다(이를 뒷받침하는 증거로 추위에 노출된 신체의 일부에 두드러기가 생겼을 때 두꺼운 옷을 입은 부위를 벗어 주면 한랭 알레르기가 감소하는 현상을 확인할 수 있다.).

한랭 알레르기는 일반적으로 피부가 두껍게 부어오른다. 이것은 피하 조직에서 염증이 일어나기 때문인데 이런 현상을 다른 관점에서 보면 피하가 부풀어 오름으로써 피부의 간극을 벌려 치유 시 지방질의 침착을 도울수 있다고 생각된다. 피하 지방이 늘어나면 미래의 추위에 더 강해질 수 있다. 염증에 대해 다시 생각해 보면, 염증은 혈류 증가와 붓기를 통해 표면적을 늘려 열 발산을 효율적으로 하려는 면역 세포들의 작용이라는 것을 확인할 수 있다.

◆189 아메바와 유사한 가장 원시적인 면역 세포. 크기가 크다. 면역 세포의 약 10% 정도가 대식 세포라 한다.

어지는 과정을 통해 이상 물질을 배출할 가능성이 있다.

면역력에 대한
불신

최근 우리가 공포를 느끼는 질환들은 사실 별거 아닌 것이 많다. 인간이 왜 이렇게 나약해졌을까? 사실 우리의 면역력은 안전한 환경 속에서 많이 약화되었다. 이제 인간은 별거 아닌 병에 대해 공포를 느끼며 살아야 한다. 광견병은 개에게 물린다고 다 걸리는 것이 아니다. 광견병에 대해 자세히 읽어 보면 걸리더라도 대부분 자연 치유된다고 나와 있다. 그 말은 증상이 없는 것을 말하는 것도 아니다. 통증과 열이란 염증 반응이 오며 치유될 가능성도 있다.

　모기에 의해 전달되는 일본 뇌염과 뎅기열도 대부분 증상 없이 자연 치유된다고 한다. 많은 인구 중에 한두 명이 죽었다고 해서 자신도 죽는다고 생각하면 그것은 지나친 확대이다. 작은 병을 겪으며 면역력은 강화되어 사람은 더 강해진다. 자연과 격리되고 인공적인 예방을 통해서 인간의 안전을 보장하는 데 한계에 이르렀다. 자연으로 들어가 자연에게 예방 접종을 맞아야 할 때가 된 것이다. 우리가 이 순간에 살아 있을 수 있는 것은 매우 복잡한 생화학적인 작업들이 정교하게 일어나고 있기 때문에 가능한 것이다. 그 사실을 알고 믿어야 한다. 그러나 사람들의 얕은 지식은 그 복잡성에 대한 이해에 도달하지 못하고 있다.

몸
The body

몸에 대한 전문적인 설명
....

면역 세포가 작동하면 염증 유발 물질[190](예를 들어 프로스타글란딘prostaglandin 등)을 혈류로 방출하여 전체 몸에 영향을 끼친다. 이것은 몸 전체가 대비하도록 하기 위해 면역 세포가 보내는 신호이다. 자율 신경계는 신경라인뿐 아니라 그 끝에서 분비되는 호르몬(예를 들어 부신의 아드레날린[191], 콜린성 펩타이드[192]들을 통해 역시 몸 전체에 영향을 미친다. 이뿐이 아니다. 의식의 중추인 대뇌 전두엽은 싸움 및 도주 반응의 교감 신경을 작동시킴으로써 자율 신경에 영향을 줄 수 있다. 교감 신경이 대뇌가 몸 전체를 지배하는 것이라면 부교감 신경은 몸의 자율성이 지배하는 상황으로 볼 수 있다. 몸 전체에 영향을 주는. 면역 세포의 염증 유발 물질과 자율 신경 말단의 호르몬들은 신체 상황에 대한 몸의 일관된 대응을 만들어 낸다. 그리고 마지막으로 면역계 세포들은 자율 신경계와 서로 긴밀하게 관련되어 있다.[193] 이것이 바로 몸이다.

필자는 이 책에서 면역계와 자율 신경계는 모두 열heat과 관련 있다고 주장하고 있는 것이다. 그것들은 음식이 가진 열의 영향도 받고

◆190 면역 세포가 분비하는 단백질이다. 다른 세포나 자신에게 영향을 주는 물질을 사이토카인cytokine이라고 한다. 프로스타글란딘은 사이토카인의 일종이다.
◆191 몸을 교감 신경 체제로 일정 기간 지속시키는 호르몬
◆192 몸을 부교감 신경 체제로 일정 기간 지속시키는 호르몬
◆193 교감 신경은 과립구granulocyte를 증가시키고, 부교감 신경은 임파구가 증가시킨다는 내용이다.

있다. 이런 과정은 우리가 살아가기 위해 태양 에너지에 근원한 영양소를 얻고 소모하는 활동과 관련 있다. 몸에는 기본적으로 생존을 위해 영양소를 소화하는 대사 작용이 있다. 교감 신경은 체열을 상승시켜 에너지를 소모하고 부교감 신경은 미래에 사용하기 위해 에너지를 축적한다. 면역계는 몸속의 과도한 열 물질을 태우기 위해 염증을 일으키고 추위로부터 몸을 지키기 위해 알레르기를 일으켜 추위를 피하도록 한다. 이러한 면역 체계는 과립구와 임파구 등 다양한 면역 세포들이 잘 수행하고 있다. 면역 반응의 결과 모든 이상 물질에 대한 자가 포식을 통해 신체를 정리하고 부교감 신경 체제로의 전환에 성공하여 휴식과 소화를 진행할 수 있다. 이것은 인간을 생존하기 위해 반복하는 과정이다. 그리고 우리가 먹는 음식이 가진 열의 양에 따라 면역계와 신경계가 영향을 받을 수 있다.

사람의 체질은
후생 유전의 결과?

DNA 유전자는 방대한 내용을 가지고 있지만 실제로 사용하는 것은 그중 작은 일부이다. 인체의 각 세포들은 왜 이렇게 많은 유전 정보를 지니고 있는 것일까?

필자는 체질의 문제가 후생 유전적 의미를 지니고 있다고 추정하고 있다. 체질이 유전적 불변으로 영원히 정해진 것이 아니라 음식과 지역에 따라 유전자의 발현이 조절되어 인체가 적응 또는 진화되는 것으로 보는 관점이다. 급진적인 변화는 위험성이 높기 때문에 그러한 변화는 세대에 걸쳐 조금씩 점진적으로 일어난다고 추정된다.

지역의 기후, 음식 그리고 그곳에 사는 사람들의 체질이 일치하게 된 이유가 유전자의 발현을 조절할 수 있는 인체의 능력 때문일 가능성이 높다. 후대에 유전은 되지만 환경의 변화에 따라 인체의 스타일을 천천히 변화시키는 것이다.

염소(Cl) 이온과 환경 호르몬

필자는 우리 몸에 사용되는 원소들을 확인하며 황과 인 같은 성분이 열과 관계가 깊다는 사실을 발견했다. 그리고 우리 몸에 매우 많으면서 위험한 원소인 염소에 주목하게 되었다.

염소는 나트륨과 함께 소금을 이루는 생명체에 필수적인 이온이다. 염소 이온 두 개가 만나면 염소 기체가 되는데 이것은 생명체에 매우 치명적인 독성을 가진다. 특정 환경에서 물의 수소 이온과 만나면 유독한 염산(염화수소 HCl)을 형성할 수도 있다. 공업용으로 염소는 산화제, 살균제로 쓰이고 있다. 이러한 양면성을 가진 물질이 우리 몸에 흔하게 존재하고 있다니 놀랐을 것이다.

암 환자들을 치료하며 상담한 아보 도오루 교수는 암 환자는 공통적으로 심한 스트레스의 경험이 있었다고 말했다. 의료계에선 지금까지 발암 물질을 생각했다. 그러나 우리의 생활 환경에서 발암 물질은 낳이 있지만 우리의 완벽한 면역 체계는 이를 처리할 수 있다. 암세포는 정상 상태에서도 항상 생겨나고 있지만 우리가 정상일 수 있는 이유는 암세포들을 면역계가 모두 처리하고 있기 때문이다. 하지만 스트레스 상황에서는 면역계가 비정상이 되어 암세포가 생길 가능성이 높아진다.

환경 호르몬의 문제도 알 수 없는 심각성을 지니고 있다. 환경 호르몬은 신경계에 작용하고 있다고 추정되며 어린아이의 뇌 발달에 중요하다는 연구가 있다.[76] 앞에서 신경증을 이야기했지만 환경 호르몬은 인간에게 대뇌와 자율 신경계의 이상을 일으킬 수 있는 새로운 원인이 될 수 있는 것이다. 인간이 스스로를 통제할 수 없는 상황은 차원이 다른 문제이다. 자율 신경의 조절에 장애가 생긴다면 우리 사회에도 갈등과 이상 증상이 크게 늘어날 수 있다.

염소는 산소보다 훨씬 위험한 물질이다. 염소는 정상 상태에서 나트륨 이온을 따라다니지만 특별한 상황에선 나트륨과 분리될 가능성을 가진다. '염소 이온이 나트륨과 분리되어 일시적으로 독성을 띠게 될 때 DNA의 손상을 일으키지 않을까.' 하는 생각이 들었다. 가능한 환경으로는 신경의 강한 전류로 인해 나트륨 이온이 세포막 밖으로 빠르게 이동할 때(→Cl 2 형성), 혈관이나 세포 내에서 산성(H+) 환경이 형성될 때(→HCl형성) 등이다. 신경 작용의 증가와 산성 환경, 이 두 가지 상황 모두 스트레스 상황에서 일어날 수 있다. 또한 아보 교수는 스트레스는 자율 신경계의 균형에 영향을 주어 과립구 수를 늘리고 임파구의 수를 줄인다고 말한다. 암세포의 처리를 담당하는 임파구의 억제가 발생하면 암세포의 처리 능력이 부족해질 수 있다.

사막에서 더운데 오랫동안 물을 먹지 못하면 혈류가 산성으로 바뀌는 대사성 산증metabolic acidosis◆194이 되어 정신 착란이 올 수 있는데 이 또한 염소의 작용일 가능성이 크다. 대사성 산증 중에 고염소혈 산증hyperchloremic acidosis을 보면 수분의 소실이 갑자기 일어날 때 생길 수 있다는 내용이 존재하기 때문이다.

몸의 산성화는 신장의 배출에 부담을 주는 등 몸에 좋지 않은데 특히 스트레스와 결부될 때 더 좋지 않다.

서양 의학의 오류

의학이 대체로 과학적이지만 심각한 오류를 갖고 있다는 사실을 안다면 사람들은 놀랄 것이다. 대학 시절 의학을 배우며 이 사실은

◆194 몸이 산성으로 바뀌는 것을 말한다. 대사성 산증에는 고염소혈 산증과 젖산 산증lactic acidosis 등이 있다. 젖산 산증은 해당계 에너지 생성이 많을 때 즉, 화를 낼 때나 무산소 운동을 할 때 생길 수 있다. 이미 설명한 대로 무산소 환경에서 작동하는 해당계의 에너지 생성 시 젖산이 형성되기 때문에 몸이 금세 피로해진다.

이해할 수 없는 부분이었다. 생리학에선 염증은 정상 작용이라고 하는 사실을 공부한다. 몸에 문제가 있으면 염증이 일어나서 백혈구가 싸우는 원리를 배우는 것이다. 혈류 공급이 늘고 붓고 통증이 생기며 고름이 나온다. 고름은 백혈구가 싸우고 죽은 잔해이다. 시간이 지나면 염증이 끝나고 치유가 일어난다.

신체의 메커니즘을 공부하는 것이 생리학, 생화학이라면 병의 이치와 치료를 공부하는 것이 병리학과 약리학이다. 오류는 이 둘 간의 간극에서 발생했다. 염증을 정상 작용이라고 보다가 병을 치료할 때는 어느 순간 염증을 억제하는데 초점을 맞추어 버리게 된 것이다. 왜 그런 관점이 생겨났을까?

병을 치료하고 약을 쓰는 것은 생리학과 생화학이 발전하기 오래전부터 존재하였다. 현대에 생리학과 생화학은 일종의 과학으로 발전하게 되었고 병리학은 세균학과 현미경의 도움으로 발전한 것이다. 병의 치료 방법을 고민하던 의사들이 염증을 억제하는 약초나 약이 환자의 통증을 경감시킨다는 것을 발견하게 된다. 환자에게 효과적이므로 치료를 통증으로부터의 해방이라고 생각한 것이다. 또한 염증의 장소에는 세균이 있었고 세균을 죽이면 염증 반응이 크게 줄어들 수 있다는 것도 발견하였다.

이 책을 읽고 나서 생각해 보면 어떤가? 그것은 염증을 절반만 본 것이다. 염증이 생기는 이유에 대해 충분히 알지 못했기 때문이다. 인간이 세균에게 점령되는 상황에서는 염증은 과도해질 수밖에 없고 그것은 회복이라고 하는 부교감 신경으로의 전환으로 넘어가는 것이 아닌 개체의 죽음으로서 끝이 난다.

지금까지 항생제와 약이 병을 치료할 수 있었다면 앞으로의 시대는 다르다. 세균만이 염증을 일으킨다고 생각했던 것이 과거였다면 이제 우리는 세균이 없는 염증에 눈을 떠야 하며 병이 생기는 이유에 대한 다른 해석이 필요해진다. 이것이 반이 아닌 전체를 바라보는 것이다. 의학은 발전 과정에 있다. 한 가지 사실을 가지고 환자들을 치료하고 나니 이제 치료할 수 없는 또 다른 환자들이 생겨났다. 다른 방법을 배워야 한다. 이것이 현시대에 다시 히포크라테스의 의술이 부활하고 있는 이유이다.

생활의 팁
....

우리 사회의 구성원들이 행복하고 건강하기 위해서는 개인이나 사회나 스트레스의 관리가 중요합니다. 우리가 가장 무서워하는 암도 스트레스가 가장 큰 원인으로 부상하고 있습니다. 암에 대한 치료도 이 책의 처음부터 강조했던 자연스러움과 면역 강화의 원리를 잘 활용한다면 점점 쉬워지게 될 것입니다. 그러나 여기서 중요한 것이 있습니다. 결국 개인의 선택입니다. 그것이 병이 주는 교훈이고 병의 회복이 인생의 전환점이 되는 것입니다.

6

눈물과
화에 대한
과학적 설명

감동, 사랑, 잘못을 깨달을 때 심장의 흥분은 땀과 눈물을 생성한다. 그런 감정을 느낄 때 몸은 부교감 신경 체제로 전환되어 분비 작용이 일어나는 것이다. 운동에 의한 땀 배출도 스트레스 감소 효과가 있지만 좋은 감정에 의한 땀과 눈물은 스트레스 감소에 더 효과적인 것으로 생각한다. 그러므로 감정을 느끼고 눈물을 흘리는 일도 일생 동안 주기적으로 일어나야 건강할 수 있다.

정신성 발한(땀)과 눈물

땀샘을 공부하다 보면 흥미로운 현상이 있다. 바로 정신성 발한이다. 크게 보면 땀에는 열을 배출하기 위한 땀과 감정적 상태에 따라 분비되는 정신성 발한이 있다. 정신성 발한의 예에는 흥분되었을 때 손바닥에 땀이 나는 것, 놀랐을 때는 식은땀이 나는 것이 있다.

땀샘과 자율 신경과의 관계

에크린샘은 신경 구조상 기본적으로 교감 신경에 의해 땀이 날 수 있다. 일반적으로 교감 신경의 절후 시경 말단에서는 노르아드레날린이 분비되지만 에크린샘에서는 특이하게도 아세틸콜린이 분비된다. 이 사실의 의미는 부교감 신경 작용을 일으키는 펩타이드 호르몬◆195에 의해 에크린샘의 분비가 일어날 수 있다는 의미이다.◆196 정리하면 에크린샘은 교감 신경에 의해 직접, 부교감 호르몬에 의해 2차적으로 분비될 수 있다.

교감 신경의 작용에 의해 부신에서 생성되는 아드레날린 호르몬에 의해 2차적으로, 분비가 지연되어 일어날 수 있다. 아포크린샘은 부교감적 상황에 의해서는 작용이 일어나지 않는 것으로 추정된다. 성적 흥분과 페로몬적 작용은 정신적 작용에 의한 아드레날린 분비의 결과로 볼 수 있다.

◆195 아미노산이 적은 수로 연결된 호르몬, 펩타이드 호르몬이나 사이토카인들은 몸의 일관된 반응을 위한 신호 전달의 역할을 하고 있다.
◆196 호르몬은 혈류를 타고 몸 전체에 영향을 미친다. 신경의 작용에 의하지 않는 다른 방식으로 땀 분비를 일으킨다는 의미가 있다.

긴장과 스트레스에 의해 일어나는 정신성 발한은 에크린샘과 아포크린샘에서 모두 일어날 수 있다고 한다.

땀은 체온 조절, 유기물 배출뿐만 아니라 정신과도 밀접한 관련이 있다. 그 의미는 교감 신경 작용 시 생성되는 스트레스 호르몬의 배출을 통해 스트레스를 감소시키는 작용이라고 추정된다. 체질에 맞지 않은 영양소가 배출되지 못하면 병이 되듯이 스트레스도 쌓이면 몸의 긴장을 지속시키므로 스트레스는 해소되어야 한다. 스트레스가 쌓인다는 것은 스트레스 호르몬인 코티졸이 생성되어 몸속에 늘어난다는 의미이며 이것의 배출이 일어날 때 대뇌는 스트레스의 해소를 느낄 수 있다. 운동을 할 때 땀이 나면 스트레스가 풀리는 것도 이런 원리이다.[197]

부교감 신경 상황은 소화와 휴식이라 하였다. 소변과 성적 배출과 침샘, 눈물샘tarsal glands의 분비도 부교감 상황이다. 눈물샘은 다른 샘들과 다른 독특한 점이 있다.[198] 눈물샘의 분비물에는 지질이 주성분이고 다수의 단백질이 들어 있다고 한다. 과학자들의 연구 결과 양파를 깔 때 나는 눈물보다 슬플 때 나오는 눈물에 더 많은 스트레스 호르몬(코티졸)이 포함되어 있었다고 한다.[77] 그래서인지 우리는 감정에 북받쳐 눈물을 흘리고 나면 스트레스가 해소됨을

---

[197] 운동 시엔 부교감 호르몬에 의해 에크린샘이 분비한다.
[198] 눈물샘은 아포크린샘도 에크린샘도 아니다. 다르게 분류된다. 눈물샘은 뇌와 가까이 있으면서 스트레스를 낮추어 주는 기관의 역할을 한다고 추정된다.

느낀다. 눈물에는 감정에 의한 스트레스 해소의 의미가 담겨 있었던 것이다. 사람은 감정을 느끼고 눈물을 흘릴 때 몸이 건강해지고 편안해짐을 느낀다.

심장에는 마음이 있다고 한다. 오래전부터 문학과 종교에서는 심장에 마음과 영혼이 존재한다고 생각하였다. 이 사실은 심장 이식을 받은 사람이 심장의 준 사람의 성격과 기질이 나타나는 것이 확인되면서 밝혀졌다.[78]

원래 심장은 뇌와는 상관없이 신경 작용이 자체적으로 일어나며 뛰고 있다. 일부 학자들은 심장에는 기억 세포도 있어서 성격에 대한 기억이 있다고 생각하고 있다. 학습하면 두뇌의 신경이 연결되어 머리가 발달하듯이 화냄, 동정, 낭만, 따뜻함 등의 성품은 심장의 세포에 학습되어 기억되는 것이다.

감동, 사랑, 잘못을 깨달을 때 심장의 흥분은 땀과 눈물을 생성한다. 그런 감정을 느낄 때 몸은 부교감 신경 체제로 전환되어 분비 작용이 일어나는 것이다. 운동에 의한 땀 배출도 스트레스 감소 효과가 있지만 좋은 감정에 의한 땀과 눈물은 스트레스 감소에 더 효과적인 것으로 생각한다. 그러므로 감정을 느끼고 눈물을 흘리는 일도 일생 동안 주기적으로 일어나야 건강할 수 있다.

부교감 상황에서는 아세틸콜린과 함께 여러 펩타이드 호르몬들이 생성된다. 예를 들어 심장에서는 ANP(atrial natriuretic peptide)가 생성한다. 이 호르몬은 혈압을 올리는 알도스테론aldosterone과 반대되는 기능을 한다.[79] ANP는 소금과 물을 배출시켜 혈압을 낮추고[◆199] 지방질 분해를 촉진한다고 한다.[◆200] 고로 부교감 상황에서 눈물과 땀에 의해 스트레스 호르몬이 배출되면 스트레스가 감소되고 체질에 맞지 않는 지방질이 분해되어 많은 병이 나을 수도 있다.

화를 내는 것의
의미

화냄, 분노와 같은 감정 표현은 교감 신경의 작용으로 심장을 흥분시켜 혈압을 올리게 된다. 숨을 쉬지 않고 화를 내면 해당계를 이용하므로 에너지를 비효율적으로 많이 소모할 수 있다. 이런 경우 많은 열이 발산되는 효과는 있지만 스트레스 호르몬은 체내에서 증가하게 된다. 그래서 우리가 화를 내면 일면 시원하면서도 뭔가 완전히 해소되지 않은 기분을 계속 느끼는 것이다. 이것이 화를 내어도 분노가 가라앉지 않는 이유이다. 그러므로 계속 화를 내는 것은 바람직하지 않다. 오히려 자신이 화를 내어 상대의 마음을 놀라게

◆199 다른 의미를 생각해 보면 부교감 신경 작용 시에는 혈압을 낮추기 위해 소금과 물을 배출하게 된다. 특히, 몸이 마른 사람들은 소금과 물의 상실이 상대적으로 커서 섭취의 필요성도 크다고 할 수 있다.
◆200 지방질 분해는 열성 물질을 줄임으로써 미래의 체열과 혈압 상승에 대비하는 의미를 갖는다. 이 상황은 감동적 흥분에 따른 혈압 상승 후 일어나는 것으로 생각된다.

만든 것을 뉘우치고 사과하는 마음을 가져야 스트레스가 해소될 수 있다.

해당계를 이용해 에너지를 소모하면 젖산이 축적되어 혈액은 산성으로 바뀐다. 이런 상황에서는 당분만 급속도로 소모되고 체질에 맞지 않은 영양소가 소모될 시간이 없으며 산성 환경이 되어 많은 병이 생길 수 있다. 같은 스트레스라도 좋은 감정으로 푸느냐 나쁜 감정으로 푸느냐에 따라 사람의 건강과 인생이 달라질 수 있는 것이다. 그리고 심장은 그런 좋지 않은 성격을 기억하고 때에 맞춰 흥분을 일으키도록 돕는 역할을 한다.

심장의 기억 즉, 나쁜 성격을 지우려면 사색과 명상 혹은 기도를 하며 인내심을 키워야 한다. 상대의 마음에 대한 이해력을 늘리고 감정을 느끼는 연습도 필요하다.

7

건강의
철학적
의미

잘못된 음식과 무리한 의지적 욕망 추구는 병을 일으킨다. 그 결과, 몸의 자율성은 침범되고 건강은 점차 나빠진다. 우리는 자신의 몸을 사랑할 줄 알아야 한다. 남을 위해 배려하는 것도 좋지만 그보다 먼저 자신에 대해 배려해야 한다. 자신이 좋아하는 음식을 찾아서 먹고 몸의 피곤과 통증에 대한 배려가 필요하다.

건강은 **깨어지기** 쉬운 **균형** 상태

자크 주아나는 《히포크라테스》에서 건강은 깨어지기 쉬운 균형 상태이며 건강과 병은 가까이 있다고 하였다. 정상 세균과 나쁜 세균의 균형 상태, 정상 세포와 암세포의 균형 상태는 병이 가지고 있는 몸을 향한 투쟁적 속성을 닮아 있다. 균형의 상태는 가만히 있는다고 도달되는 것은 아니다. 면역력이란 경험할수록 강해진다. 그러나 현대인의 병에 대한 공포감은 의사에 대한 과도한 의존을 만들어 냈고 질병에 대한 경험을 피해 가는 데 집중되어 있다. 이러한 주체의 상실과 면역에 대한 경험 부족은 현대의 많은 질병의 중요한 원인 중 하나이다.

정상적인 것과 병적인 것을 연속적으로 보는 견해는 현대인의 사고로는 양립할 수 없는 것이다.[80] 그러나 히포크라테스 때에는 그렇지 않았다. 그리고 현대까지 과거의 전통을 계승하고 있는 동아시아의 한의학에서도 그렇지 않다.

왜 현대인은 둘을 양립할 수 없게 된 것일까? 필자는 그 해답을 현대적 교육의 결과라고 생각한다. 근대 르네상스 이후 이성과 합리적 과학이 발달했고 학문 교육도 이성 중심적으로 이루어졌다. 그러다 보니 사람들은 이성과 현실성을 중심에 두고 사고하게 되었다. 한쪽이 발달하기 위해서는 다른 쪽은 약화되어야 한다. 그러한 교육의 결과 지식은 늘었지만 지혜의 결핍과 통찰력의 부족이 필연적으로 뒤따라왔다. 그러나 모든 것은 과정이다. 그러므로 앞으로의 의학은 다시 인문학과 자연 과학이 통합되는 형태로 갈 가능성이 높다.

건강은 자신에 대한 배려

잘못된 음식과 무리한 의지적 욕망 추구는 병을 일으킨다. 그 결과, 몸의 자율성은 침범되고 건강은 점차 나빠진다. 우리는 자신의 몸을 사랑할 줄 알아야 한다. 남을 위해 배려하는 것도 좋지만 그보다 먼저 자신에 대해 배려해야 한다. 자신이 좋아하는 음식을 찾아서 먹고 몸의 피곤과 통증에 대한 배려가 필요하다.

동양에는 사주라는 것이 있다. 사주는 운명을 《주역》의 원리에 의해 경험적으로 예측하는 것이다. 사주를 볼 때는 '인수(印綬)'도 본다. 인수의 의미는 자신의 공간을 확보하는 것이다.[81] 사주에서는 인수가 없는 사람은 복이 적다고 말한다. 자신의 공간을 확보하고 자신을 배려하지 않으면 건강할 수 없다. 타인에 대한 사랑도 자신에 대한 건강이 이루어진 다음에 가능하다. 자신을 뒷전으로 하고 타인에 관점에 맞추어진 지나치게 배려적인 삶을 사는 사람들은 인수의 가치를 생각해 보길 바란다.

치과대학을 진학할 때 공부하여 오랜 피부병을 치료하고 건강을 개선하고 싶은 소망이 있었다. 대학을 졸업했지만 그 궁금증은 거의 풀 수 없었다. 그 뒤 13년이 지나 다행스럽게도 그 궁금증을 대부분 풀 수 있었다. 좋아하는 글을 하나 소개하려 한다. 노벨상을 받은 일본의 고바야시 마코토가 한 말이다.

"과학적 사고에는 크게 분석과 융합의 과정이 있다. 분석은 논리적이고 연속적이지만, 융합은 통찰력이 필요하고 비연속적이다. 과학적 분석은 노력으로 도달할 수 있지만 융합적 사고는 영감을 통해서만 가능하다."

비연속적인 사고를 지속하며 먼 곳의 사실을 관련 짓고 그것을 이해할 수 있게 설명한다는 것은 쉽지 않았다. 직관력을 이용한 과학적 사고는 많은 사람에게 생소할 것이다. 그것은 이 책을 쓸 수 있었던 핵심적인 사고법이다. 의문이 생기면 자료를 찾고 답이 떠오를 때까지 기다린다. 보통은 하루 이틀, 어떤 것은 일주일 이상이 걸리기도 한다. 답이 떠오르지 않을 때도 있다. 부분적 사실을 융합하는 과정은 억지로 노력한다고 이루어지지 않기 때문에 기다림이 필요하다. 자료가 부족하거나 잘못되면 오류가 생길 수 있어 긴장감을 준다.

또한 직관적 사고로 얻어진 진실을 현실적 이성을 가진 사람에게 설명한다는 것은 쉬운 일이 아니다. 이것은 책의 도전 목표 중 하나였다. 그것은 사람들과의 간격을 좁혀 연결하는 힘든 작업이었다. 그럼에도 불구하고 이 글은 다루고 있는 광범위한 스케일에 비해 설명이 많이 부족할지도 모른다. 이 점에 대해선 최선을 다했다고 말하고 싶다.

우리는 영감을 통한 융합적 지식을 찾는 일에 관심을 가져야 한다. 이것이 우리 사회가 찾고 있는 창의력이다. 직관적 사고 능력가 부족해 현대의 지식의 체계를 기형적으로 만들었나고 생각한다. 학문 연구가 현실에 도움이 되지 못하고 학문을 위한 연구에만 머무르고 있다. 지식의 양이 많아지며 다루기 힘들어져 융합되지 못하고 보편화되지 못하는 현실은 지금 그 한계를 드러내고 있다.

의술도 마찬가지여서 연구는 복잡한 유전자 레벨을 논하고 있지만 정작 기본적인 생리적인 이상조차 원인을 알지 못하고 치료하지 못하고 있다.

그래서 이런 종류의 글들이 필요하고 문제 해결의 열쇠를 제공할 것이라고 예상한다. 이 책의 이야기는 오래된 개인적인 지병에서부터 출발하였다. 양의학으로 치료할 수 없었던 피부 질환을 생각해 보며, 한 인간에서 출발한 문제는 모든 사람들에게 필요한 중요한 진실에까지 도달하게 되었다.

음식에 대한 이야기를 많이 싣지 못해 독자에게 미안한 마음이다. 필자가 음식 전문가는 아니기 때문에 자료를 찾는 데 한계를 느꼈고, 경험도 부족한 문제가 있었다. 원리적인 내용만 제시하고 나머지는 영양학자, 요리사들에게 맡기는 편이 훨씬 나을 것이다.

이 책에선 음식이 사람의 체질에 따라 다른 점에 초점을 두고 열의 양과 관련하여 설명하고 있다. 음식을 통해 병의 원인을 찾고 치료하며 환자의 식이요법을 고민하고 더 나아가 전체 사회적인 문제에까지 도달하였다. 결론은 식재료의 생산과 소비가 자연의 원칙에 충실하게 이루어져야 한다는 것이다.

또한 고대 서양 의학을 재발굴하면서 의사적 관점에서 인체의 생리에 대한 최신 내용과 혁신적인 내용을 담고 있다. 한의학의 과학적 설명도 의미 있는 부분이라고 생각한다.

학자적 자세를 유지하며 생리학과 과학적인 증명에 많은 노력을 기울였다. 그것은 의사에 대한 환자들의 원성이 높아지면서 의료도 변화가 절실한 시점이기 때문이었다. 그러나 이 부분에서 독자는 다소 어려웠을 것이다. 글을 본 어떤 지인은 여러 번 읽어야 이해갈 듯하다고 했다. 평상시 다큐멘터리 프로그램을 주로 보던 사람이라면 좀 더 이해가 쉬울 것이다. 하지만 세월이 지나고 관련 서적이 계속 출판되어 가까운 미래엔 이러한 내용이 상식이 될 것으로 예상한다. 대중의 의학 지식도 차츰 발전할 것이기 때문이다. 회고해 보면 현재의 의학 상식도 10년, 20년 전에는 생소하고 이해할 수 없던 내용이 많다. 예를 들어 20년 전엔 유전자에 대해 일반인들은 관심이 없었다.

혁신적인 의학 내용들과 책에 담긴 많은 필자의 생각은 논란의 여지가 있다. 집필을 시작하려고 마음먹었을 때부터 논란은 예상했다. 서양 의학을 공부한 치과의사가 한의학을 다룬다는 것도 쉽지 않고 사장되었던 체질론을 현대 의학에 접목하는 것도 대단히 혁명적인 것이기 때문이다.

현재 양의학과 한의학의 격차를 감안한다면 필자의 관점에서 이해할 수 있는 사람은 적을 것이 분명하다. 남들이 가지 않는 새로운 길을 간다는 것은 흥미로우면서도 두려운 일이었다. 이런 어려움을 무릅쓰고 한 글자 한 글자 적어 가면서 새로운 지평을 경험할 수 있었다. 새로운 길에는 문제를 해결할 수 있는 열쇠와 새로운 진실이 너무도 많았다. 발견의 기쁨과 희열도 대단했다. 필자 또한 이러한 새로운 진실에 적응하여 사고하지 못하는 경우가 있는데, 이 글을 갑자기 접하는 독자는 기존 지식과의 격차로 인해 많이 헷갈렸을 것이다. 그런 낯설음은 불신과 두려움으로 이어질 수도 있다. 그러나 우리에겐 해결하지 못한 문제가 있기에 용기를 내고 희망을 가져야 한다.

체질론의 응용 가능성은 엄청나다. 작은 한반도에서만 하더라도 체질의 차이는 많은 차별과 다른 문화를 만들었다. 전세계에서 체질의 차이는 다른 종교와 문화를 만들어 갈등의 원인이 되고 있다. 어떤 사람은 불에 구운 것이 맛있다고 우기고 어떤 사람은 물에 삶은 것이 맛있다고 주장한다. 어떤 사람은 육류를 먹어야 몸에 좋다고 하지만 어떤 사람은 어류가 몸에 좋다고 말한다. 이런 문제는 체질 집단의 경험의 차이에서 발생한 것이다. 의학도 마찬가지다. 음식과 체질에 따라 병도 달라져 다른 접근법이 필요하다. 이것은 지금껏 우리가 알지 못하던, 차이에 대한 이론이다. 그럼에도 모두에겐 공통점이 존재한다. 필자의 피부병은 희귀한 것이지만 그것이 많은 사람의 병에 대한 열쇠를 제공했듯이 말이다. 그러므로 우리는 흩여져서는 안 된다. 병의 원인이 되는 체질의 차를 극복하고 질서 있게 다시 뭉쳐야 한다. 그것이 인류의 목표이자 역사의 의미일 것이다.

이 세상엔 많고 다양한 사람들이 함께 살아간다. 세계화로 자기가 살던 지역을 떠나 다른 나라에서 살아가는 사람도 많다. 각 나라의 식재료는 세계 각지로 이동되고 세계의 요리법이 소개되어 우리를 유혹하고 있다. 이런 복잡한 상황에서 우리는 선택의 기준을 찾지 못했고, 우리의 건강은 위태로워졌다. 행여 타지에서 건강이 나빠지면 사람들은 고향으로 돌아온다. 고향에서 쉬고 먹으며 건강은 회복된다. 이제 우리는 사상 의학의 도움으로 음식과 병을 이해함으로써 병을 치료하고 보다 자유롭게, 삶이 주는 진정한 행복과 가치를 발견할 수 있을 것이다.

논란의 가능성과 부분적 오류 가능성에도 이 책은 가치를 갖고 있다고 믿는다. 이 가치를 찾기 위해 필자는 불치병을 참아 가며 지금껏 살아왔을지도 모른다. 오랜 기간 연구하여 결국 치료한 뒤 책을 썼다.

이제 이 책은 필자의 손을 떠난다. 책에서 소개하는 광범위한 내용들이 다양한 학문을 연결 짓고 복잡한 문제를 해결하여 인류에 기여하길 기도한다. 건강을 원하는 당신을 위해서도 기도한다.

송현곤

1) 한국 위키백과, 포스트 모더니즘 참조.

2) 한국 위키백과, 담배 중 주성분 참조.

3) 한국 위키백과, 에크린샘, 아포크린샘 참조, The evolution of sweat gland s, G Edgar Folk Jr., A Semken Jr. 1991, Vol 35, International Journal of Biometeorology.

4) 한국 위키백과, 아포크린샘의 위치 참조.

5) SBS 스페셜, 224·225회 〈옥수수의 습격〉, 2010. 10. 10.

6) SBS 스페셜, 187회 〈당신이 먹는 게 삼대를 간다〉, 2009. 11. 15.

7) 한국심리검사연구소, MBTI 개발과 활용, http://cafe.daum.net/study 3651/CdSu/40?=D oLHClrjQuflo&, 1995.

8) 고미숙(2011). 《동의보감, 몸과 우주 그리고 삶의 비전을 찾아서》. 서울 : 북드라망. 213면.

9) 자율 신경 실조증, 교감 신경 항진증 검색 참조.

10) 영문 위키피디아, apocrine gland, sebaceous gland 참조.

11) 영문 위키피디아, adrenal gland, sympathetic nervous system, overactive sympathetic n. s. 내용 참조.

12) SBS 스페셜, 315회 〈99% 살균의 함정〉, 2013. 3. 3.

13) 정상 세균의 기능, 영문 위키백과, Human microbiome 참조.

14) 브라이슨, 빌(2009). 《그림으로 보는 거의 모든 것의 역사》. 이덕환 옮김. 서울 : 까치. 110면.

15) SBS 스페셜, 315회 〈99% 살균의 함정〉, 2013. 3. 3.

16) SBS 스페셜, 315회 〈99% 살균의 함정〉, 2013. 3. 3.

17) 주아나, 자크(2004). 《히포크라테스》. 서홍관 옮김. 서울 : 아침이슬. 547면.

18) 브라이슨, 빌(2009). 《그림으로 보는 거의 모든 것의 역사》. 이덕환 옮김. 서울 : 까치. 106면.

19) late-onset autism 검색 참조.

20) 고미숙(2011). 《동의보감, 몸과 우주 그리고 삶의 비전을 찾아서》. 서울 : 북드라망. 42면.

21) 브라이슨, 빌(2009). 《그림으로 보는 거의 모든 것의 역사》. 이덕환 옮김. 서울 : 까치. 112면.

22) 아보 도오루(2012). 《몸의 혁명》. 이혜숙 옮김. 서울 : 부광 출판사. 142면.

23) 고미숙(2011). 《동의보감, 몸과 우주 그리고 삶의 비전을 찾아서》. 서울 : 북드라망. 31면.

24) 아보 도오루(2012). 《몸의 혁명》. 이혜숙 옮김. 서울 : 부광 출판사. 146~152면.

25) 아보 도오루(2012). 《몸의 혁명》. 이혜숙 옮김. 서울 : 부광 출판사. 150면.

26) 이제마(2009). 《이제마 사상의학》. 서울 : 아이템북스. 19면.

27) 주아나, 자크(2004). 《히포크라테스》. 서홍관 옮김. 서울 : 아침이슬. 278면.

28) 고미숙(2011). 《동의보감, 몸과 우주 그리고 삶의 비전을 찾아서》. 서울 : 북드라망. 144면.

29) 김은남 기자, 반은 맞고 반은 틀린 이제마의 예언, http://www.sisapress.com/news/articleView.html?idxno=1959, 2000. 11. 2.

30) 이제마(2009). 《이제마 사상의학》. 서울 : 아이템북스. 260면.

31) 이제마(2009). 《이제마 사상의학》. 서울 : 아이템북스. 30면.

32) 영문 위키피디아, 4 Humor theory, Classical elements 참조.

33) 주아나, 자크(2004). 《히포크라테스》. 서홍관 옮김. 서울 : 아침이슬. 345면.
　　고미숙(2011). 《동의보감, 몸과 우주 그리고 삶의 비전을 찾아서》. 서울 : 북드라망. 139면.

34) 주아나, 자크(2004). 《히포크라테스》. 서홍관 옮김. 서울 : 아침이슬. 310, 542면.

35) 주아나, 자크(2004). 《히포크라테스》. 서홍관 옮김. 서울 : 아침이슬. 277면.

36) 심준보, 불교의 금기 음식, http://www.bulkwang.co.kr/bbs/board.php?bo_table=ca_month&wr_id=4584, 2013. 11. 1.

37) 한국 위키백과, 마늘 참조.

38) 한국 위키백과, 황 참조.

39) 임광자, 비타민D는 어떻게 뼈를 튼튼하게 하고 암을 예방할까?, http://blog.joins.com/media/folderListSlide.asp?uid=limkj0118&folder=43&list_id=12108418, 2011. 3. 11.

40) 아보 도오루(2012). 《몸의 혁명》. 이혜숙 옮김. 서울 : 부광 출판사. 75면.

41) 한글 위키백과, 액취증 참조.

42) 한글 위키백과, 인디카 쌀 참조.

43) 한글 위키백과, 티아민 참조.
    영문 위키피디아, thiamin 참조.

44) 브라이슨, 빌(2009). 《그림으로 보는 거의 모든 것의 역사》. 이덕환 옮김. 서울 : 까치. 100면.

45) 주아나, 자크(2004). 《히포크라테스》. 서홍관 옮김. 서울 : 아침이슬. 276면.

46) 히포크라테스의 명언, http://blog.daum.net/seon1001/15705577, 2013. 11. 1.

47) 고미숙(2011). 《동의보감, 몸과 우주 그리고 삶의 비전을 찾아서》. 146면. 서울 : 북드라망.

48) 한글 위키백과, 양파 참조.

49) 영문 위키피디아, dog days 참조.

50) http://www.sympatheticnervoussystem.net/overactive-sympathetic-nervous-system, 2013. 11. 1.

51) 주아나, 자크(2004). 《히포크라테스》. 서홍관 옮김. 서울 : 아침이슬. 348면.

52) KBS 다큐멘터리, 〈슈퍼 피쉬 시리즈〉 3부 스시오디세이.

53) KBS 다큐멘터리, 〈누들로드〉 1부 기묘한 음식.

54) 주아나, 자크(2004). 《히포크라테스》. 서홍관 옮김. 서울 : 아침이슬. 379면.

55) 고미숙(2011). 《동의보감, 몸과 우주 그리고 삶의 비전을 찾아서》. 서울 : 북드라망. 324면.

56) 주아나, 자크(2004). 《히포크라테스》. 서홍관 옮김. 서울 : 아침이슬. 381면.

57) 주아나, 자크(2004). 《히포크라테스》. 서홍관 옮김. 서울 : 아침이슬. 280면.

58) YTN, 초등학생 아토피 질환 절반은 유사아토피, http://www.ytn.co.kr/_ln/0103_201307311837257222, 2013. 7. 31.

59) 콜레스테롤 대사, http://daekil.cafe24.com/bio/bc13-5.htm, 2013. 11. 1.

60) 영문 위키피디아, 시스테인 참조.

61) 케라틴닷컴, hair fiber composition, http://www.keratin.com/aa/aa012.shtml, 2013. 11. 1.

62) 영문 위키피디아, 메티오닌 참조. 메티오닌이 많은 음식.

63) 영문 위키피디아, 메티오닌 참조.

64) SBS 스페셜, 224·225회 〈옥수수의 습격〉, 2010. 10. 10.

65) 영문 위키피디아, 필수 지방산, 오메가 3, 오메가 6 참조.
　　두산 지식백과, 비타민 F, 필수 지방산, 오메가 3, 오메가 6 내용.

66) 주아나, 자크(2004). 《히포크라테스》. 서홍관 옮김. 서울 : 아침이슬. 273면.

67) 베니야마(2006). 《유럽에 빠지는 즐거운 유혹 2》. 서상원 옮김. 서울 : 스타북스. 162면.

68) 주아나, 자크(2004). 《히포크라테스》. 서홍관 옮김. 서울 : 아침이슬. 273~277면.

69) 정철기_허브향, 전통 음식 만들기, 멸치 육수 냄새 안 나고 깔끔하게 내는 법 _조리사들의 팁, http://cafe.daum.net/wjsxhddmatlr1, 2010. 2. 6.

70) 한글 위키백과, 가쓰오부시, 훈제 참조.

71) 베니야마(2006). 《유럽에 빠지는 즐거운 유혹 2》. 서상원 옮김. 서울 : 스타북스. 145, 168면.

72) 조지형 교수의 역사 에세이, 1450~1850년 지구 소빙기 아시나요, http://news.ichannela.com/society/3/03/20131106/58705070/2 2013. 11. 6.

73) 고미숙(2011). 《동의보감, 몸과 우주 그리고 삶의 비전을 찾아서》. 서울 : 북드라망. 303면.

74) 영문 위키피디아, toxic epidermal necrolysis 참조.

75) 식품의약품안전처 예방정책과 블로그, 알레르기 유발식품 알고 먹읍시다, http://blog.daum.net/foodwindow/6821413, 2009. 8. 20.

76) 이샘물 기자·양재호 교수, "환경 호르몬에 노출될수록 아기 지능 낮아진다", 동아닷컴, http://news.donga.com/3/0801/20130805/56839246/1, 2013. 8. 5.

77) 영문 위키피디아 Meibomian gland 참조.

　　한상복, 눈물마법의 비밀, 동아닷컴 http://news.donga.com/3/all/20131123/59084493/1, 2013. 11. 23.

78) SBS 스페셜, 251회, 〈심장의 기억〉, 2011. 6. 19.

79) 영문 위키피디아, ANP(atrial natriuretic peptide) 참조.

80) 주아나, 자크(2004). 《히포크라테스》. 서홍관 옮김. 서울 : 아침이슬. 530면.

81) 김재원, 〈주역 이야기〉 관운 좋아도 인수 약하면 자리 못 지켜, 동아닷컴, http://news.donga.com/List/Series_70040100000132/3/70040100000132/20130319/53798764/1, 2013. 3. 19.